Ser Enfermero/a

En Quirófano

La guía completa

ALEXANDRE CAREWELL

Índice

Capítulo 1

Introducción al papel de la enfermera de quirófano

Génesis de la enfermera de quirófano

Exploremos el desarrollo histórico de la profesión de enfermera de quirófano. Desde las primeras intervenciones quirúrgicas hasta los modernos avances tecnológicos, esta profesión ha experimentado una importante transformación.
Desarrollo histórico de la profesión de enfermera de quirófano

La historia de la enfermera de quirófano se remonta a siglos atrás, cuando las primeras intervenciones quirúrgicas se realizaban en condiciones muy diferentes a las actuales. Los primeros cuidados quirúrgicos se realizaban a menudo en entornos rudimentarios y carecían de las normas de limpieza y seguridad que ahora se consideran esenciales.

- **Antigüedad y Edad Media**: Durante estos periodos, las intervenciones quirúrgicas solían ser realizadas por barberos, curanderos y religiosos. Los cuidados postoperatorios y la higiene eran limitados, lo que provocaba un alto índice de infecciones y complicaciones. Las enfermeras no existían como profesión separada en el quirófano en esta época.

- **Siglo XIX**: Con los avances médicos y la aparición de la asepsia y la antisepsia, el papel de la enfermera de quirófano empezó a evolucionar. Florence Nightingale desempeñó un papel clave en la mejora de las prácticas de higiene y en la organización de los cuidados de enfermería, sentando las bases de la profesión de enfermería moderna.

- **Principios del siglo XX**: A medida que la cirugía se hacía más sofisticada, las enfermeras empezaron a desempeñar un papel más activo en el quirófano. Se encargaban de preparar a los pacientes, esterilizar los instrumentos y ayudar a los cirujanos durante las intervenciones.

- **Mediados del siglo XX**: El desarrollo de la anestesia moderna y de técnicas quirúrgicas avanzadas provocó una creciente demanda de enfermeras especializadas en quirófano. Se crearon programas de formación específicos para preparar a las enfermeras para trabajar en este campo tan especializado.

- **Finales del siglo XX y principios del XXI**: Los avances tecnológicos como la laparoscopia, la robótica quirúrgica y la imagen médica avanzada han transformado la forma de llevar a cabo los procedimientos quirúrgicos. Las enfermeras de quirófano deben dominar ahora el uso de estas tecnologías al tiempo que garantizan la seguridad del paciente.

- **Hoy y más allá**: La profesión de enfermera de quirófano sigue evolucionando con los avances médicos y tecnológicos. Las enfermeras desempeñan un papel esencial en la preparación de las operaciones, la coordinación del equipo quirúrgico, la gestión de los equipos y la seguridad de los pacientes. También participan en la investigación, la formación y la educación continua.

En resumen, el desarrollo histórico de la profesión de enfermera de quirófano refleja los avances de la cirugía, las normas de higiene y la tecnología médica. De simples asistentes en el pasado, las enfermeras de quirófano se han convertido en profesionales altamente especializadas, esenciales para la seguridad y el éxito de los procedimientos quirúrgicos modernos.

La evolución del papel de la enfermera de quirófano ha estado estrechamente ligada a los descubrimientos médicos que han transformado las prácticas quirúrgicas y la atención al paciente a lo largo del tiempo. Los avances médicos no sólo han mejorado la seguridad de los procedimientos quirúrgicos, sino que también han creado nuevas responsabilidades y oportunidades para las enfermeras de quirófano. He aquí cómo los descubrimientos médicos han influido en el papel de la enfermera de quirófano:

Antisepsia y asepsia: Los descubrimientos de la antisepsia y la asepsia por parte de pioneros como Joseph Lister tuvieron un gran impacto en la atención quirúrgica. La introducción de prácticas para reducir las infecciones postoperatorias requirió la participación activa de las enfermeras para preparar y mantener un entorno estéril en el quirófano. Las enfermeras pasaron a ser responsables de la esterilización del instrumental, la preparación de los paños quirúrgicos y la aplicación de estrictas medidas de higiene.

Anestesia moderna: La introducción de la anestesia general y local ha permitido realizar intervenciones más complejas y prolongadas. Las enfermeras de quirófano han tenido que adaptarse para controlar cuidadosamente a los pacientes anestesiados, gestionar los posibles efectos secundarios y colaborar con los anestesiólogos para mantener la estabilidad del paciente durante toda la intervención.

Tecnología médica avanzada: Los descubrimientos en tecnología médica, como la imagen médica avanzada, la robótica quirúrgica y los dispositivos miniaturizados, han revolucionado la forma de llevar a cabo los procedimientos quirúrgicos. Las enfermeras de quirófano han tenido que desarrollar habilidades para manejar y supervisar estas tecnologías, así como para resolver rápidamente los posibles problemas técnicos.

Cirugía mínimamente invasiva: El desarrollo de técnicas quirúrgicas mínimamente invasivas, como la laparoscopia, ha reducido el tamaño de las incisiones necesarias para determinados procedimientos, lo que se traduce en una recuperación más rápida para los pacientes. Las enfermeras han tenido que aprender a gestionar los aspectos específicos de estos procedimientos, incluida la asistencia a los cirujanos con instrumentos especializados y la supervisión de los pacientes para detectar posibles complicaciones.

Medicina personalizada y genómica: La aparición de la medicina personalizada y la genómica ha dado lugar a intervenciones más específicas basadas en las características genéticas de los pacientes. Las enfermeras de quirófano desempeñan un papel crucial en la recopilación y gestión de la información pertinente para adaptar los cuidados a las necesidades específicas de cada paciente.

En resumen, los descubrimientos médicos han influido considerablemente en el papel del enfermero de quirófano, transformándolo de un simple ayudante en un profesional altamente especializado y versátil. Las enfermeras deben adaptarse constantemente y adquirir nuevas habilidades para satisfacer las cambiantes demandas de la cirugía moderna y garantizar la seguridad y el bienestar de los pacientes durante todo el proceso quirúrgico.

La enfermera de quirófano: un eslabón esencial

Las enfermeras de quirófano desempeñan un papel esencial en el equipo quirúrgico, aportando funciones y contribuciones específicas que contribuyen directamente a la seguridad del paciente, a una coordinación eficaz y al éxito general del procedimiento quirúrgico. Su presencia y experiencia son cruciales en cada fase del proceso quirúrgico. He aquí cómo contribuyen las enfermeras de quirófano al equipo quirúrgico:

1. Preparación del quirófano: Las enfermeras de quirófano son responsables de la preparación minuciosa del quirófano antes de cada operación. Esto incluye la comprobación y esterilización del instrumental y el equipo, la preparación del campo quirúrgico estéril y la colocación de todo el equipo necesario.

2. Acoger y preparar a los pacientes : Las enfermeras dan la bienvenida a los pacientes al quirófano, comprueban su identidad y su información médica y los preparan para la intervención. Se aseguran de que el paciente comprende el procedimiento que se le va a practicar, responden a sus preguntas y disipan sus dudas.

3. Asistencia durante la cirugía: Durante la cirugía, las enfermeras de quirófano están en primera línea asistiendo a los cirujanos. Proporcionan el instrumental y los suministros necesarios, coordinan a los miembros del equipo y se anticipan a las posibles necesidades del cirujano. También controlan continuamente las constantes vitales del paciente y el estado de la anestesia.

4. Gestión del instrumental y del equipo : Las enfermeras son responsables de la gestión del instrumental estéril durante la cirugía. Entregan los instrumentos al cirujano en función de sus necesidades, supervisan su uso y los entregan de forma segura para evitar el riesgo de contaminación.

5. Documentación y mantenimiento de registros: Las enfermeras de quirófano documentan meticulosamente todas las fases de la cirugía, incluidos los detalles de los instrumentos utilizados, las acciones realizadas y las cantidades de fluidos administrados. Estos registros son esenciales para garantizar la trazabilidad y la continuidad de los cuidados.

6. Prevención de infecciones : Las enfermeras de quirófano aplican rigurosamente los protocolos de asepsia y antisepsia para minimizar el riesgo de infecciones nosocomiales. Controlan la esterilidad del entorno y del instrumental, y se aseguran de que todos los miembros del equipo siguen las mejores prácticas de higiene.

7. Comunicación y coordinación: Las enfermeras de quirófano desempeñan un papel clave en la comunicación dentro del equipo quirúrgico. Facilitan la transmisión de información entre cirujanos, anestesistas y otros miembros del equipo para garantizar una colaboración fluida.

8. Cuidados postoperatorios inmediatos: Tras la operación, las enfermeras vigilan de cerca al paciente durante la fase de recuperación, evaluando sus constantes vitales, controlando el dolor y anticipándose a cualquier efecto secundario de la anestesia. También preparan al paciente para su traslado a la unidad de cuidados adecuada.

En resumen, las enfermeras de quirófano aportan al equipo quirúrgico conocimientos especializados y habilidades críticas, ayudando a garantizar una atención de alta calidad y una experiencia quirúrgica segura para los pacientes. Su compromiso, diligencia y coordinación son esenciales para garantizar el éxito de cada intervención quirúrgica.
El impacto de las enfermeras de quirófano en los resultados quirúrgicos y la recuperación de los pacientes es significativo y polifacético. Su presencia y su papel esencial dentro del equipo quirúrgico repercuten positivamente en la seguridad del paciente, la coordinación de los cuidados y el éxito general de la operación. A continuación le explicamos cómo influyen las enfermeras de quirófano en los resultados quirúrgicos y la recuperación de los pacientes:

1. Seguridad del paciente : Las enfermeras de quirófano desempeñan un papel crucial en la prevención de infecciones, la gestión de riesgos y la vigilancia continua de las constantes vitales del paciente durante la intervención quirúrgica. Su vigilancia contribuye a reducir las complicaciones intraoperatorias, minimizar los errores y garantizar la seguridad general del paciente.

2. Preparación adecuada: Las enfermeras de quirófano garantizan una preparación minuciosa de la sala, el instrumental y el equipo antes de cada intervención. Una preparación adecuada ayuda a reducir los retrasos, los errores y las interrupciones durante la cirugía, optimizando el flujo de trabajo y mejorando los resultados.

3. Coordinación del equipo: Las enfermeras de quirófano actúan como miembros clave del equipo quirúrgico al facilitar la comunicación y la coordinación entre cirujanos, anestesistas, técnicos y otros profesionales sanitarios. Una coordinación eficaz permite una mejor distribución de las tareas, una rápida toma de decisiones y una gestión más fluida de la cirugía.

4. Prevención de complicaciones: Gracias a su cuidadosa vigilancia y a su experiencia, las enfermeras de quirófano pueden detectar en una fase temprana los signos de posibles complicaciones durante la intervención. Esto permite intervenir a tiempo y tomar medidas para evitar o minimizar las complicaciones postoperatorias.

5. Gestión del dolor y el confort: Las enfermeras de quirófano participan en la gestión del dolor del paciente desde los primeros momentos del postoperatorio. Administran los analgésicos adecuados y utilizan técnicas no farmacológicas para garantizar la comodidad del paciente, lo que puede contribuir a una recuperación más rápida y menos dolorosa.

6. Vigilancia postoperatoria: Tras la intervención, las enfermeras siguen vigilando las constantes vitales del paciente, sus niveles de dolor y sus reacciones a la anestesia. Su vigilancia permite detectar rápidamente cualquier cambio en el estado del paciente y tomar las medidas adecuadas.

7. Educación del paciente: Las enfermeras de quirófano proporcionan información importante a los pacientes y sus familias sobre los cuidados postoperatorios, las restricciones, los medicamentos y los signos de complicaciones. Una educación adecuada favorece una recuperación satisfactoria al fomentar el cumplimiento y la gestión proactiva de la salud.

En resumen, las enfermeras de quirófano desempeñan un papel esencial a la hora de garantizar la seguridad, la coordinación y la calidad de los cuidados durante los procedimientos quirúrgicos. Su contribución tiene un impacto directo en los resultados quirúrgicos y en la recuperación del paciente al minimizar los riesgos, mejorar la gestión de las complicaciones y promover una recuperación óptima.

Fundamentos de la educación y la formación

Convertirse en enfermera de quirófano requiere una rigurosa formación académica y continua para adquirir las habilidades y conocimientos especializados necesarios para trabajar eficazmente como parte del equipo quirúrgico. Esta formación prepara a las enfermeras para asumir responsabilidades cruciales en el quirófano y proporcionar cuidados de alta calidad a los pacientes durante los procedimientos quirúrgicos. A continuación le ofrecemos una exploración detallada de la formación necesaria para convertirse en enfermera de quirófano: Formación académica :

- **Diplomada en Enfermería (ASN) o Licenciada en Enfermería (BSN):** El primer paso consiste en completar una diplomatura en enfermería, normalmente una ASN que tarda unos dos o tres años en completarse, o una BSN que tarda unos cuatro años en completarse. Estos programas proporcionan los fundamentos de la práctica de la enfermería, incluidas las habilidades clínicas básicas y el conocimiento de las ciencias médicas.

- **Licencia en enfermería:** Tras completar el programa de formación en enfermería, los estudiantes deben presentarse al examen nacional para obtener la licencia en enfermería. Esta licencia es un requisito fundamental para ejercer como enfermera.

Formación especializada en quirófano :
- **Programa de formación en quirófano: Una** vez graduadas en ciencias de enfermería, las enfermeras interesadas en el quirófano pueden seguir un programa especializado de formación en quirófano. Estos programas, que pueden variar en duración e intensidad,

abarcan temas como la asepsia, la esterilización, las técnicas quirúrgicas, el manejo del instrumental y la ética en el quirófano.

- **Prácticas clínicas en quirófano: La** formación en quirófano suele incluir prácticas clínicas supervisadas en las que las enfermeras tienen la oportunidad de aplicar sus conocimientos en un entorno real de quirófano. Aprenden a trabajar con el equipo quirúrgico, a manejar el instrumental, a participar en procedimientos quirúrgicos y a proporcionar cuidados postoperatorios.

Formación continua :
- **Certificaciones de especialidad:** Muchas enfermeras de quirófano optan por obtener certificaciones especiales para mejorar sus habilidades. Por ejemplo, la certificación de Enfermera Certificada de Quirófano (CNOR) está ampliamente reconocida y da fe de la experiencia en este campo.

- **Programas de formación continua:** Las enfermeras de quirófano deben participar en programas regulares de formación continua para mantenerse al día de los avances médicos, las nuevas técnicas quirúrgicas y los protocolos de seguridad. Esto puede incluir cursos en línea, conferencias, talleres y seminarios.

- **Formación avanzada:** Algunas enfermeras optan por cursar estudios avanzados, como un máster en ciencias de enfermería (MSN) con especialización en quirófano. Esta formación puede abrir oportunidades de liderazgo, investigación o docencia en este campo.

En resumen, convertirse en enfermera de quirófano implica una sólida formación académica en enfermería, seguida de una formación especializada en quirófano y una formación continua para mantener las habilidades y los conocimientos necesarios para proporcionar cuidados de calidad durante los procedimientos quirúrgicos. La combinación de estos elementos forma a un profesional altamente cualificado y competente dentro del equipo quirúrgico.

Los enfermeros de quirófano tienen la oportunidad de cursar diversas especializaciones y certificaciones para profundizar en sus conocimientos, reforzar su experiencia y ampliar sus oportunidades profesionales. Estas especializaciones y certificaciones les permiten destacar como expertos en áreas específicas del quirófano. He aquí una visión general de algunas de las especializaciones y certificaciones disponibles para las enfermeras de quirófano:

1. Certificación de Enfermera Certificada de Quirófano (CNOR): La CNOR es una de las certificaciones más reconocidas para las enfermeras de quirófano. Acredita las habilidades y conocimientos en enfermería quirúrgica, asepsia, seguridad del paciente y gestión de riesgos. La certificación CNOR la otorga la Asociación de Enfermeras Registradas Perioperatorias (AORN).

2. Certificación de tecnólogo quirúrgico certificado (CST): Aunque esta certificación suele estar destinada a los técnicos quirúrgicos, algunas enfermeras de quirófano también optan por obtenerla. El CST reconoce la experiencia en la preparación y el manejo de instrumentos quirúrgicos, la asistencia al cirujano y el mantenimiento de la asepsia.

3. Certificado en Enfermería Anestésica (CRNA): Aunque son distintas de las enfermeras de quirófano, las enfermeras anestesistas suelen estar presentes en el quirófano para administrar y supervisar la anestesia. Están altamente especializadas y proporcionan cuidados anestésicos antes, durante y después de los procedimientos quirúrgicos.

4. Especialización en cirugía cardiovascular: Los enfermeros de quirófano pueden optar por especializarse en cirugía cardiovascular, lo que implica la participación en procedimientos cardíacos y vasculares complejos. Esta especialización requiere conocimientos avanzados de hemodinámica, circulación extracorpórea y tratamiento de anomalías cardiacas.

5. Especialización en neurocirugía: Las enfermeras de quirófano especializadas en neurocirugía trabajan junto a los neurocirujanos para ayudar en las operaciones del sistema nervioso central y periférico. Esta especialización requiere un profundo conocimiento de la anatomía y los procedimientos neuroquirúrgicos.

6. Especialización en cirugía ortopédica: Las enfermeras especializadas en cirugía ortopédica se dedican a la cirugía ósea, articular y de tejidos blandos. Deben conocer a fondo la fijación ortopédica, la manipulación de extremidades y la gestión de implantes.

7. Especialización en cirugía plástica y reparadora: Las enfermeras de quirófano especializadas en cirugía plástica y reparadora ayudan en los procedimientos diseñados para restaurar la forma y la función de los tejidos corporales. Esta especialización requiere habilidades especiales para trabajar con injertos de piel, implantes y suturas complejas.

8. Especialización en cirugía bariátrica: Las enfermeras especializadas en cirugía bariátrica asisten en procedimientos de pérdida de peso como el bypass gástrico o la banda gástrica. Esta especialización requiere un profundo conocimiento del manejo de los pacientes obesos y de las complicaciones asociadas.

Estas especializaciones y certificaciones están diseñadas para satisfacer las necesidades específicas de las enfermeras de quirófano y ofrecen oportunidades de promoción profesional, un mayor reconocimiento y la posibilidad de contribuir en áreas especializadas de la cirugía. Los enfermeros de quirófano pueden elegir la especialización que mejor se adapte a sus intereses y objetivos profesionales.

Ambiente de trabajo y cultura profesional

La dinámica del trabajo en equipo en el quirófano es esencial para garantizar una cirugía segura, eficaz y satisfactoria. Como lugar complejo en el que varios profesionales sanitarios trabajan juntos para atender al paciente, el quirófano requiere una coordinación fluida, una comunicación clara y confianza mutua. He aquí cómo funciona la dinámica de equipo en el quirófano:

Colaboración interprofesional: El quirófano reúne a un equipo multidisciplinar formado por cirujanos, enfermeras, anestesistas, técnicos quirúrgicos y otros profesionales sanitarios especializados. Cada miembro del equipo aporta habilidades y conocimientos únicos, y la colaboración interprofesional es crucial para la atención general del paciente.

Funciones y responsabilidades definidas: Cada miembro del equipo tiene funciones y responsabilidades específicas y claramente definidas. Los cirujanos dirigen el procedimiento, las enfermeras de quirófano asisten, supervisan y gestionan el entorno estéril, los anestesistas se encargan de anestesiar al paciente y los técnicos quirúrgicos proporcionan apoyo técnico. Una sólida comprensión de las funciones de cada uno favorece una coordinación eficaz.

Comunicación abierta y transparente: La comunicación es la clave del éxito de la dinámica de equipo en el quirófano. Los miembros del equipo deben intercambiar información de forma abierta y transparente. Esto incluye la comunicación preoperatoria sobre la estrategia quirúrgica, las necesidades específicas del paciente y las consideraciones importantes, así como la comunicación continua durante la cirugía para compartir actualizaciones y resolver problemas.

Toma de decisiones en colaboración: Las decisiones en el quirófano se toman a menudo en tiempo real y pueden requerir la contribución de varios miembros del equipo. La toma de decisiones en colaboración permite evaluar rápidamente las opciones, resolver los problemas y adaptar las situaciones cambiantes para garantizar el mejor resultado para el paciente.

Gestión de emergencias y complicaciones: En caso de emergencia o complicación durante una intervención quirúrgica, el equipo debe actuar con rapidez y de forma coordinada para estabilizar al paciente. Cada miembro del equipo tiene un papel específico que desempeñar en la gestión de estas situaciones, lo que requiere una formación adecuada y una preparación continua.

Cultura de **seguridad:** Una cultura de seguridad es fundamental en el quirófano. Los miembros del equipo deben sentirse cómodos informando de posibles errores, haciendo preguntas y expresando sus preocupaciones sin temor a represalias. Esta cultura de la seguridad fomenta el aprendizaje continuo y la mejora de las prácticas.

Formación continua y simulación: Las sesiones de formación continua y simulación son esenciales para reforzar la dinámica de equipo. Los miembros del equipo pueden practicar juntos en escenarios simulados para desarrollar sus habilidades de comunicación, toma de decisiones y gestión de emergencias.

En resumen, la dinámica del trabajo en equipo en el quirófano se basa en la colaboración, la comunicación y la coordinación entre los distintos profesionales sanitarios. La interacción armoniosa y respetuosa entre los miembros del equipo es crucial para garantizar la seguridad del paciente, la calidad de la atención y el éxito de los procedimientos quirúrgicos.

Adaptarse a las rutinas y normas del entorno quirúrgico es una habilidad esencial para las enfermeras de quirófano. Trabajar en un quirófano requiere un profundo conocimiento de los protocolos, procedimientos y normas específicos de este entorno altamente especializado. A continuación le explicamos cómo se adaptan las enfermeras de quirófano a las rutinas y normas de este entorno único:

1. Conocimiento de los protocolos: Las enfermeras de quirófano deben estar familiarizadas con los estrictos protocolos de higiene, asepsia y seguridad del paciente. Deben seguir los pasos precisos para la preparación de la sala, la esterilización del instrumental, la colocación de los paños quirúrgicos y otros procesos para garantizar un entorno seguro y estéril.

2. Cumplimiento de las normas de asepsia: La asepsia es crucial en el quirófano para minimizar el riesgo de infecciones nosocomiales. El personal de enfermería debe adherirse a rigurosas normas de asepsia, que pueden implicar el uso de prendas estériles, lavarse bien las manos y utilizar guantes y mascarillas de forma adecuada.

3. Cooperación en las rutinas de equipo: Cada quirófano tiene sus propias rutinas y procesos de equipo. Las enfermeras de quirófano deben cooperar eficazmente con cirujanos, anestesistas, técnicos y otros miembros del equipo para garantizar una coordinación fluida y una ejecución precisa de los pasos quirúrgicos.

4. Adaptación a procedimientos específicos: Cada tipo de cirugía puede tener requisitos específicos en cuanto a preparación, instrumental y técnicas. Las enfermeras de quirófano deben adaptarse rápidamente a los requisitos de cada procedimiento, anticipándose a las necesidades del cirujano y proporcionándole el instrumental y el equipo adecuados.

5. Gestión de emergencias: En el quirófano pueden surgir situaciones de emergencia que requieran una rápida adaptación y una respuesta coordinada. Las enfermeras deben estar preparadas para hacer frente a situaciones como una hemorragia, una reacción alérgica o un deterioro repentino del estado del paciente.

6. Directrices y reglamentos de supervisión : Los quirófanos deben cumplir unas normas estrictas de seguridad, esterilización y documentación. Las enfermeras de quirófano deben seguir estas directrices y asegurarse de que todos los procedimientos se llevan a cabo de acuerdo con las normas establecidas.

7. Gestión del estrés y la presión: El entorno quirúrgico puede ser estresante y exigente. Las enfermeras deben ser capaces de gestionar el estrés, tomar decisiones rápidas y mantener la concentración durante largos periodos de tiempo.

8. Formación continua: Adaptarse a los cambios constantes de la cirugía moderna exige una formación continua. Las enfermeras de quirófano deben mantenerse al día de las nuevas técnicas, tecnologías y mejores prácticas para garantizar unos cuidados de alta calidad.

En resumen, adaptarse a las rutinas y normas del entorno quirúrgico es esencial para las enfermeras de quirófano. Deben dominar los protocolos de asepsia, colaborar eficazmente con el equipo quirúrgico, adaptarse a las necesidades específicas de cada procedimiento y mantener altos niveles de seguridad y calidad de los cuidados.

Retos y oportunidades en el papel de la enfermera de quirófano

Gestionar el estrés y las emociones asociadas a las situaciones quirúrgicas es una habilidad crucial para las enfermeras de quirófano. Trabajar en un entorno en el que se llevan a cabo procedimientos médicos complejos requiere la capacidad de mantener la calma, la concentración y la resistencia emocional. A continuación le explicamos cómo gestionan las enfermeras de quirófano el estrés y las emociones asociadas a su trabajo:

1. Preparación mental: Antes de entrar en el quirófano, las enfermeras se preparan mentalmente concentrándose en las tareas que van a realizar, recordando sus habilidades y centrándose en su papel crucial en el equipo quirúrgico. Una preparación mental adecuada puede reducir la ansiedad y aumentar la confianza en uno mismo.

2. Técnicas de relajación: Las técnicas de relajación como la respiración profunda, la meditación y la visualización pueden ayudar a las enfermeras a reducir el estrés y mantener la calma durante situaciones quirúrgicas estresantes.

3. Gestión del tiempo: Una gestión eficaz del tiempo puede reducir el estrés en el quirófano. Las enfermeras deben ser organizadas y tener un conocimiento claro de los horarios y los procedimientos para evitar retrasos innecesarios y emergencias.

4. Comunicación abierta: Hablar abiertamente de los sentimientos con los compañeros puede ayudar a aliviar el estrés y obtener apoyo emocional. Las enfermeras de quirófano suelen establecer fuertes vínculos con los miembros del equipo, lo que crea un entorno de apoyo mutuo.

5. Control del entorno: Las enfermeras pueden controlar ciertos aspectos de su entorno para reducir el estrés, como una música de fondo relajante o el mantenimiento de una temperatura agradable en el quirófano.

6. Autocuidado: Cuidar de su propia salud física y emocional es esencial para gestionar el estrés. Una dieta equilibrada, ejercicio regular y dormir lo suficiente pueden ayudar a desarrollar la resiliencia emocional.

7. Aceptar la imperfección: Las situaciones en el quirófano pueden ser impredecibles y a veces las cosas no salen según lo planeado. Las enfermeras deben aprender a aceptar la imperfección y a gestionar los retos con flexibilidad y adaptabilidad.

8. Apoyo profesional: Las enfermeras pueden buscar apoyo profesional, como asesoramiento o terapia, para afrontar de forma eficaz el estrés y las emociones relacionadas con el trabajo.

9. Debriefing postoperatorio: Tras una intervención quirúrgica estresante o cargada de emociones, puede ser útil que el equipo celebre un debriefing para hablar de las emociones y los retos encontrados. Esto puede ayudar a liberar la tensión emocional y promover una sensación de cierre.

Gestionar el estrés y las emociones en el quirófano es una habilidad que se aprende con el tiempo y la experiencia. Las enfermeras desarrollan estrategias personales para hacer frente al estrés y mantener el equilibrio emocional a la vez que proporcionan cuidados de alta calidad al paciente durante la intervención quirúrgica.

Las enfermeras de quirófano disponen de una amplia gama de oportunidades de promoción profesional y desarrollo profesional que les permiten ampliar sus competencias, asumir mayores responsabilidades y explorar nuevas áreas de especialización. Algunas de las oportunidades de promoción profesional y desarrollo profesional para las enfermeras de quirófano incluyen:

1. Jefe de equipo de quirófano: Las enfermeras con experiencia pueden ascender a jefas de equipo, donde supervisan y coordinan las actividades en el quirófano. Son responsables de planificar los horarios, gestionar los recursos y garantizar la calidad de los cuidados.

2. Enfermera asistente de primera **quirúrgica:** Con una mayor formación, las enfermeras pueden convertirse en enfermeras asistentes de primera quirúrgica (SFAN). En esta función, trabajan en estrecha colaboración con los cirujanos para proporcionar asistencia práctica durante los procedimientos quirúrgicos.

3. Director de quirófano: Las enfermeras con amplia experiencia pueden ascender a director de quirófano. Son responsables de la gestión global de las operaciones de quirófano, incluida la planificación de recursos, la elaboración de presupuestos y la mejora de procesos.

4. Formador o educador de quirófano: Algunos enfermeros deciden compartir sus conocimientos convirtiéndose en formadores o educadores de quirófano. Pueden formar a nuevos enfermeros, organizar talleres de formación continua y contribuir al aprendizaje profesional de los demás.

5. Especialización en cuidados anestésicos: Las enfermeras pueden especializarse aún más convirtiéndose en enfermeras anestesistas (RN). Se encargan de administrar la anestesia y monitorizar a los pacientes durante las intervenciones quirúrgicas.

6. Investigación clínica: Algunas enfermeras optan por dedicarse a la investigación clínica en el quirófano, ayudando a desarrollar y aplicar protocolos de investigación para mejorar la práctica quirúrgica y los resultados de los pacientes.

7. Gestión de la calidad y la seguridad: Las enfermeras pueden desempeñar un papel importante en la mejora de la calidad y la seguridad de los cuidados en el quirófano. Pueden participar en iniciativas de mejora continua, analizar datos y aplicar las mejores prácticas.

8. Enseñanza y formación: Algunas enfermeras optan por convertirse en profesoras de enfermería o de cuidados quirúrgicos en escuelas de formación. Comparten su experiencia con la próxima generación de enfermeras de quirófano.

9. Consultoría o asesoramiento: Las enfermeras experimentadas pueden trabajar como consultoras o asesoras independientes para empresas farmacéuticas, empresas de dispositivos médicos u organizaciones sanitarias, compartiendo su experiencia en el quirófano.

10. Desarrollar una carrera especializada: Las enfermeras pueden optar por especializarse en áreas específicas de la cirugía, como la cirugía cardiovascular, la neurocirugía, la cirugía ortopédica, la cirugía plástica, etc. Esta especialización puede abrir oportunidades únicas y gratificantes. Esta especialización puede abrir oportunidades únicas y gratificantes.

En resumen, las enfermeras de quirófano tienen muchas oportunidades de promoción y desarrollo profesional que les permiten progresar, especializarse y tener un impacto significativo en los cuidados quirúrgicos y la seguridad de los pacientes. Estas oportunidades reflejan la diversidad de habilidades e intereses dentro de la profesión de enfermería de quirófano.

Ética y valores profesionales

Los principios éticos fundamentales desempeñan un papel esencial en el contexto quirúrgico, donde las enfermeras de quirófano se enfrentan a decisiones complejas que tienen un impacto directo en la vida y la salud de los pacientes. Respetar estos principios éticos es crucial para garantizar unos cuidados de alta calidad, la seguridad del paciente y mantener la integridad profesional. He aquí algunos de los principios éticos fundamentales que guían a las enfermeras de quirófano:

1. Autonomía del paciente : El respeto de la autonomía del paciente es un principio ético clave. Las enfermeras deben informar a los pacientes sobre su enfermedad, las opciones de tratamiento y los riesgos asociados, para que puedan tomar decisiones con conocimiento de causa y dar su consentimiento a los procedimientos quirúrgicos. Esto requiere una comunicación abierta y honesta.

2. Cuidar: Las enfermeras de quirófano tienen la responsabilidad ética de mantener el bienestar y la comodidad del paciente en todo momento. Esto incluye tomar medidas para aliviar el dolor, reducir la ansiedad y respetar la dignidad del paciente durante los procedimientos quirúrgicos.

3. No maleficencia: El principio de no maleficencia exige que las enfermeras de quirófano tomen medidas para evitar causar daños innecesarios o evitables a los pacientes. Esto incluye la aplicación de prácticas de seguridad, la prevención de infecciones y la gestión proactiva de posibles complicaciones.

4. Beneficio del paciente : Las enfermeras deben actuar en beneficio del paciente, asegurándose de que las decisiones tomadas y las acciones emprendidas tengan como objetivo primordial el bienestar del paciente. Esto puede implicar cuestionar las decisiones que no redunden en beneficio del paciente.

5. Justicia: La justicia exige que las enfermeras de quirófano traten a todos los pacientes por igual, sin discriminación ni prejuicios. Esto incluye un acceso justo a los cuidados quirúrgicos y una distribución equitativa de los recursos.

6. Confidencialidad: Las enfermeras deben respetar la confidencialidad de la información médica de los pacientes, incluidos los detalles de su estado de salud y su historial médico. Esto ayuda a generar confianza entre el paciente y el equipo asistencial.

7. Integridad profesional: Las enfermeras de quirófano deben mantener altos niveles de integridad profesional. Esto incluye la honestidad, la transparencia, el cumplimiento de las normas y reglamentos, y el reconocimiento y la gestión de los posibles conflictos de intereses.

8. Respeto a la intimidad: Además de la confidencialidad, las enfermeras deben respetar la intimidad de los pacientes proporcionándoles cuidados respetuosos y preservando su dignidad durante los procedimientos quirúrgicos.

9. Responsabilidad: Las enfermeras de quirófano son responsables de sus actos y decisiones. Deben estar preparadas para rendir cuentas de sus elecciones y responsabilizarse de las consecuencias de sus actos.

10. Formación continua y desarrollo **profesional:** Las enfermeras de quirófano tienen la obligación ética de continuar su formación continua y su desarrollo profesional para mantener actualizadas sus habilidades y garantizar unos cuidados de alta calidad.

En resumen, los principios éticos fundamentales guían a las enfermeras de quirófano a la hora de tomar decisiones complejas y delicadas. Al respetar estos principios, las enfermeras contribuyen a mejorar los cuidados quirúrgicos, a garantizar la seguridad de los pacientes y a mantener la confianza del público en la profesión de enfermería.

El respeto de la confidencialidad, el consentimiento informado y los derechos de los pacientes es un aspecto esencial de la práctica de la enfermería en quirófano. Estos principios éticos y legales pretenden proteger la dignidad, la intimidad y la capacidad de elección de los pacientes durante todo el proceso quirúrgico. He aquí cómo se esfuerzan las enfermeras de quirófano por respetar estos elementos cruciales:

1. Mantener la confidencialidad: Las enfermeras de quirófano están obligadas a mantener la confidencialidad de la información médica de los pacientes. Esto significa que no deben revelar detalles del estado de salud de un paciente, su historial médico o cualquier otra información personal a terceros no autorizados. La confidencialidad es esencial para establecer la confianza entre el paciente y el equipo asistencial, así como para cumplir las normas legales y éticas.

2. Consentimiento informado: Las enfermeras de quirófano desempeñan un papel crucial en el proceso de consentimiento informado. Deben asegurarse de que el paciente comprende perfectamente los detalles de la intervención quirúrgica, incluidos los riesgos, los beneficios y las posibles alternativas. Las enfermeras pueden ayudar a aclarar la información, responder a las preguntas del paciente y facilitar la comunicación entre éste y el cirujano. El consentimiento informado garantiza que el paciente tome una decisión informada y voluntaria sobre su tratamiento.

3. Respeto de los derechos de los pacientes : Las enfermeras de quirófano deben respetar los derechos fundamentales de los pacientes, como el derecho a la dignidad, la intimidad, la autonomía y el respeto. Esto significa tratar a cada paciente con compasión, respetar sus preferencias culturales y religiosas y tener en cuenta sus necesidades individuales durante el procedimiento quirúrgico.

4. Comunicación empática: Las enfermeras de quirófano deben comunicarse con empatía con los pacientes y sus

30

familias. Pueden estar presentes para tranquilizar y apoyar emocionalmente a los pacientes antes de la intervención, abordando sus preocupaciones y proporcionándoles un espacio seguro para expresar sus emociones.

5. Privacidad: En el quirófano, las enfermeras deben tomar medidas para proteger la privacidad del paciente durante los preparativos y los procedimientos. Esto puede incluir cubrir al paciente adecuadamente y minimizar las conversaciones personales irrelevantes.

6. Incorporación de las voluntades anticipadas : Los enfermeros deben asegurarse de que las voluntades anticipadas del paciente, como sus deseos al final de la vida o sus preferencias médicas, se respeten durante el procedimiento quirúrgico. Esto puede implicar trabajar con el equipo quirúrgico para garantizar que se respetan las elecciones del paciente.

7. Protección de la información médica: Las enfermeras deben asegurarse de que los historiales médicos y la información sensible de los pacientes se almacenan de forma segura y sólo son accesibles a las personas autorizadas. Esto ayuda a evitar violaciones de la confidencialidad e invasiones de la intimidad.

En resumen, el respeto de la confidencialidad, el consentimiento informado y los derechos de los pacientes constituyen el núcleo de la práctica ética de las enfermeras de quirófano. Estos principios garantizan que los pacientes sean tratados con dignidad, respeto e integridad a lo largo de toda su trayectoria quirúrgica, y refuerzan la confianza entre los pacientes, las familias y el equipo asistencial.

Las expectativas de las futuras enfermeras de quirófano en cuanto a conocimientos y habilidades son altas debido a la naturaleza compleja y especializada de este campo. Las enfermeras de quirófano desempeñan un papel crucial en la prestación de cuidados quirúrgicos seguros y de alta calidad a los pacientes. A continuación se exponen los principales conocimientos y habilidades que se esperan de los futuros enfermeros de quirófano:

1. Conocimiento profundo de la anatomía y la fisiología: Los futuros enfermeros de quirófano deben tener un sólido conocimiento de la anatomía y la fisiología del cuerpo humano. Esto les permite comprender las estructuras anatómicas, las funciones fisiológicas y las implicaciones para los procedimientos quirúrgicos.

2. Dominio de las técnicas de esterilización y asepsia: Las enfermeras de quirófano deben ser expertas en técnicas de esterilización, desinfección y asepsia para mantener un entorno estéril y prevenir las infecciones nosocomiales.

3. Habilidades técnicas y de instrumentación: Las enfermeras deben ser competentes en el manejo y mantenimiento del instrumental quirúrgico, el equipo y las tecnologías utilizadas en el quirófano.

4. Conocimiento de los procedimientos quirúrgicos: Deben conocer a fondo los distintos procedimientos quirúrgicos, los pasos que conllevan, el instrumental necesario y las funciones específicas de cada miembro del equipo quirúrgico.

5. Capacidad de comunicación y coordinación: Los futuros enfermeros de quirófano deben ser excelentes comunicadores y coordinadores. Deben ser capaces de trabajar eficazmente con los miembros del equipo, transmitir la información con claridad y precisión y mantener una comunicación abierta durante los procedimientos.

6. Gestión de emergencias: Las enfermeras de quirófano deben estar preparadas para gestionar las emergencias y complicaciones que puedan surgir durante la cirugía.

7. Ética y respeto de los derechos de los pacientes : Los futuros enfermeros deben conocer los principios éticos relativos a la confidencialidad, el consentimiento informado, la dignidad del paciente y el respeto de sus derechos.

8. Adaptabilidad y resistencia: Trabajar en el quirófano puede ser impredecible y exigente. Las enfermeras deben ser capaces de adaptarse a los cambios, gestionar el estrés y mantener la calma bajo presión.

9. Formación continua y actualización de habilidades: Las expectativas de las enfermeras de quirófano están cambiando a medida que se producen avances médicos y tecnológicos. Las futuras enfermeras deben comprometerse con la formación continua y estar dispuestas a adquirir nuevas habilidades para mantenerse al día.

En resumen, las futuras enfermeras de quirófano deben poseer una sólida base de conocimientos médicos, habilidades técnicas avanzadas y las cualidades humanas esenciales para proporcionar cuidados de alta calidad en un entorno quirúrgico. La combinación de estos conocimientos y habilidades les preparará para tener éxito en esta exigente y gratificante área de la práctica enfermera.

Capítulo 2

Preparación antes de la cirugía

Planificación y coordinación de la jornada quirúrgica

La programación de las operaciones y la gestión del calendario quirúrgico son responsabilidades clave del personal de enfermería de quirófano. Estas tareas requieren una planificación cuidadosa, una coordinación eficaz y una comunicación transparente para garantizar que los procedimientos quirúrgicos se desarrollen sin problemas y que los recursos se utilicen de la mejor manera posible. A continuación le explicamos cómo gestionan las enfermeras estos aspectos críticos:

Establecer el orden de las operaciones :
- **Coordinación con el equipo médico:** Las enfermeras de quirófano trabajan con cirujanos, anestesistas, residentes y otros miembros del equipo médico para establecer el orden de las operaciones. Esta coordinación garantiza que cada operación se planifique en función de la disponibilidad del equipo y de los recursos necesarios.

- **Priorización de casos: En función de la** complejidad de la intervención, el estado del paciente y otros factores, las enfermeras evalúan la prioridad de los casos quirúrgicos. Los casos de urgencia y los pacientes de mayor riesgo pueden programarse en primer lugar.

- **Optimización de los recursos:** El orden de las operaciones también se establece teniendo en cuenta la duración estimada de cada operación, la disponibilidad de quirófanos, el personal necesario y el equipo especializado.

- **Planificación de los cambios de personal:** las enfermeras deben tener en cuenta los periodos de cambio de personal y de descanso a la hora de establecer el orden de las operaciones. Esto garantiza que el equipo se mantenga enérgico y concentrado durante todo el día.

Gestión del calendario quirúrgico :
- **Planificación a largo plazo:** Las enfermeras de quirófano participan en la planificación a largo plazo del calendario quirúrgico, teniendo en cuenta las solicitudes

de cirugía electiva, los recursos disponibles y las necesidades de los pacientes.

- **Reserva de quirófanos:** Se coordinan con los jefes de quirófano para reservar los quirófanos según el orden de las operaciones y las franjas horarias disponibles.

- **Comunicación con los pacientes:** Las enfermeras de quirófano pueden desempeñar un papel en la comunicación con los pacientes para concertar las fechas de la operación, explicarles los preparativos preoperatorios y responder a sus preguntas.

- **Adaptación en tiempo real:** Durante el día, las enfermeras supervisan el progreso de las operaciones, reaccionan ante las emergencias y los cambios imprevistos en la programación, y garantizan una gestión ágil del calendario quirúrgico.

- **Reducción de los retrasos: La** gestión eficaz del calendario quirúrgico ayuda a minimizar los retrasos, lo que es crucial para optimizar el uso del tiempo en el quirófano y reducir el impacto sobre los pacientes y el personal.

- **Documentación precisa:** las enfermeras de quirófano llevan un registro detallado de los procedimientos realizados, las horas de inicio y finalización, los equipos implicados y cualquier acontecimiento significativo.

Programar las operaciones y gestionar el calendario quirúrgico requiere una planificación estratégica, una comunicación transparente y la capacidad de adaptarse a los cambios en tiempo real. Las enfermeras de quirófano desempeñan un papel fundamental en estos aspectos críticos para garantizar un flujo de trabajo eficiente, un uso óptimo de los recursos y una atención al paciente de alta calidad.

La comunicación con el equipo médico es de vital importancia para las enfermeras de quirófano, ya que garantiza una transición fluida entre las distintas fases de una operación quirúrgica. Una comunicación clara, abierta y eficaz contribuye a garantizar la seguridad del paciente, la coordinación de las tareas y el buen desarrollo del procedimiento. A continuación le explicamos cómo gestionan las enfermeras de quirófano la comunicación con el equipo médico:

1. Reunión informativa preoperatoria: Antes del inicio de cada operación, el equipo médico, incluidos cirujanos, anestesistas, enfermeras y técnicos, se reúne para una reunión informativa preoperatoria. Durante esta reunión, se aclaran las funciones y responsabilidades de cada miembro del equipo, se discuten los detalles del procedimiento y se aborda cualquier inquietud o pregunta. Esto garantiza que todos los miembros del equipo tengan un entendimiento común de lo que hay que hacer.

2. Transmisión de información esencial: Las enfermeras de quirófano son responsables de la transmisión de información esencial entre los miembros del equipo médico. Esto puede incluir detalles del estado del paciente, historial médico, alergias, resultados de las pruebas preoperatorias y otra información relevante.

3. Informes de situación: Durante la intervención quirúrgica, las enfermeras pueden proporcionar informes de situación periódicos al equipo médico, indicando los pasos alcanzados, los siguientes pasos previstos y los acontecimientos importantes que se hayan producido durante el procedimiento. Estas actualizaciones ayudan a mantener un conocimiento de la situación en tiempo real.

4. Comunicación no verbal: Además de la comunicación verbal, las enfermeras de quirófano también utilizan señales codificadas y gestos para facilitar la comunicación en un entorno en el que el ruido ambiental puede ser elevado y debe mantenerse la esterilidad.

5. Gestión de emergencias: En caso de complicaciones o emergencias durante el procedimiento, las enfermeras de quirófano colaboran estrechamente con los miembros del equipo médico para tomar decisiones rápidas y eficaces para estabilizar al paciente.
6. Comunicación con los pacientes : Las enfermeras también pueden desempeñar un papel en la comunicación con los pacientes, respondiendo a sus preguntas, tranquilizándoles y explicándoles los pasos del procedimiento de forma comprensible.

7. Debriefing postoperatorio: Tras la intervención quirúrgica, el equipo médico participa en un debriefing postoperatorio para discutir cómo ha ido el procedimiento, compartir observaciones y lecciones aprendidas e identificar oportunidades de mejora.

La comunicación transparente y colaborativa entre el personal de enfermería y los miembros del equipo médico fomenta un entorno de trabajo seguro, reduce los errores y los riesgos y contribuye a una atención quirúrgica de alta calidad. Es un aspecto esencial de la práctica en quirófano que refuerza la coordinación, la confianza mutua y la eficacia del equipo médico.

Preparar las instalaciones y el medio ambiente

La preparación del quirófano es un paso crucial en el proceso quirúrgico y las enfermeras de quirófano desempeñan un papel vital en esta tarea. La preparación cuidadosa y metódica del quirófano garantiza un entorno estéril, seguro y bien organizado para los procedimientos quirúrgicos. A continuación le explicamos cómo preparan el quirófano las enfermeras de quirófano:

1. Desinfección y asepsia :
- Las enfermeras de quirófano siguen estrictos protocolos de desinfección y asepsia para prevenir las infecciones nosocomiales y mantener un entorno estéril. Limpian y desinfectan a fondo todas las superficies del quirófano, incluidas las mesas de operaciones, el equipo, el instrumental y los carros.

- Las superficies y el equipo que deben permanecer estériles se cubren con sábanas estériles o paños quirúrgicos, que se colocan cuidadosamente para evitar la contaminación.

2. Preparación de instrumentos y materiales :
- Las enfermeras de quirófano comprueban y preparan todo el instrumental, las herramientas quirúrgicas y el equipo médico necesarios para la intervención. Se aseguran de que todo esté estéril, funcione correctamente y sea accesible para el equipo quirúrgico.

- Los instrumentos estériles se colocan en mesas de instrumental preparadas previamente en el orden requerido para el procedimiento. Cada instrumento se coteja con la lista preoperatoria para evitar errores.

3. Preparación de soluciones y productos :
   - Las enfermeras de quirófano preparan las soluciones antisépticas, los medicamentos y los productos necesarios para el procedimiento. Se aseguran de que los medicamentos estén correctamente etiquetados y preparados de acuerdo con los protocolos de seguridad.

4. Comprobación del equipo :
   - Antes de que comience el procedimiento, las enfermeras del quirófano comprueban que todo el equipo, como monitores, lámparas de quirófano, aspiradores, máquinas de anestesia, etc., funciona correctamente y está listo para ser utilizado.

5. Preparación del paciente :
   - Las enfermeras de quirófano preparan al paciente colocando paños estériles sobre la zona de operaciones y colocando al paciente de acuerdo con los requisitos del procedimiento quirúrgico. También se aseguran de que el paciente esté correctamente identificado y de que se disponga de toda la información médica necesaria.

6. Comprobación del equipo :
   - Antes de que llegue el paciente, el equipo quirúrgico, que incluye enfermeras, cirujanos y anestesistas, realiza una última comprobación de todo, incluida la esterilidad, la disposición del instrumental y el equipo, y los detalles del procedimiento.

La preparación meticulosa del quirófano garantiza un entorno seguro, estéril y bien organizado para los procedimientos quirúrgicos. Las enfermeras de quirófano se aseguran de que se dispone de todos los elementos necesarios, de que se siguen los protocolos de seguridad y de que el equipo está preparado para proporcionar una atención quirúrgica de alta calidad a los pacientes.

Comprobar la disponibilidad y funcionalidad del equipo médico es un paso esencial para preparar el quirófano y garantizar la seguridad del paciente durante la intervención. Las enfermeras de quirófano desempeñan un papel fundamental en esta tarea, cuyo objetivo es garantizar que todo el equipo necesario esté operativo y listo para su uso. A continuación le explicamos cómo llevan a cabo las enfermeras esta comprobación crítica:

1. Inspección preoperatoria :
   • Antes de que el paciente llegue al quirófano, las enfermeras realizan una inspección completa del quirófano y del equipo. Comprueban que todos los aparatos, monitores, instrumentos quirúrgicos, lámparas de quirófano, máquinas de anestesia y demás equipos están presentes y correctamente instalados.

2. Comprobación de calibraciones y ajustes :
   • Las enfermeras se aseguran de que el equipo necesario esté calibrado y ajustado a las especificaciones requeridas. Esto puede incluir la comprobación de la precisión de monitores, sistemas de presión, temperaturas, caudales y otros parámetros vitales.

3. Pruebas de funcionamiento :
   • Cada pieza del equipo se prueba para garantizar que funciona correctamente. Los enfermeros comprueban que todos los botones, controles y pantallas estén operativos y respondan a las órdenes. También se prueban los dispositivos de seguridad y de parada de emergencia.

4. Preparación de consumibles :
   • Las enfermeras se aseguran de que todos los consumibles necesarios, como material de infusión, jeringuillas, medicamentos, soluciones antisépticas, sábanas estériles, etc., estén disponibles y listos para su uso.

5. Comunicación con el equipo :
   • Si se detecta algún problema o duda sobre el equipo, las enfermeras informan inmediatamente a los demás miembros del equipo quirúrgico, incluidos los cirujanos y los anestesistas. Esto permite resolver rápidamente cualquier problema potencial antes de que comience el procedimiento.

6. Documentación :
  • Todas las etapas de la verificación del equipo se documentan cuidadosamente. Esto incluye los resultados de las pruebas, las correcciones realizadas en caso de problemas y cualquier otra información relevante.

7. Formación continua :
  • Las enfermeras de quirófano participan en cursos de formación continua para mantenerse al día de los últimos avances tecnológicos, los nuevos procedimientos de uso de los equipos y las mejores prácticas en materia de seguridad de los dispositivos médicos.

Comprobar la disponibilidad y funcionalidad del equipo médico es un paso fundamental para garantizar la seguridad del paciente y el buen desarrollo de los procedimientos quirúrgicos. Las enfermeras de quirófano desempeñan un papel esencial en esta tarea, asegurándose de que todo el equipo necesario esté en perfecto estado de funcionamiento y listo para ser utilizado con el fin de proporcionar una atención de alta calidad.

Preparación del paciente para la cirugía

La evaluación preoperatoria es un paso crucial en la preparación de un paciente para la cirugía. Las enfermeras de quirófano desempeñan un papel esencial en esta evaluación, recopilando la información médica pertinente para garantizar la seguridad del paciente durante la intervención. A continuación le explicamos cómo realizan las enfermeras una valoración preoperatoria exhaustiva:

1. Realización del historial médico :
  • Las enfermeras de quirófano entrevistan al paciente para recabar información detallada sobre su historial médico. Esto incluye un historial de enfermedades, afecciones médicas preexistentes, intervenciones quirúrgicas previas, hospitalizaciones, alergias, tratamientos médicos anteriores y resultados de pruebas médicas previas.

2. Comprobación de alergias :
  • Las enfermeras se aseguran de que se identifican todas las alergias del paciente, ya sean alergias a medicamentos, a alimentos o de otro tipo. Esta

información es vital para evitar cualquier reacción alérgica durante el procedimiento y para garantizar que los medicamentos y productos utilizados sean seguros para el paciente.

3. Revisión de medicamentos :
   - Las enfermeras examinan cuidadosamente la lista de medicamentos que el paciente toma regularmente. Esto incluye los medicamentos con receta, los de venta libre, los suplementos y los remedios a base de hierbas. Esta evaluación es importante para evitar interacciones entre medicamentos y para ajustar la medicación según sea necesario durante y después de la cirugía.

4. Evaluación de los factores de riesgo :
   - Las enfermeras de quirófano identifican los posibles factores de riesgo asociados al paciente, como hipertensión, diabetes, problemas cardíacos, tabaquismo, etc. Estos factores se tienen en cuenta para planificar las medidas de supervisión y tratamiento adecuadas durante y después del procedimiento. Estos factores se tienen en cuenta para planificar las medidas de vigilancia y tratamiento adecuadas durante y después del procedimiento.

5. Evaluación de las funciones vitales :
   - Las enfermeras controlan las constantes vitales del paciente, como la frecuencia cardiaca, la tensión arterial, la temperatura y la saturación de oxígeno. Esta evaluación sirve para detectar cualquier cambio significativo en el estado del paciente.

6. Preparación del paciente :
   - Dependiendo de los resultados de la evaluación preoperatoria, las enfermeras pueden tomar medidas para optimizar el estado del paciente antes de la cirugía. Esto puede incluir el control de la medicación, la corrección de desequilibrios electrolíticos, la estabilización de la tensión arterial, etc.

7. Comunicación con el equipo médico :
   - Los resultados de la evaluación preoperatoria se comunican al equipo quirúrgico, incluidos los cirujanos, anestesistas y otros profesionales sanitarios implicados.

Esta información ayuda a tomar decisiones informadas sobre la realización de la intervención. La evaluación preoperatoria permite al personal de enfermería del quirófano recopilar información esencial para garantizar la seguridad del paciente durante la intervención quirúrgica. Una evaluación exhaustiva y precisa contribuye a personalizar la atención al paciente, prevenir complicaciones y optimizar los resultados quirúrgicos.

La preparación física del paciente antes de la intervención quirúrgica es un paso vital para garantizar el éxito del procedimiento y minimizar los posibles riesgos. Las enfermeras de quirófano desempeñan un papel esencial en esta preparación asegurándose de que el paciente sigue los protocolos adecuados para garantizar un entorno estéril y seguro. A continuación le explicamos cómo se ocupan las enfermeras de la preparación física del paciente:

1. Ayuno preoperatorio :
   • Las enfermeras de quirófano dan instrucciones específicas al paciente sobre el ayuno preoperatorio, incluido el periodo de tiempo durante el cual debe abstenerse de comer y beber. El ayuno es esencial para reducir el riesgo de regurgitación y aspiración durante la anestesia.

2. Preparación de la piel e higiene corporal :
   • Las enfermeras explican al paciente cómo preparar la piel adecuadamente, generalmente utilizando productos antisépticos. Una piel limpia y desinfectada reduce el riesgo de infección postoperatoria. Es posible que se pida al paciente que se duche o que limpie la zona operatoria con un producto desinfectante específico.
   •
3. Vestirse para la cirugía :
   • Antes de entrar en el quirófano, el paciente se viste con ropa quirúrgica estéril. Las enfermeras ayudan al paciente en este proceso para asegurarse de que todas las zonas expuestas están cubiertas con paños estériles. Esto ayuda a mantener un entorno estéril durante el procedimiento.
   •
4. Retirada de joyas y objetos personales :
   • Las enfermeras aconsejan a los pacientes que se quiten todas las joyas, piercings y objetos personales antes de la

intervención. Esto reduce el riesgo de contaminación y evita interferencias con el equipo médico.

5. Respuestas a las preguntas del paciente :
   • Las enfermeras responden a las preguntas e inquietudes del paciente sobre la preparación física y el próximo procedimiento. Se aseguran de que el paciente comprende las instrucciones y está mentalmente preparado para el procedimiento.

6. Comunicación con el anestesista y el equipo quirúrgico :
   • Las enfermeras comunican los detalles de la preparación física del paciente al anestesista y al equipo quirúrgico. Esta información se tiene en cuenta a la hora de planificar la anestesia y la intervención.

Una preparación física adecuada del paciente es esencial para garantizar un entorno estéril, seguro y bien organizado en el quirófano. Las enfermeras de quirófano guían al paciente a través de estos pasos críticos, asegurándose de que se siguen los protocolos, de que el paciente se encuentra cómodo y de que se toman todas las medidas necesarias para una cirugía segura y satisfactoria.

Procedimientos de anestesia y sedación

La preparación del equipo anestésico y la asistencia al anestesista son aspectos cruciales de la preparación de un quirófano para una intervención quirúrgica. Las enfermeras de quirófano desempeñan un papel esencial en estas tareas, colaborando estrechamente con el anestesista para garantizar la seguridad y la comodidad del paciente durante el procedimiento. A continuación le explicamos cómo se ocupan las enfermeras de preparar el equipo anestésico y asistir al anestesista:

1. Preparación del equipo anestésico :
   • Las enfermeras de quirófano trabajan con el anestesista para preparar el equipo anestésico necesario para el procedimiento. Esto incluye fármacos anestésicos, tubos endotraqueales, catéteres intravenosos, monitores de constantes vitales, mascarillas, tubos y otros equipos relacionados.

2. Comprobación y calibración del equipo :
   - Las enfermeras se aseguran de que todo el equipo de anestesia esté comprobado, calibrado y listo para su uso. Comprueban la precisión de los monitores, los dispositivos de ventilación, las máquinas de anestesia y las bombas de infusión.
   -
3. Asistencia al anestesista :
   - Durante la administración de la anestesia, las enfermeras asisten al anestesista vigilando cuidadosamente al paciente, ayudando a colocarlo en la posición adecuada y proporcionándole el instrumental y el equipo necesarios.

4. Preparación del lugar de inyección e infusión :
   - Las enfermeras preparan el lugar de inyección de los fármacos anestésicos e insertan catéteres intravenosos para garantizar el acceso a los fármacos y a los fluidos intravenosos durante el procedimiento.

5. Apoyo psicológico al paciente :
   - Las enfermeras proporcionan apoyo psicológico a los pacientes explicándoles el proceso anestésico, respondiendo a sus preguntas y ayudándoles a relajarse antes de la intervención.

6. Comunicación con el equipo quirúrgico :
   - Las enfermeras se comunican regularmente con el equipo quirúrgico, incluidos los cirujanos, para asegurarse de que el paciente está preparado para la operación y de que se tienen en cuenta todos los aspectos relacionados con la anestesia.

7. Documentación precisa :
   - Las enfermeras de quirófano documentan con precisión cada detalle de la preparación del equipo anestésico, los fármacos administrados y la monitorización del paciente durante el procedimiento.

La asistencia al anestesista y la preparación del equipo anestésico son esenciales para garantizar la seguridad del paciente durante el procedimiento quirúrgico. Las enfermeras de quirófano desempeñan un papel fundamental a la hora de garantizar que todos los aspectos de la anestesia se planifican, ejecutan y supervisan cuidadosamente para proporcionar una atención segura y de alta calidad.

La monitorización de las constantes vitales durante la inducción de la anestesia es un paso fundamental para garantizar la seguridad del paciente y controlar la respuesta a los agentes anestésicos. Las enfermeras de quirófano desempeñan un papel esencial en esta monitorización continua para detectar cualquier cambio potencialmente peligroso y actuar con rapidez si es necesario. A continuación le explicamos cómo controlan las enfermeras las constantes vitales durante la inducción de la anestesia:

1. Seguimiento continuo :
   - Las enfermeras controlan constantemente las constantes vitales del paciente durante la inducción de la anestesia. Esto incluye la frecuencia cardiaca, la tensión arterial, la frecuencia respiratoria, la saturación de oxígeno, la temperatura corporal y otros parámetros importantes.

2. Uso de monitores :
   - Las enfermeras utilizan monitores médicos avanzados para controlar las constantes vitales de un paciente en tiempo real. Estos monitores proporcionan datos precisos y continuos que ayudan a detectar rápidamente cualquier cambio anormal.

3. Reacción a la anestesia :
   - Las enfermeras controlan la respuesta del paciente a la administración de la anestesia, incluidos los cambios en la frecuencia cardiaca, la tensión arterial y la saturación de oxígeno.

4. Respuesta a las intervenciones :
   - Si las constantes vitales del paciente muestran cambios significativos o inesperados, las enfermeras reaccionan inmediatamente tomando medidas para estabilizarlo. Esto puede incluir el ajuste de la ventilación, la administración de medicación, el aumento del suministro de oxígeno u otras intervenciones necesarias.

5. Comunicación con el anestesista :
- • Las enfermeras de quirófano están en constante comunicación con el anestesista para compartir información sobre la monitorización de las constantes vitales y para discutir cualquier preocupación o necesidad de intervención.

6. Documentación precisa :
- • Todos los datos relativos a la monitorización de las constantes vitales se documentan cuidadosamente. Esto incluye los valores de referencia, las variaciones observadas, las intervenciones realizadas y la respuesta del paciente.

7. Seguimiento posterior a la inducción :
- • La monitorización de las constantes vitales continúa tras la inducción de la anestesia para garantizar que el paciente permanece estable durante todo el procedimiento quirúrgico.

La monitorización continua de las constantes vitales durante la inducción de la anestesia es esencial para garantizar la seguridad y el bienestar del paciente durante todo el procedimiento quirúrgico. El personal de enfermería de quirófano desempeña un papel fundamental en la vigilancia minuciosa de las constantes vitales, la identificación de cambios anormales y la adopción de las medidas oportunas para mantener la estabilidad del paciente y garantizar unos cuidados de alta calidad.

Verificación de documentos y consentimiento informado

La comprobación de los historiales médicos, los consentimientos informados y los protocolos quirúrgicos es un paso esencial en la preparación de una intervención quirúrgica. Las enfermeras de quirófano desempeñan un papel clave en esta comprobación para garantizar que toda la información necesaria es correcta, que el paciente está bien informado y que se siguen los protocolos de seguridad. He aquí cómo lo hacen:

1. Comprobación de los historiales médicos :
   - Las enfermeras de quirófano revisan cuidadosamente los historiales médicos de los pacientes para asegurarse de que toda la información médica relevante es correcta y está actualizada. Esto incluye el historial médico, los resultados de las pruebas, las alergias, los medicamentos tomados, las notas de la consulta y cualquier otra información pertinente.

2. Verificación del consentimiento informado :
   - Los enfermeros confirman que el paciente ha firmado un consentimiento informado para la intervención quirúrgica. Se aseguran de que el consentimiento esté completo, fechado y firmado de acuerdo con los requisitos legales y éticos.

3. Cumplimiento de los protocolos quirúrgicos :
   - Las enfermeras de quirófano se aseguran de que se siguen los protocolos quirúrgicos específicos del procedimiento. Esto puede incluir la preparación específica del paciente, los pasos preoperatorios necesarios, los protocolos de esterilización y asepsia y otras directrices específicas.

4. Comunicación con el equipo quirúrgico :
   - Si se detectan discrepancias o incoherencias en los historiales médicos, los consentimientos informados o los protocolos quirúrgicos, las enfermeras informan inmediatamente al equipo quirúrgico, incluidos los cirujanos y los anestesistas. Esto permite resolver cualquier problema antes de que comience el procedimiento.

5. Comprobación final del equipo :
   - Antes de que comience la operación, el equipo quirúrgico, que incluye enfermeras, cirujanos y anestesistas, lleva a cabo una última comprobación de todo, incluidos los historiales médicos, los consentimientos informados y los protocolos quirúrgicos.

6. Documentación precisa :
   - Todas las etapas de la auditoría se documentan cuidadosamente. Esto incluye las comprobaciones

realizadas, los resultados, las medidas adoptadas y las comunicaciones con el equipo quirúrgico.

La verificación rigurosa de los historiales médicos, los consentimientos informados y los protocolos quirúrgicos es esencial para garantizar la seguridad del paciente, el cumplimiento de la normativa y el buen desarrollo del procedimiento quirúrgico. Las enfermeras de quirófano desempeñan un papel crucial a la hora de garantizar que toda la información sea correcta, que el paciente esté bien informado y que se sigan estrictamente los protocolos de seguridad.

Prevenir los errores médicos y los problemas de comunicación es de vital importancia en el quirófano para garantizar la seguridad del paciente y la calidad de la atención quirúrgica. Las enfermeras de quirófano desempeñan un papel esencial en la aplicación de protocolos y prácticas para minimizar los errores y mejorar la comunicación dentro del equipo quirúrgico. A continuación le explicamos cómo ayudan las enfermeras a prevenir los errores médicos y mejorar la comunicación:

1. Comprobación cruzada de la información :
   • Las enfermeras de quirófano realizan rigurosas comprobaciones cruzadas para asegurarse de que la información del paciente, los procedimientos planificados y los fármacos administrados son correctos. Confirman los detalles críticos con el equipo quirúrgico para evitar errores.

2. Utilización de listas de control :
   • Las enfermeras siguen listas de comprobación específicas para cada fase del procedimiento quirúrgico, desde la preparación hasta el cierre. Estas listas ayudan a garantizar que se realizan todas las tareas necesarias y que no se omite nada.

3. Comunicación abierta y transparente :
   • Las enfermeras fomentan una comunicación abierta y transparente dentro del equipo quirúrgico. Comparten la información pertinente, hacen preguntas y expresan sus preocupaciones para evitar malentendidos.

4. Utilización de herramientas de comunicación eficaces :
- Las enfermeras utilizan herramientas de comunicación como pizarras, sistemas de correo electrónico y radiografías para mantenerse en contacto con los miembros del equipo quirúrgico e intercambiar información importante en tiempo real.

5. Aclaración de órdenes médicas :
- Si algo parece ambiguo o inexacto en las órdenes médicas, las enfermeras piden aclaraciones al anestesista o al cirujano para evitar cualquier confusión.

6. Utilizar el método SBAR :
- Las enfermeras utilizan con frecuencia el método SBAR (Situación, Antecedentes, Valoración, Recomendación) para estructurar las comunicaciones importantes con el equipo quirúrgico, proporcionando información clara y concisa.

7. Formación en comunicación :
- Las enfermeras participan en cursos de formación en comunicación interprofesional para mejorar sus habilidades comunicativas y aprender a trabajar eficazmente en equipo.

8. Análisis de errores e incidentes :
- Las enfermeras participan en el análisis de los errores e incidentes que se producen en el quirófano. Esto permite identificar las causas profundas y poner en marcha medidas preventivas para evitar que se repitan.

La prevención de errores médicos y problemas de comunicación depende de una cultura de seguridad, una comunicación abierta y una vigilancia constante. Las enfermeras de quirófano desempeñan un papel clave al ser defensoras de la seguridad del paciente, supervisar los procesos, informar de los problemas y contribuir a la mejora continua de las prácticas quirúrgicas.

Gestión de emergencias y contingencias

Prepararse para situaciones de emergencia es una parte esencial del papel de la enfermera de quirófano. Aunque los procedimientos quirúrgicos se planifican meticulosamente, las emergencias pueden producirse en cualquier momento. Las enfermeras deben estar preparadas para reaccionar con rapidez y eficacia para garantizar la seguridad del paciente y el mejor resultado posible. A continuación le explicamos cómo se preparan las enfermeras para situaciones de emergencia como una parada cardiaca o una hemorragia excesiva:

1. Formación en soporte vital avanzado :
   - Las enfermeras de quirófano están formadas en reanimación avanzada, incluidas las técnicas de reanimación cardiopulmonar (RCP), el uso de desfibriladores y otras habilidades necesarias para gestionar una parada cardiaca.

2. Protocolos de emergencia establecidos :
   - Los enfermeros están familiarizados con los protocolos de emergencia establecidos para diferentes escenarios, como la parada cardiaca, la hemorragia excesiva, la anafilaxia, etc. Conocen los pasos a seguir y las funciones específicas de cada miembro del equipo. Conocen los pasos a seguir y las funciones específicas de cada miembro del equipo.

3. Preparar el equipo de emergencia :
   - Las enfermeras se aseguran de que los equipos de emergencia, como los carros de reanimación, los kits de intubación, los dispositivos de taponamiento de hemorragias y los medicamentos de emergencia, estén listos para su uso y sean fácilmente accesibles cuando se necesiten.

4. Comunicación rápida :
   - En caso de emergencia, el personal de enfermería se comunica rápidamente con el equipo quirúrgico, que incluye cirujanos, anestesistas y otros profesionales sanitarios, para coordinar las acciones e intervenciones.

5. Gestión del estrés :
   - Las enfermeras están formadas para gestionar el estrés en situaciones de emergencia. Mantienen la compostura, toman decisiones con conocimiento de causa y trabajan en equipo para resolver el problema.

6. Simulación de emergencia :
- Las enfermeras participan regularmente en sesiones de simulación de emergencias para practicar la gestión de escenarios críticos. Esto les ayuda a mantener sus habilidades y a mejorar su capacidad de respuesta en caso de crisis.

7. Seguimiento y análisis :
- Tras una situación de emergencia, las enfermeras participan en un análisis detallado para evaluar la respuesta del equipo, identificar los puntos fuertes y las áreas susceptibles de mejora, y realizar ajustes en los protocolos si es necesario.

La preparación para situaciones de emergencia es esencial para garantizar una respuesta rápida y eficaz en caso de complicaciones imprevistas durante una intervención quirúrgica. Las enfermeras de quirófano son miembros clave del equipo sanitario que desempeñan un papel vital en la gestión de situaciones de emergencia, garantizando la seguridad y el bienestar del paciente.

La disponibilidad de recursos y protocolos para responder a situaciones críticas es un aspecto crucial de la preparación en el quirófano. Las enfermeras deben asegurarse de que todos los materiales, equipos y protocolos necesarios estén listos para ser utilizados en caso de necesidad, con el fin de garantizar la seguridad y el bienestar del paciente. He aquí cómo las enfermeras se aseguran de que los recursos y protocolos están disponibles para responder a situaciones críticas:

1. Comprobación preoperatoria :
- Las enfermeras llevan a cabo una comprobación minuciosa de todo el equipo, el instrumental y los recursos necesarios antes del inicio de cada operación. Esto incluye los carros de emergencia, los medicamentos de urgencia, los dispositivos de reanimación, los kits de intubación y otros equipos específicos para la intervención.

2. Mantenimiento del inventario :
- Las enfermeras gestionan el inventario de los recursos y equipos de emergencia para garantizar que estén

constantemente disponibles, en cantidades adecuadas y cumpliendo las normas de seguridad.

3. Formación continua :
   • Las enfermeras reciben formación continua sobre el uso correcto de los equipos y protocolos de emergencia. Esto garantiza que sean competentes y tengan confianza para reaccionar con rapidez y eficacia en situaciones críticas.

4. Revisión periódica de los protocolos :
   • Las enfermeras participan en revisiones periódicas de los protocolos de emergencia con el equipo quirúrgico. Estas revisiones permiten actualizar los protocolos de acuerdo con las mejores prácticas actuales y los nuevos descubrimientos médicos.

5. Simulación de escenarios críticos :
   • Los enfermeros participan en simulacros de escenarios críticos en los que se reproducen de forma realista situaciones de emergencia. Esto les permite poner en práctica los protocolos de emergencia e identificar áreas de mejora.

6. Comunicación con los proveedores :
   • Las enfermeras mantienen vínculos de comunicación con los proveedores para garantizar que los equipos y recursos de emergencia estén disponibles en cantidades suficientes y cumplan las normas de calidad.

7. Documentación precisa :
   • Todas las auditorías, formaciones y actualizaciones de recursos y protocolos se documentan cuidadosamente. Esto permite hacer un seguimiento de los progresos, mantener registros precisos y garantizar el cumplimiento.

La disponibilidad de recursos y protocolos para responder a situaciones críticas es esencial para garantizar la seguridad del paciente en el quirófano. Las enfermeras de quirófano desempeñan un papel esencial a la hora de garantizar que los equipos de emergencia estén listos para su uso y que se disponga de los protocolos adecuados para responder con eficacia cuando sea necesario.

Atención y apoyo al paciente

Tranquilizar a los pacientes y explicarles el proceso quirúrgico son aspectos fundamentales del papel del personal de enfermería en el quirófano. Antes de la cirugía, los pacientes pueden experimentar ansiedad, estrés e incertidumbre. Las enfermeras desempeñan un papel clave a la hora de disipar estas preocupaciones y ayudar a los pacientes a comprender qué pueden esperar. He aquí cómo las enfermeras reconfortan a los pacientes y les explican el proceso quirúrgico:

1. Crear un entorno tranquilizador :
   - Las enfermeras establecen un vínculo de confianza con el paciente creando un ambiente cálido y tranquilizador. Utilizan habilidades de comunicación empática para demostrar que están ahí para apoyar al paciente durante todo el proceso.

2. Escucha activa :
   - Las enfermeras escuchan atentamente las preocupaciones, preguntas y emociones del paciente. Proporcionan un espacio seguro para que el paciente exprese sus miedos y preocupaciones.

3. Explicación del proceso quirúrgico :
   - Las enfermeras explican el procedimiento quirúrgico en términos sencillos y comprensibles. Describen las etapas, las funciones de cada miembro del equipo quirúrgico y los objetivos de la intervención.

4. Respuestas a las preguntas :
   - Las enfermeras responden detalladamente a las preguntas de los pacientes sobre la cirugía, la anestesia, la duración de la intervención, los posibles riesgos y el proceso de recuperación.

5. Utilización de ayudas visuales :
   - A veces las enfermeras utilizan ayudas visuales como diagramas, vídeos explicativos o folletos para ayudar a los pacientes a comprender mejor el procedimiento.

6. Preparación emocional :
   - Las enfermeras ayudan a los pacientes a prepararse emocionalmente abordando los aspectos físicos y

emocionales de la cirugía. Hablan de las emociones normales que puede sentir el paciente y le ofrecen estrategias para hacer frente a la ansiedad.

7. Soporte :
   • Las enfermeras permanecen al lado del paciente durante todo el proceso preoperatorio, proporcionándole un apoyo constante y alentador.

8. Coordinación con el equipo quirúrgico :
   • Las enfermeras comunican las preocupaciones y necesidades del paciente al equipo quirúrgico para asegurarse de que recibe el apoyo y la información necesarios.

Tranquilizar y explicar el proceso quirúrgico desempeña un papel esencial en la preparación mental y emocional del paciente. Las enfermeras de quirófano son trabajadores de apoyo inestimables que ayudan a los pacientes a sentirse seguros, informados y preparados para la cirugía que les espera.

La preparación emocional y mental para la cirugía es un paso importante para los pacientes antes de una operación. Las enfermeras de quirófano desempeñan un papel fundamental a la hora de ayudar a los pacientes a hacer frente a la ansiedad, gestionar sus emociones y prepararse mentalmente para la intervención. A continuación le explicamos cómo ayudan las enfermeras a preparar emocional y mentalmente a los pacientes para la cirugía:

1. Validación de las emociones :
   • Las enfermeras validan las emociones del paciente reconociendo y normalizando los sentimientos de ansiedad, miedo o incertidumbre. Muestran empatía y proporcionan un espacio para que el paciente exprese sus preocupaciones.

2. Información y educación :
   • Las enfermeras proporcionan información precisa sobre el procedimiento quirúrgico, los pasos que conlleva, los riesgos y los beneficios. Ayudan al paciente a comprender

qué puede esperar, lo que puede reducir la incertidumbre y la ansiedad.

3. Técnicas de relajación :
   - Las enfermeras enseñan a los pacientes técnicas de relajación como la respiración profunda, la visualización positiva y la meditación. Estas técnicas ayudan a calmar la ansiedad y favorecen la relajación.

4. Gestión del estrés :
   - Las enfermeras ofrecen consejos sobre la gestión del estrés, incluidos consejos sobre la gestión del tiempo, ejercicios de relajación y actividades que fomentan el bienestar.

5. Preparación física :
   - Las enfermeras ayudan al paciente a prepararse físicamente explicándole las medidas preoperatorias, como el ayuno y la higiene personal, que son esenciales para la seguridad durante la cirugía.

6. Discusión de preocupaciones :
   - Las enfermeras escuchan las preocupaciones específicas del paciente sobre la cirugía, los riesgos, la recuperación, etc. Responden a las preguntas minuciosamente para disipar cualquier inquietud.

7. Apoyo emocional :
   - Las enfermeras proporcionan un apoyo emocional constante animando al paciente, ofreciéndole palabras tranquilizadoras y estando presentes para satisfacer sus necesidades psicológicas.

8. Trabajar con el equipo asistencial :
   - Las enfermeras trabajan con psicólogos, trabajadores sociales u otros profesionales de la salud mental para proporcionar un apoyo integral a los pacientes con necesidades emocionales específicas.

La preparación emocional y mental para la cirugía puede ayudar a reducir la ansiedad, mejorar la tolerancia al dolor y favorecer una recuperación más rápida. Las enfermeras de quirófano son miembros esenciales del equipo sanitario que ofrecen un valioso apoyo para ayudar a los pacientes a abordar la cirugía con confianza y serenidad.

Comunicación interdisciplinar

La coordinación con el equipo quirúrgico, formado por cirujanos, anestesistas, enfermeras y auxiliares de quirófano, es esencial para garantizar que los procedimientos quirúrgicos se desarrollen sin problemas y con seguridad. Las enfermeras de quirófano desempeñan un papel clave en esta coordinación facilitando la comunicación y asegurándose de que cada miembro del equipo trabaja de forma armoniosa y coordinada. A continuación le explicamos cómo se coordinan las enfermeras con los distintos miembros del equipo quirúrgico:

1. Cirujanos :
   • Las enfermeras de quirófano colaboran estrechamente con los cirujanos proporcionándoles apoyo logístico, preparando el quirófano con el instrumental y el equipo necesarios y anticipándose a las necesidades específicas del cirujano durante la intervención.

2. Anestesistas :
   • Las enfermeras colaboran estrechamente con los anestesistas para preparar al paciente para la anestesia, controlar las constantes vitales durante la inducción y garantizar la seguridad del paciente durante todo el procedimiento.

3. Enfermeras y auxiliares de quirófano :
   • Las enfermeras de quirófano trabajan en equipo con otras enfermeras y auxiliares de quirófano para preparar la sala de operaciones, garantizar el flujo de trabajo durante la cirugía, suministrar a los cirujanos el instrumental necesario y vigilar constantemente las necesidades del paciente.

4. Comunicación continua :
   • Las enfermeras facilitan la comunicación continua entre los miembros del equipo quirúrgico transmitiendo información importante, transmitiendo preocupaciones y compartiendo actualizaciones sobre el estado del paciente.

5. Gestión de emergencias :
   - En caso de emergencia o complicación durante la intervención, las enfermeras se coordinan con el equipo quirúrgico para tomar medidas rápidas y adecuadas que garanticen la seguridad del paciente.

6. Respeto de las funciones y responsabilidades :
   - Las enfermeras de quirófano respetan las funciones y responsabilidades de cada miembro del equipo quirúrgico, contribuyendo a un entorno de trabajo colaborativo y armonioso.

7. Revisión postoperatoria :
   - Tras la operación, las enfermeras se coordinan con el equipo para asegurarse de que el paciente está estable, es trasladado con seguridad y de que los procedimientos postoperatorios están en marcha.

La coordinación eficaz con el equipo quirúrgico es esencial para garantizar una atención quirúrgica de alta calidad y la seguridad del paciente. Las enfermeras de quirófano desempeñan un papel fundamental a la hora de facilitar la comunicación, anticiparse a las necesidades y garantizar que cada miembro del equipo colabore para lograr el mejor resultado posible para el paciente.

El intercambio eficaz de información es la piedra angular de una cirugía segura y sin complicaciones en el quirófano. Las enfermeras desempeñan un papel esencial en la transmisión fluida y precisa de información entre los miembros del equipo quirúrgico para garantizar una coordinación óptima y minimizar los riesgos. A continuación le explicamos cómo facilitan las enfermeras el intercambio de información para garantizar una cirugía segura y sin contratiempos:

1. Sesión informativa preoperatoria :
   - Antes de que comience la intervención, las enfermeras organizan una sesión informativa preoperatoria durante la cual los miembros del equipo quirúrgico comentan los detalles del procedimiento, las alergias del paciente, los riesgos potenciales y cualquier otra información relevante.

2. Utilizar el método SBAR :
   - Las enfermeras utilizan con frecuencia el método SBAR (Situación, Antecedentes, Valoración, Recomendación) para estructurar las comunicaciones importantes. Esto garantiza que la información se transmita de forma clara y concisa.

3. Comunicación verbal :
   - Las enfermeras se comunican verbalmente con cirujanos, anestesistas, enfermeras y auxiliares de quirófano durante la intervención para compartir información actualizada sobre el estado del paciente, el progreso del procedimiento y las necesidades específicas.

4. Utilización de herramientas de comunicación :
   - Las enfermeras utilizan herramientas de comunicación como pizarras, sistemas de correo electrónico y radios para transmitir información importante en tiempo real.

5. Cambios en el plan de cuidados :
   - Si es necesario hacer ajustes en el plan de cuidados o en el procedimiento quirúrgico, las enfermeras comunican rápidamente estos cambios al equipo para asegurarse de que todos están informados y de acuerdo.

6. Proporción de transferencia :
   - Al final de la intervención, las enfermeras preparan un informe detallado del traslado para los cuidados postoperatorios. Transmiten información sobre la intervención, los medicamentos administrados, las reacciones del paciente y cualquier otra información pertinente.

7. Informe postoperatorio :
   - Después de la operación, las enfermeras organizan una sesión informativa postoperatoria para debatir los acontecimientos ocurridos durante la intervención, identificar los puntos positivos y las áreas de mejora, y compartir las lecciones aprendidas.

8. Cumplimiento de los protocolos de confidencialidad :
   - Las enfermeras se aseguran de que la información compartida cumple los protocolos de confidencialidad y protección de datos de los pacientes.

Un intercambio de información claro, completo y oportuno es esencial para la seguridad del paciente y el éxito de la cirugía. Las enfermeras de quirófano son facilitadoras de la comunicación que garantizan que todos los miembros del equipo quirúrgico estén informados e implicados, contribuyendo a una toma de decisiones informada y a una coordinación eficaz de los cuidados.

Preparación personal y bienestar

Controlar el estrés y la ansiedad previos a la cirugía es un aspecto crucial del papel de la enfermera de quirófano. Los pacientes pueden experimentar una serie de emociones negativas antes de la cirugía, como ansiedad, miedo e incertidumbre. Las enfermeras desempeñan un papel vital a la hora de ayudar a los pacientes a gestionar estas emociones para promover un estado de ánimo positivo y contribuir a unos resultados quirúrgicos óptimos. A continuación le explicamos cómo las enfermeras gestionan el estrés y la ansiedad de los pacientes antes de la cirugía:

1. Comunicación empática :
   • Las enfermeras escuchan activamente las preocupaciones y los temores de los pacientes con empatía. Demuestran que comprenden las emociones del paciente y le proporcionan un espacio para expresarse.

2. Educación e información :
   • Las enfermeras proporcionan información detallada sobre el procedimiento quirúrgico, las fases, los riesgos, los beneficios y el proceso de recuperación. Una comprensión clara puede reducir la ansiedad asociada a lo desconocido.

3. Técnicas de relajación :
   • Las enfermeras enseñan a los pacientes técnicas de relajación como la respiración profunda, la visualización y la meditación para ayudar a calmar la mente y reducir el estrés.

4. Gestión de las expectativas :
   • Las enfermeras comentan con los pacientes unas expectativas realistas sobre la intervención y el postoperatorio, lo que puede ayudar a reducir la aprensión indebida.

5. Animar a hacer preguntas :
   • Las enfermeras animan a los pacientes a hacer preguntas y expresar sus preocupaciones. Esto permite a los pacientes sentirse mejor informados y con más control.

6. Apoyo emocional :
   • Las enfermeras ofrecen apoyo emocional animando, tranquilizando y estando ahí para las necesidades emocionales de los pacientes.

7. Distracción :
   • Las enfermeras pueden utilizar técnicas de distracción, como música relajante o una conversación ligera, para ayudar a los pacientes a relajarse antes de la operación.

8. Colaboración con profesionales de la salud mental :
   • Las enfermeras trabajan con psicólogos o trabajadores sociales para ofrecer apoyo psicológico adicional a los pacientes con altos niveles de estrés o ansiedad.

Controlar el estrés y la ansiedad antes de una intervención quirúrgica es una parte esencial de los cuidados preoperatorios. Las enfermeras de quirófano desempeñan un papel clave a la hora de proporcionar apoyo emocional, información clara y estrategias para ayudar a los pacientes a abordar la cirugía con mayor calma y confianza, lo que puede tener un impacto positivo en su experiencia general y su recuperación.

Las técnicas de autocuidado son esenciales para que las enfermeras de quirófano mantengan la concentración, el estado de alerta y el bienestar durante las exigentes intervenciones quirúrgicas. Trabajar en un entorno estresante y exigente puede repercutir en el rendimiento y la salud mental. A continuación le explicamos cómo utilizan las enfermeras las técnicas de autocuidado para mantener la concentración y el estado de alerta:

1. Gestión del estrés :
   - Las enfermeras utilizan técnicas de gestión del estrés como la meditación, el yoga, la respiración profunda y la relajación muscular para reducir el estrés y fomentar la claridad mental.

2. Pausa y recuperación :
   - Las enfermeras hacen pausas con regularidad para descansar y recargar las pilas. Un breve descanso puede ayudar a mantener la concentración durante todo el día.

3. Una dieta equilibrada :
   - Una dieta sana y equilibrada proporciona a las enfermeras la energía que necesitan para mantenerse alerta. Evitar las comidas copiosas antes de la cirugía también puede prevenir la somnolencia.

4. Hidratación adecuada :
   - Beber suficiente agua a lo largo del día puede ayudar a prevenir la deshidratación, que puede afectar a la concentración y al rendimiento.

5. Sueño de calidad :
   - Las enfermeras se esfuerzan por conseguir un sueño adecuado y de calidad para mantener su estado de alerta durante las largas horas que trabajan en el quirófano.

6. Ejercicio físico :
   - El ejercicio regular ayuda a mejorar la circulación sanguínea, aumenta los niveles de energía y estimula la concentración.

7. Gestión del tiempo :
   - Planificar y organizar las tareas con eficacia puede reducir el estrés y ayudar a las enfermeras a mantenerse centradas en sus responsabilidades.

8. Uso de música relajante :
   - Escuchar música relajante durante las pausas o los momentos de descanso puede ayudar a reducir el estrés y favorecer la concentración.

9. Apoyo social :
   - El apoyo y la interacción positiva con los compañeros pueden ayudar a mantener la moral y reducir el estrés.

10. Desarrollo profesional :
Participar en sesiones continuas de formación y aprendizaje puede ayudar a las enfermeras a sentirse más competentes y seguras en su papel, lo que puede reducir el estrés y mejorar la concentración.

Al adoptar técnicas de autocuidado, las enfermeras de quirófano están mejor equipadas para mantener la concentración, el estado de alerta y el bienestar mientras prestan cuidados de alta calidad a los pacientes. Estas prácticas también fomentan la resiliencia y ayudan a prevenir el agotamiento.

Capítulo 3

Técnicas
de esterilización
y
asepsia

La importancia de la esterilización y la asepsia en el quirófano

Nunca se insistirá lo suficiente en la importancia de la esterilización y la asepsia en el quirófano. Estas prácticas son esenciales para prevenir las infecciones nosocomiales, reducir las complicaciones postoperatorias y garantizar la seguridad del paciente durante y después de la cirugía. El personal de enfermería de quirófano desempeña un papel vital en la aplicación y el mantenimiento de normas estrictas de esterilización y asepsia. A continuación le explicamos por qué estas medidas son tan cruciales:

1. Prevención de infecciones :
   - La esterilización y la asepsia son las piedras angulares de la prevención de las infecciones relacionadas con la atención sanitaria (IAAS). Minimizar la presencia de microorganismos patógenos en el entorno quirúrgico reduce considerablemente el riesgo de infección en los pacientes vulnerables a causa de la cirugía.

2. Minimización de las complicaciones postoperatorias :
   - Las infecciones postoperatorias pueden provocar complicaciones graves, retrasar la recuperación y prolongar la estancia en el hospital. Manteniendo unas prácticas rigurosas de esterilización y asepsia, las enfermeras ayudan a minimizar estos riesgos.

3. Garantizar la seguridad del paciente :
   - Las infecciones relacionadas con una mala esterilización o la falta de asepsia pueden poner en peligro la vida. Las enfermeras tienen la responsabilidad de crear un entorno quirúrgico seguro siguiendo protocolos estrictos.

4. Cumplimiento de las normas reglamentarias :
   - Los hospitales y las clínicas están sujetos a estrictas normas de control de infecciones. Las enfermeras de quirófano deben cumplir estas normas para ajustarse a los requisitos legales y éticos.

5. Fomentar la confianza de los pacientes :
   - Los pacientes esperan recibir una atención segura y de alta calidad. La aplicación eficaz de la esterilización y la

asepsia refuerza la confianza de los pacientes en el sistema sanitario y en el equipo quirúrgico.

6. Mejora de los resultados quirúrgicos :
   • Al reducir las infecciones y las complicaciones, las enfermeras de quirófano contribuyen a mejorar los resultados generales de las intervenciones quirúrgicas, lo que se traduce en una recuperación más rápida y estancias hospitalarias más cortas.

7. Preservar la eficacia de los antibióticos :
   • El uso excesivo de antibióticos puede provocar resistencia a los medicamentos. La esterilización y la asepsia reducen la necesidad de antibioterapia postoperatoria, ayudando a preservar la eficacia de los antibióticos.

En resumen, la esterilización y la asepsia son pilares fundamentales de la seguridad y la calidad de los cuidados en el quirófano. Las enfermeras de quirófano desempeñan un papel vital a la hora de garantizar que estos elevados estándares se mantengan en todo momento, contribuyendo directamente a la seguridad, la salud y la recuperación de los pacientes.

Las enfermeras de quirófano desempeñan un papel fundamental en la prevención de las infecciones hospitalarias, también conocidas como infecciones relacionadas con la asistencia sanitaria (IRAS). Su compromiso con unas prácticas rigurosas de control de infecciones es esencial para garantizar la seguridad y la recuperación de los pacientes. A continuación le explicamos cómo las enfermeras desempeñan un papel clave en la prevención de las infecciones hospitalarias en el quirófano:

1. Aplicación de protocolos de esterilización y asepsia :
   • Las enfermeras son responsables de la estricta aplicación de los protocolos de esterilización y asepsia para evitar la contaminación microbiana durante la cirugía. Se aseguran de que todo el instrumental, el equipo y el entorno estén debidamente esterilizados para evitar la introducción de agentes patógenos.

2. Supervisión de los procedimientos de higiene :
   - Las enfermeras supervisan constantemente los procedimientos de higiene, asegurándose de que todos los miembros del equipo quirúrgico lleven la ropa adecuada, se laven las manos correctamente y utilicen el equipo de protección individual (EPI) de acuerdo con las normas.

3. Prevención de la contaminación cruzada :
   - Las enfermeras se aseguran de que las superficies, los instrumentos y los suministros se mantengan en zonas estériles y evitan la contaminación cruzada entre pacientes. También supervisan la correcta colocación de paños estériles para aislar la zona de operaciones.

4. Gestión de productos sanitarios :
   - Las enfermeras manejan adecuadamente los dispositivos médicos, como catéteres y drenajes, para minimizar el riesgo de infección. Se aseguran de que los dispositivos se insertan y manipulan de acuerdo con las mejores prácticas.

5. Seguimiento del paciente :
   - Las enfermeras controlan constantemente las constantes vitales y el estado general del paciente durante la intervención, lo que les permite detectar cualquier signo de posible infección en una fase temprana.

6. Prevención de complicaciones postoperatorias :
   - Las enfermeras vigilan de cerca a los pacientes después de la cirugía, asegurándose de que los vendajes se mantienen limpios y secos, y vigilando los signos de infección. La detección precoz y la intervención rápida pueden prevenir las complicaciones postoperatorias.

7. Educación del paciente :
   - Las enfermeras educan a los pacientes sobre las medidas de higiene postoperatorias y los signos de infección a los que deben estar atentos tras el alta hospitalaria.

8. Comunicación interdisciplinar :
   - Las enfermeras colaboran estrechamente con otros miembros del equipo asistencial, como cirujanos, anestesistas y enfermeras de cuidados intensivos, para

compartir información importante sobre el estado del paciente y la gestión de la infección.

El papel de las enfermeras de quirófano en la prevención de las infecciones hospitalarias es fundamental para garantizar la seguridad y la calidad de los cuidados. Su vigilancia, experiencia y compromiso con las mejores prácticas en el control de infecciones son cruciales para minimizar el riesgo y contribuir a unos resultados positivos para los pacientes.

Las infecciones postoperatorias tienen consecuencias graves y potencialmente mortales para los pacientes. Estas infecciones se producen después de una intervención quirúrgica y pueden asociarse a complicaciones que afectan a la recuperación del paciente. Las enfermeras de quirófano desempeñan un papel crucial en la prevención de estas infecciones para minimizar las consecuencias perjudiciales. Estas son algunas de las consecuencias de las infecciones postoperatorias para los pacientes:

1. Estancia hospitalaria prolongada :
   • Las infecciones postoperatorias pueden prolongar la estancia hospitalaria. Los pacientes tienen que someterse a observación y tratamiento adicionales, lo que puede retrasar su recuperación y aumentar los costes sanitarios.

2. Aumento del dolor y las molestias :
   • Las infecciones pueden provocar un aumento del dolor y las molestias en pacientes ya debilitados por la cirugía. Esto puede comprometer su calidad de vida durante el periodo de recuperación.

3. Recuperación retardada :
   • Las infecciones suelen retrasar el proceso de curación. Los pacientes pueden necesitar más tiempo para recuperarse y recobrar fuerzas tras una infección postoperatoria.

4. Complicaciones adicionales :
   • Las infecciones pueden dar lugar a otras complicaciones médicas, como abscesos, septicemia (infecciones de la sangre) o infecciones de órganos internos, que pueden empeorar el estado del paciente.

5. Mayor riesgo de rehospitalización :
   • Los pacientes con una infección postoperatoria tienen más probabilidades de volver a ingresar en el hospital para recibir tratamiento adicional, lo que supone una carga emocional y económica para ellos y sus familias.

6. Impacto en la calidad de vida a largo plazo :
   • Las infecciones postoperatorias graves pueden tener un impacto duradero en la calidad de vida de los pacientes, afectando a su capacidad para funcionar con normalidad y reanudar sus actividades cotidianas.

7. Aumento de los costes sanitarios :
   • Los tratamientos adicionales necesarios para tratar las infecciones postoperatorias se traducen en costes sanitarios adicionales para los pacientes y los sistemas sanitarios.

8. Riesgo de mortalidad :
   • En casos graves, las infecciones postoperatorias pueden aumentar el riesgo de muerte, sobre todo en pacientes ya debilitados por la cirugía.

Las enfermeras de quirófano desempeñan un papel fundamental en la prevención de las infecciones postoperatorias garantizando que el entorno esté debidamente esterilizado, que se sigan los protocolos de higiene, que se controlen constantemente las constantes vitales y que se apliquen medidas preventivas. Al minimizar el riesgo de infección, las enfermeras contribuyen directamente a la seguridad, la recuperación y la calidad de los cuidados de los pacientes quirúrgicos.

Principios fundamentales de la esterilización

Comprender los distintos tipos de esterilización es esencial para que las enfermeras de quirófano garanticen la seguridad del paciente y la prevención de infecciones. Cada método de esterilización tiene como objetivo eliminar o matar los microorganismos patógenos presentes en el instrumental quirúrgico, el equipo y las superficies. He aquí un resumen de los distintos tipos de esterilización que el personal de enfermería debe conocer:

1. Esterilización por vapor (autoclave) :
   - La esterilización por vapor es uno de los métodos más utilizados en los quirófanos. Utiliza calor húmedo en forma de vapor saturado para destruir los microorganismos. El personal de enfermería debe seguir protocolos precisos para cargar, poner en marcha y descargar correctamente los autoclaves.

2. Esterilización por gas (óxido de etileno) :
   - El gas de óxido de etileno se utiliza para esterilizar materiales sensibles al calor y la humedad, como instrumentos electrónicos o materiales plásticos. El personal de enfermería debe conocer los protocolos de manipulación, desgasificación y ventilación asociados a este método.

3. Esterilización por radiación (rayos gamma, rayos X) :
   - Las radiaciones ionizantes, como los rayos gamma y los rayos X, se utilizan para destruir microorganismos dañando su ADN. Este método se utiliza a menudo para esterilizar materiales médicos sensibles al calor y la humedad.

4. Esterilización química :
   - Algunos productos químicos, como el glutaraldehído, pueden utilizarse para la esterilización en frío de determinados instrumentos y equipos. Los enfermeros deben seguir protocolos específicos para diluir correctamente los productos químicos y garantizar una esterilización eficaz.

5. Esterilización por filtración :
   - La esterilización por filtración utiliza filtros especiales para eliminar los microorganismos de líquidos o gases. Puede utilizarse para esterilizar soluciones médicas o gases respiratorios.

6. Esterilización por plasma :
   - La esterilización por plasma utiliza un gas ionizado para destruir los microorganismos. Es un método suave que puede utilizarse para materiales sensibles al calor y la humedad.

7. Esterilización por calor seco :
  • La esterilización por calor seco utiliza aire caliente para destruir los microorganismos. Es menos habitual que la esterilización por vapor, pero puede utilizarse para determinados tipos de material.

Las enfermeras de quirófano deben conocer las ventajas, las limitaciones y los protocolos asociados a cada método de esterilización. Son responsables de garantizar que los instrumentos, el equipo y las superficies se esterilizan correctamente antes de cada intervención quirúrgica para prevenir las infecciones nosocomiales y garantizar la seguridad del paciente.

La validación y la supervisión de los ciclos de esterilización son elementos esenciales del papel de la enfermera de quirófano para garantizar la eficacia de los procedimientos de esterilización. El objetivo de estas actividades es comprobar que los métodos de esterilización utilizados han alcanzado los objetivos de destruir los microorganismos patógenos y mantener un alto nivel de seguridad para el paciente. A continuación le explicamos cómo las enfermeras validan y supervisan los ciclos de esterilización:

1. Comprobación de los parámetros :
  • Las enfermeras comprueban regularmente los parámetros de esterilización, como la temperatura, la presión, el tiempo y la humedad, para asegurarse de que cumplen las normas establecidas por los fabricantes de los equipos y los protocolos del establecimiento.

2. Utilización de indicadores biológicos :
  • Las enfermeras utilizan indicadores biológicos, como las esporas bacterianas, para evaluar la eficacia de la esterilización. Estas esporas se colocan en cargas de control y se analizan tras el ciclo de esterilización para confirmar que los microorganismos han sido destruidos.

3. Controles químicos :
  • Las enfermeras utilizan indicadores químicos para controlar los ciclos de esterilización. Los indicadores químicos cambian de color según la exposición a

condiciones específicas, lo que ayuda a confirmar que los ciclos se han realizado correctamente.

4. Validación inicial :
   • Antes de utilizar un nuevo método de esterilización o un nuevo equipo, las enfermeras llevan a cabo una validación inicial para garantizar que se alcanzan los parámetros de esterilización especificados por el fabricante y que se demuestra su eficacia.

5. Pruebas de carga :
   • Las enfermeras realizan pruebas de carga colocando cargas de control en los ciclos de esterilización. Estas cargas de control contienen artículos específicos y se analizan para comprobar la eficacia de la esterilización.

6. Documentación precisa :
   • Las enfermeras documentan cuidadosamente los detalles de cada ciclo de esterilización, incluidos los parámetros, los indicadores utilizados y los resultados de las pruebas. Una documentación precisa es esencial para supervisar y garantizar el cumplimiento de las normas de esterilización.

7. Formación continua :
   • Las enfermeras reciben formación continua para mantenerse al día de las últimas prácticas y técnicas de esterilización, lo que les ayuda a mantener su pericia en esta área crítica.

La validación y la supervisión de los ciclos de esterilización son pasos esenciales para garantizar la seguridad de los pacientes en el quirófano. Las enfermeras de quirófano desempeñan un papel clave a la hora de garantizar que el instrumental y el equipo se esterilizan correctamente, lo que contribuye directamente a la prevención de las infecciones nosocomiales y a la seguridad del paciente.

Preparación y envasado de materiales estériles

Las técnicas de envasado desempeñan un papel crucial en el mantenimiento de la integridad de la esterilidad de los instrumentos y equipos quirúrgicos tras la esterilización. La manipulación o el uso inadecuados de los materiales de envasado pueden comprometer la esterilidad y aumentar el riesgo de infecciones postoperatorias. El personal de enfermería de quirófano debe dominar diferentes técnicas de envasado para garantizar que los artículos permanezcan estériles hasta su utilización. Entre ellas se incluyen

1. Utilización de materiales de envasado adecuados :
   - El personal de enfermería debe seleccionar los materiales de envasado adecuados en función del tipo de instrumental y equipo que se vaya a esterilizar. Los envases deben ser resistentes al calor, la humedad y las perforaciones para evitar la contaminación.

2. Técnica del doble sobre :
   - El embalaje de doble envoltura consiste en envolver los instrumentos en una primera capa de embalaje y, a continuación, colocarlos en una segunda capa. Esto crea una barrera adicional contra la contaminación.

3. Técnica de plegado adecuada :
   - Las enfermeras deben aprender técnicas de plegado adecuadas para evitar pliegues o bolsas de aire en el envase, ya que podrían convertirse en refugios de microorganismos.

4. Uso de indicadores químicos :
   - Las enfermeras pueden introducir indicadores químicos en el interior del envase para comprobar visualmente si se ha logrado la esterilización. Esto les permite identificar rápidamente cualquier envase que pueda haberse visto comprometido durante el proceso.

5. Uso de cintas indicadoras :
   - Las cintas indicadoras autoadhesivas cambian de color cuando se han alcanzado los parámetros de esterilización requeridos. Proporcionan una confirmación visual de que los instrumentos se han esterilizado correctamente.

6. Cumplimiento de los protocolos de manipulación :
   - Las enfermeras deben seguir protocolos estrictos cuando manipulan artículos estériles envasados. Esto incluye normas sobre dónde pueden abrirse los artículos y cómo deben manipularse para evitar la contaminación.

7. Marcado y etiquetado :
   - Los envases deben estar claramente marcados y etiquetados con información como la fecha de esterilización, el contenido y el nombre del operador. Esto facilita el seguimiento y la rápida identificación del contenido.

8. Almacenamiento adecuado :
   - Los envases deben almacenarse en un entorno limpio y seco para evitar cualquier riesgo de contaminación antes de su uso.

El dominio de las técnicas de envasado es esencial para mantener la integridad estéril del instrumental y el equipo en el quirófano. Las enfermeras desempeñan un papel crucial en este proceso al garantizar que el instrumental se envasa, manipula y almacena correctamente, lo que contribuye directamente a la prevención de las infecciones nosocomiales y a la seguridad del paciente.

El uso de barreras protectoras y dispositivos de seguridad es una práctica esencial en el quirófano para minimizar los riesgos de contaminación cruzada, exposición a fluidos corporales y accidentes con instrumentos afilados. Las enfermeras de quirófano desempeñan un papel fundamental en la aplicación y el uso de estas medidas de protección para garantizar la seguridad de los pacientes, del equipo quirúrgico y de ellas mismas. He aquí algunos ejemplos del uso de barreras protectoras y dispositivos de seguridad:

1. Guantes estériles :
   - Las enfermeras de quirófano utilizan guantes estériles para evitar el contacto directo con las superficies, los instrumentos y los pacientes, reduciendo así el riesgo de contaminación cruzada. Los guantes deben cambiarse periódica y correctamente según las necesidades del procedimiento.

2. Batas y mascarillas :
   - Se utilizan batas y mascarillas estériles para evitar la contaminación del instrumental y del entorno por pelos, partículas de piel y gotitas respiratorias. Esto también

ayuda a prevenir la transmisión de patógenos del equipo quirúrgico al paciente.

3. Gafas protectoras y pantallas faciales :
   • Para minimizar el riesgo de exposición a salpicaduras de fluidos corporales, las enfermeras pueden llevar gafas protectoras o mascarillas durante los procedimientos potencialmente arriesgados.

4. Uso de paños estériles :
   • Los paños estériles son mantas especiales de tejido estéril que se utilizan para aislar la zona de operaciones y crear una barrera entre el paciente y el resto del entorno. Las enfermeras se aseguran de que los paños estén colocados correctamente para mantener la esterilidad.

5. Dispositivos de seguridad para instrumentos afilados :
   • Las enfermeras utilizan instrumentos afilados provistos de dispositivos de seguridad, como agujas de seguridad, para reducir el riesgo de exposición a heridas punzantes.
   •

6. Gestión adecuada de los residuos biomédicos :
   • Las enfermeras se aseguran de que los residuos biomédicos, como los instrumentos contaminados y los materiales desechables, se eliminan de acuerdo con los protocolos de seguridad para evitar la propagación de infecciones.
   •

7. Prevención de la exposición a la radiación :
   • Durante los procedimientos radiológicos en el quirófano, las enfermeras utilizan delantales de plomo y otros equipos de protección para minimizar la exposición a las radiaciones ionizantes.
   •

8. Protección contra productos químicos :
   • Cuando utilicen productos químicos, las enfermeras llevarán el equipo de protección personal adecuado para minimizar el riesgo de exposición cutánea o respiratoria.

El uso adecuado de barreras protectoras y dispositivos de seguridad es crucial para mantener un entorno seguro y estéril en el quirófano. Las enfermeras de quirófano deben estar formadas en el uso correcto de estas medidas de protección y estar atentas a su aplicación para evitar accidentes, minimizar el riesgo de contaminación y garantizar la seguridad de todos los miembros del equipo quirúrgico y de los pacientes.

Esterilización del instrumental quirúrgico

El proceso de limpieza, desinfección y esterilización del instrumental quirúrgico es un paso fundamental para prevenir las infecciones nosocomiales y garantizar la seguridad de los pacientes en el quirófano. Las enfermeras de quirófano desempeñan un papel fundamental en estos procesos para garantizar que los instrumentos utilizados durante la cirugía estén limpios, desinfectados y estériles. A continuación se indican las etapas del proceso de limpieza, desinfección y esterilización del instrumental:

1. Limpieza previa :
   • Inmediatamente después de finalizar la intervención quirúrgica, los instrumentos se limpian previamente para eliminar el tejido biológico, los fluidos corporales y cualquier otro material visible. Esto suele hacerse con agua tibia y un detergente enzimático. Las enfermeras tienen cuidado de no dejar que los restos se sequen en el instrumental.

2. Inspección visual :
   • Los instrumentos prelimpiados se inspeccionan visualmente para comprobar que están limpios y que se han eliminado todos los residuos visibles. Si quedan contaminantes, los instrumentos se someten a otro ciclo de prelimpieza.

3. Limpieza mecánica o manual :
   • El instrumental se somete a una limpieza más a fondo mediante métodos mecánicos (lavadora-desinfectadora) o manuales. El objetivo es eliminar cualquier resto de residuos orgánicos. Las enfermeras siguen los protocolos del centro para garantizar una limpieza a fondo.

4. Aclarado :
   • Tras la limpieza, los instrumentos se enjuagan a fondo para eliminar los restos de detergente y los contaminantes.

77

5. Desinfección :
   • Algunos instrumentos, aunque se hayan limpiado, requieren un paso adicional de desinfección para eliminar cualquier microorganismo restante. Las enfermeras utilizan desinfectantes químicos adecuados, siguiendo las instrucciones del fabricante.

6. Aclarado final :
   • Los instrumentos desinfectados se vuelven a enjuagar cuidadosamente para eliminar cualquier residuo de desinfectante.

7. Secado :
   • Los instrumentos se secan cuidadosamente para evitar el crecimiento bacteriano debido a la humedad.

8. Inspección final :
   • Antes de la esterilización, los instrumentos se inspeccionan visualmente de nuevo para asegurarse de que están limpios y en buen estado.

9. Esterilización :
   • Los instrumentos se someten a un proceso de esterilización adecuado, como vapor, gas, radiación, etc., en función del tipo de instrumento y de los protocolos establecidos.

10. Control de esterilidad :
    • Tras la esterilización, los instrumentos se comprueban mediante indicadores químicos o biológicos para confirmar que el proceso de esterilización ha tenido éxito.

11. Almacenamiento :
    • Los instrumentos estériles se guardan en paquetes estériles hasta que se utilizan en el quirófano.

Las enfermeras de quirófano deben seguir rigurosamente estos pasos para garantizar que el instrumental quirúrgico esté limpio, desinfectado y estéril antes de cada operación. Su pericia en el proceso de limpieza, desinfección y esterilización contribuye directamente a la prevención de las infecciones nosocomiales y a la seguridad del paciente.

El uso de autoclaves y otros dispositivos de esterilización en el entorno hospitalario es una práctica crucial para garantizar la seguridad de los pacientes mediante la prevención de la transmisión de infecciones nosocomiales. Las enfermeras de quirófano desempeñan un papel esencial en el funcionamiento y la supervisión de estos dispositivos para garantizar la esterilidad de los instrumentos y equipos médicos. A continuación le explicamos cómo utilizan las enfermeras los autoclaves y otros dispositivos de esterilización en el entorno hospitalario:

1. Autoclaves :
   - Los autoclaves son aparatos que utilizan calor húmedo en forma de vapor saturado para esterilizar instrumentos y equipos. Los enfermeros cargan los instrumentos en bandejas especiales, siguen los protocolos de carga adecuados y seleccionan los parámetros de esterilización (temperatura, presión, tiempo) en función del tipo de instrumento y material. Supervisan el proceso para asegurarse de que se cumplen los parámetros y de que la esterilización se realiza correctamente.

2. Esterilizadores de gas :
   - Los esterilizadores de gas utilizan gases químicos, como el óxido de etileno, para esterilizar instrumentos y equipos sensibles al calor y la humedad. Las enfermeras colocan los artículos que deben esterilizarse en cámaras especiales y siguen protocolos de seguridad para manipular el gas y desgasificar los artículos tras la esterilización.

3. Esterilización por radiación :
   - Los esterilizadores por radiación, como los esterilizadores gamma, utilizan radiaciones ionizantes para destruir los microorganismos. Los enfermeros colocan los artículos en contenedores especiales y los envían a una instalación de esterilización externa.
4. Esterilización por plasma :
   - Los esterilizadores de plasma utilizan un gas ionizado para esterilizar los instrumentos. Las enfermeras colocan los artículos en cámaras especiales y siguen protocolos para exponerlos al plasma.

5. Seguimiento y documentación :
   • Las enfermeras supervisan cuidadosamente los ciclos de esterilización, utilizando indicadores químicos y biológicos para comprobar la eficacia de la esterilización. Documentan cuidadosamente cada ciclo, registrando los parámetros, los resultados de las pruebas y los detalles de los instrumentos esterilizados.

6. Mantenimiento del aparato :
   • Las enfermeras realizan un mantenimiento regular de los autoclaves y otros equipos de esterilización para asegurarse de que funcionan correctamente. Se aseguran de que los aparatos estén calibrados correctamente y de que todas las piezas estén en buen estado.

7. Formación continua :
   • Las enfermeras reciben formación continua para mantenerse al día de las últimas prácticas y técnicas de esterilización, lo que les ayuda a mantener su pericia en este ámbito crucial.

El uso adecuado de autoclaves y otros equipos de esterilización es esencial para prevenir las infecciones nosocomiales y garantizar la seguridad de los pacientes. Las enfermeras de quirófano desempeñan un papel clave en este proceso al garantizar la correcta esterilización del instrumental y el equipo, lo que contribuye directamente a la calidad de los cuidados y a la seguridad del paciente.

Técnicas asépticas para el quirófano

Los hábitos de higiene personal y el uso de ropa adecuada son aspectos esenciales de la práctica profesional de las enfermeras de quirófano. Estas medidas ayudan a mantener un entorno estéril, evitan la propagación de infecciones y garantizan la seguridad de los pacientes y del equipo quirúrgico. A continuación le explicamos cómo abordan estos aspectos las enfermeras de quirófano:

1. Ducha e higiene personal :
   • Las enfermeras de quirófano siguen estrictas prácticas de higiene personal. Se duchan antes de empezar su turno para eliminar los contaminantes corporales y los

microorganismos. Tienen especial cuidado en mantener limpios el pelo, las uñas y la piel.

2. Lavado de manos :
   - Lavarse las manos es uno de los hábitos de higiene más fundamentales. Las enfermeras de quirófano se lavan bien las manos con jabón antiséptico antes y después de cada operación, así como en cualquier momento en que sea posible la contaminación.

3. Lleve ropa adecuada :
   - Las enfermeras llevan ropa específica en el quirófano para minimizar la contaminación. Esto incluye batas, pantalones, cubrezapatos y gorros estériles. La ropa personal se guarda fuera del quirófano.

4. Uso de mascarillas y protección ocular :
   - Las enfermeras llevan mascarillas y gafas para evitar que las gotitas respiratorias y las salpicaduras de fluidos corporales contaminen la zona de operaciones.

5. Preparación en traje quirúrgico :
   - Las enfermeras de quirófano se preparan vistiendo un atuendo quirúrgico especial, incluidos guantes estériles, antes de entrar en el quirófano. Se aseguran de que cada pieza del equipo esté correctamente colocada.

6. Cambio regular de guantes y batas:
   - Las enfermeras de quirófano cambian regularmente sus guantes y batas para evitar la contaminación cruzada y mantener la esterilidad.

7. Evitación de comportamientos de riesgo :
   - Las enfermeras de quirófano evitan tocarse las superficies no estériles o la cara durante los procedimientos. Se abstienen de mascar chicle, beber, comer o manipular sus teléfonos móviles durante la intervención.

8. Actitud de vigilancia constante :
   - Las enfermeras mantienen una actitud vigilante respecto a la higiene personal, siendo conscientes de sus acciones y movimientos para evitar la contaminación.

Estos hábitos de higiene personal y el uso de ropa adecuada son esenciales para crear y mantener un entorno estéril en el quirófano. Las enfermeras desempeñan un papel clave en la promoción de estas prácticas para garantizar la seguridad del paciente y prevenir las infecciones nosocomiales.

Las prácticas de lavado de manos y el uso de desinfectantes forman parte integral de las estrictas medidas de higiene en el quirófano. Las enfermeras de quirófano deben seguir protocolos específicos para asegurarse de que sus manos están limpias y libres de contaminantes antes y durante los procedimientos quirúrgicos. A continuación le explicamos cómo enfocan las enfermeras las prácticas de lavado de manos y el uso de desinfectantes:

1. Lavarse las manos antes de la cirugía :
   • Antes de entrar en el quirófano, las enfermeras se lavan bien las manos con jabón antiséptico. Se aseguran de lavarse todas las partes de las manos, incluidas las uñas y los espacios interdigitales.

2. Lavado quirúrgico de manos :
   • Antes de preparar la zona quirúrgica estéril, las enfermeras realizan un lavado quirúrgico a fondo de las manos. Este proceso implica varias etapas de lavado, aclarado y secado para garantizar la máxima limpieza.

3. Uso de desinfectantes a base de alcohol :
   • Las enfermeras de quirófano utilizan regularmente desinfectantes a base de alcohol para reducir la proliferación de microorganismos en sus manos. Esto puede hacerse entre lavados de manos para mantener la esterilidad.

4. Lavado de manos entre tareas :
   • Las enfermeras se lavan las manos sistemáticamente entre diferentes tareas, como la manipulación de instrumental estéril y no estéril, para evitar la contaminación cruzada.

5. Llevar guantes :
   • Los guantes se utilizan además del lavado de manos para crear una barrera protectora adicional. Sin embargo, el

lavado de manos sigue siendo esencial, ya que los guantes no garantizan una protección completa.

6. Evitar la contaminación durante las operaciones :
   • Durante la intervención, las enfermeras evitan tocar superficies no estériles o sus caras. Si los guantes están contaminados, se los cambian inmediatamente y se lavan las manos.

7. Prácticas asépticas :
   • Las enfermeras siguen prácticas asépticas rigurosas, incluidos los protocolos de lavado de manos, cuando preparan instrumentos estériles para la cirugía.

8. Formación continua :
   • Las enfermeras de quirófano reciben formación continua sobre las últimas prácticas de higiene y el uso de desinfectantes para mantenerse al día y mantener un alto nivel de higiene.
   •

La aplicación estricta de las prácticas de lavado de manos y el uso de desinfectantes son cruciales para reducir el riesgo de contaminación y prevenir las infecciones nosocomiales en el quirófano. El personal de enfermería desempeña un papel fundamental en la aplicación de estas medidas para garantizar la seguridad del paciente y mantener un entorno estéril durante la intervención quirúrgica.

Mantener la asepsia durante la cirugía

El uso de paños y barreras estériles en el quirófano es una práctica esencial para evitar la contaminación cruzada y mantener un entorno estéril durante los procedimientos quirúrgicos. Las enfermeras de quirófano desempeñan un papel clave en la colocación y el mantenimiento de estas barreras para garantizar la seguridad del paciente y el éxito de los procedimientos quirúrgicos. A continuación le explicamos cómo utilizan las enfermeras los paños y barreras estériles para evitar la contaminación:

1. Uso de paños estériles :
   • Los paños estériles son mantas especiales de tejido estéril que se utilizan para aislar la zona de operaciones y evitar

la contaminación procedente del exterior. Las enfermeras de quirófano se aseguran de que los paños estén colocados correctamente para cubrir la zona en la que se va a operar. Esto incluye la creación de una abertura estéril del tamaño del paño quirúrgico, a través de la cual trabajan los cirujanos.

2. Creación de zonas estériles y no estériles :
   • Las enfermeras marcan y delimitan claramente las zonas estériles y no estériles utilizando paños estériles, sábanas, cinta adhesiva u otros métodos. Los instrumentos y los equipos quirúrgicos permanecen en la zona estéril, mientras que el personal que se encuentra fuera de la zona estéril evita el contacto con los objetos estériles.

3. Manipulación de paños estériles :
   • Las enfermeras manipulan los paños estériles con cuidado para evitar contaminarlos. Llevan guantes estériles y utilizan pinzas estériles para manipular los paños, evitando cualquier contacto con superficies no estériles.

4. Barreras para instrumentos y equipos :
   • Los instrumentos y el equipo que entran en contacto con la zona de operaciones se cubren con paños estériles para mantenerlos estériles. Las enfermeras se aseguran de que los instrumentos se colocan en bandejas estériles y se manipulan con pinzas estériles para evitar su contaminación.

5. Barreras para los miembros del equipo :
   • Los miembros del equipo quirúrgico llevan batas estériles, guantes estériles y mascarillas para evitar la contaminación. Las enfermeras de quirófano vigilan constantemente el cumplimiento de estas medidas de barrera.

6. Prevención de la contaminación de objetos no estériles :
   • Las enfermeras de quirófano se aseguran de que los objetos no estériles, como llaves, bolígrafos y teléfonos móviles, permanezcan fuera de la zona estéril para evitar la contaminación.

7. Seguimiento y reajuste :
   • Las enfermeras vigilan constantemente los paños y barreras estériles para asegurarse de que no se vean

comprometidos. Si se vulnera la esterilidad, toman medidas inmediatas para rectificar la situación.

El uso de paños y barreras estériles es fundamental para mantener un entorno estéril en el quirófano. Las enfermeras desempeñan un papel crucial en la colocación y el mantenimiento de estas barreras para evitar la contaminación cruzada, reducir el riesgo de infección y garantizar la seguridad de los pacientes y del equipo quirúrgico.

Las técnicas para manipular instrumentos y suministros manteniendo la asepsia son esenciales en el quirófano para evitar la contaminación cruzada y mantener un entorno estéril. Las enfermeras de quirófano siguen protocolos estrictos para la manipulación cuidadosa de instrumentos y suministros durante los procedimientos quirúrgicos. He aquí cómo mantienen la asepsia durante la manipulación:

1. Utilización de pinzas e instrumentos estériles :
   - Las enfermeras utilizan pinzas estériles para manipular instrumentos y suministros. Las pinzas estériles les permiten agarrar y mover objetos sin tocar directamente las superficies, lo que minimiza el riesgo de contaminación.

2. Técnicas de manipulación :
   - Las enfermeras de quirófano están formadas en técnicas específicas para manipular el instrumental y los suministros de forma aséptica. Esto puede incluir movimientos precisos para evitar el contacto no estéril.

3. Evite los movimientos bruscos :
   - Las enfermeras deben evitar gestos bruscos o movimientos rápidos que puedan generar gotas o partículas potencialmente contaminantes.

4. Manipulación consciente :
   - Las enfermeras mantienen una conciencia constante de sus movimientos y de la ubicación de los instrumentos y suministros para evitar la contaminación accidental.

5. Uso de paños estériles como guías :
   * Los paños estériles se utilizan como guías visuales para delimitar la zona estéril. Las enfermeras manipulan el instrumental dentro de estos campos y evitan sobrepasar los límites estériles.

6. Preparación cuidadosa de los instrumentos :
   * Antes de la operación, las enfermeras preparan cuidadosamente el instrumental y los suministros necesarios, asegurándose de que están correctamente dispuestos y listos para ser utilizados sin comprometer la asepsia.

7. Uso de los asistentes :
   * Las enfermeras pueden trabajar con otros miembros del equipo quirúrgico para transferir los instrumentos de forma aséptica, utilizando pinzas estériles u otros métodos aprobados.

8. Evite los movimientos excesivos:
   * Las enfermeras evitan movimientos excesivos que puedan provocar un contacto no estéril con otros miembros del equipo u objetos no estériles.

9. Reducir las distracciones :
   * Durante las operaciones, las enfermeras se concentran en sus tareas y reducen al mínimo las distracciones para evitar cualquier situación que pueda comprometer la asepsia.

La manipulación aséptica del instrumental y los suministros es fundamental para garantizar la esterilidad en el quirófano. Las enfermeras de quirófano están formadas en estas técnicas y deben mantener una vigilancia constante para evitar la contaminación cruzada y salvaguardar la seguridad de los pacientes y del equipo quirúrgico.

Gestión de incidentes de contaminación

Las enfermeras de quirófano deben estar preparadas para reaccionar con rapidez y eficacia cuando la asepsia se vea comprometida, con el fin de minimizar el riesgo de contaminación y preservar la seguridad de los pacientes y del equipo quirúrgico. He aquí cómo siguen los protocolos para hacer frente a situaciones en las que la asepsia se ve comprometida:

1. Reconocimiento rápido :
   - Las enfermeras deben estar atentas y ser capaces de reconocer inmediatamente cualquier situación en la que la asepsia pueda verse comprometida. Esto puede incluir gestos inapropiados, contacto no estéril o movimientos incontrolados.

2. Comunicación inmediata :
   - Tan pronto como se identifique una situación de asepsia comprometida, las enfermeras deben informar inmediatamente a los miembros del equipo quirúrgico, incluidos cirujanos, anestesistas y otras enfermeras.

3. Aislamiento y reparación :
   - Si la asepsia se ve comprometida, las enfermeras colaboran estrechamente con el equipo para aislar la zona afectada y aplicar medidas correctivas. Esto puede incluir la repetición de los pasos asépticos, la sustitución de los paños estériles o la esterilización rápida de instrumentos adicionales si es necesario.

4. Cambio de guantes y batas :
   - Si la asepsia se ve comprometida, las enfermeras se cambian inmediatamente los guantes estériles y las batas para minimizar el riesgo de propagación de la contaminación.

5. Reevaluación de la situación :
   - Una vez tomadas las medidas correctoras, las enfermeras y el equipo quirúrgico vuelven a evaluar la situación para asegurarse de que se ha restablecido la asepsia antes de continuar con la operación.

6. Evite el pánico:
   - Las enfermeras están formadas para mantener la calma y evitar el pánico si la asepsia se ve comprometida. Trabajan metódicamente para resolver el problema manteniendo la seguridad del paciente.

7. Documentación :
- Cualquier situación en la que la asepsia se vea comprometida debe documentarse con precisión en el historial del paciente. Esto permite el análisis posterior y la mejora continua de las prácticas.

8. Formación y educación continua :
- El personal de enfermería de los quirófanos se somete periódicamente a cursos de formación continua para estar al día de los últimos protocolos y mantener su preparación para reaccionar con rapidez si la asepsia se ve comprometida.

Es imprescindible que las enfermeras de quirófano estén bien formadas y preparadas para hacer frente a situaciones en las que la asepsia se vea comprometida. El cumplimiento de los protocolos adecuados, la comunicación eficaz dentro del equipo y la adopción de medidas correctivas inmediatas son esenciales para minimizar el riesgo de contaminación y mantener un entorno estéril durante la intervención quirúrgica.

Responder con rapidez para minimizar el riesgo de infección en el quirófano es una habilidad esencial para el personal de enfermería. Su capacidad para intervenir con rapidez y eficacia en situaciones de riesgo ayuda a mantener un entorno estéril y a garantizar la seguridad del paciente. He aquí cómo reaccionan rápidamente las enfermeras de quirófano para minimizar el riesgo de infección:

1. Identificación rápida de los riesgos :
- Las enfermeras están formadas para identificar rápidamente situaciones de riesgo potencial, como instrumentos contaminados, comportamientos inadecuados o signos de contaminación en la zona de operaciones.

2. Comunicación inmediata :
- En cuanto se identifica un riesgo de infección, las enfermeras se ponen inmediatamente en contacto con los miembros del equipo quirúrgico para informarles de la situación. Una comunicación clara y concisa es esencial si se quieren tomar rápidamente medidas correctivas.

3. Aislamiento y contención :
   * Si se identifica un riesgo potencial de infección, las enfermeras trabajan con el equipo para aislar la zona afectada y evitar la propagación de la contaminación. Esto puede implicar el cierre de zonas no estériles o la restricción de los movimientos del equipo.

4. Evaluación del impacto :
   * Las enfermeras evalúan rápidamente el impacto potencial de la situación sobre la seguridad del paciente y la esterilidad del entorno. Esto les ayuda a determinar la gravedad del riesgo y las medidas que deben tomarse.

5. Tomar medidas correctivas :
   * Las enfermeras toman medidas inmediatas para corregir la situación de riesgo. Esto puede incluir la sustitución del instrumental contaminado, la limpieza de la zona afectada o el restablecimiento de la asepsia.

6. Reevaluación y seguimiento :
   * Tras tomar las medidas correctoras, las enfermeras vuelven a evaluar la situación para asegurarse de que se ha minimizado el riesgo de infección. Vigilan cuidadosamente el resto de la operación para detectar cualquier posible signo de infección.

7. Documentación precisa :
   * Todas las medidas adoptadas para minimizar el riesgo de infección deben documentarse cuidadosamente en el expediente del paciente. Esto permite un seguimiento adecuado y un análisis posterior de la situación.

8. Formación continua :
   * Las enfermeras de quirófano participan en programas de formación continua para mejorar su capacidad de responder con rapidez y eficacia a situaciones en las que existe riesgo de infección. Esto les mantiene al día de las últimas prácticas y protocolos.
   *

La rápida respuesta del personal de enfermería de quirófano es esencial para minimizar el riesgo de infección y mantener la seguridad del paciente. Su preparación, su comunicación eficaz dentro del equipo y su capacidad para adoptar rápidamente medidas correctivas contribuyen a mantener un entorno estéril y a garantizar resultados positivos para los pacientes.

Formación y actualización sobre las mejores prácticas

La formación continua en nuevas técnicas de esterilización y asepsia es un componente crucial de la práctica de la enfermería en quirófano. Con los constantes avances de la medicina y la tecnología, las enfermeras necesitan estar al día de los últimos métodos y normas para mantener unas prácticas seguras y asépticas. He aquí cómo se lleva a cabo la formación continuada para las nuevas técnicas de esterilización y asepsia:

1. Talleres y formación especializada :
   • Las enfermeras de quirófano tienen acceso a talleres, seminarios y cursos de formación especializada centrados en las nuevas técnicas de esterilización y asepsia. Estas sesiones ofrecen oportunidades de aprendizaje práctico e interactivo, a menudo impartidas por destacados expertos en la materia.

2. Formación en línea :
   • Las plataformas de aprendizaje electrónico ofrecen una gran variedad de cursos y módulos sobre las últimas técnicas de esterilización y asepsia. Las enfermeras pueden realizar estos cursos a su propio ritmo, para adaptarlos a sus horarios.

3. Conferencias y congresos médicos :
   • Las enfermeras pueden asistir a conferencias y congresos médicos en los que se debaten los últimos avances en esterilización y asepsia. Estos eventos también ofrecen oportunidades para establecer contactos con otros profesionales sanitarios.

4. Formación in situ :
   • Los proveedores de equipos médicos y productos de esterilización pueden ofrecer formación in situ para introducir nuevas tecnologías y explicar su uso adecuado.

5. Actualizaciones de protocolo :
   * Las enfermeras reciben actualizaciones periódicas sobre protocolos y directrices de esterilización y asepsia de los organismos reguladores y las asociaciones profesionales. Estas actualizaciones reflejan las últimas investigaciones y las mejores prácticas.

6. Aprendizaje entre iguales :
   * Las enfermeras de quirófano suelen compartir sus conocimientos y experiencia en esterilización y asepsia con sus colegas. Los intercambios entre compañeros fomentan el aprendizaje continuo y la mejora de las competencias.

7. Participación en grupos de debate :
   * Las enfermeras pueden participar en grupos de debate en línea o fuera de línea, donde pueden plantear preguntas, compartir experiencias y obtener asesoramiento sobre nuevas técnicas de esterilización y asepsia.

8. Simulación y formación práctica :
   * Los simulacros de quirófano y las sesiones de formación práctica permiten al personal de enfermería poner en práctica nuevas técnicas de esterilización y asepsia en un entorno controlado, lo que fomenta el aprendizaje práctico.

La formación continua en nuevas técnicas de esterilización y asepsia es fundamental para mantener la competencia profesional de las enfermeras de quirófano. Garantiza que las enfermeras estén bien informadas sobre las últimas normas de seguridad y las prácticas de esterilización más avanzadas, contribuyendo así a la prevención de las infecciones nosocomiales y a la seguridad de los pacientes.

La incorporación de directrices nacionales e internacionales a los protocolos hospitalarios es un paso fundamental para garantizar una práctica médica de alta calidad, coherente y basada en pruebas. Las enfermeras de quirófano desempeñan un papel crucial en la aplicación de estas directrices para garantizar la seguridad y el bienestar de los pacientes. He aquí cómo se consigue esta integración:

1. Seguimiento de las directrices oficiales :
   - Las enfermeras de quirófano son responsables de seguir las directrices nacionales e internacionales emitidas por organismos como la Organización Mundial de la Salud (OMS), los Centros para el Control y la Prevención de Enfermedades (CDC) y otros reguladores sanitarios gubernamentales. Incorporan estas directrices a sus protocolos para garantizar que la práctica se basa en normas reconocidas.

2. Evaluación continua de las prácticas :
   - Las enfermeras de quirófano participan en evaluaciones periódicas de los protocolos existentes a la luz de las directrices actualizadas. Identifican las áreas que requieren ajustes para cumplir las normas actuales.

3. Formación y sensibilización :
   - Las enfermeras reciben formación sobre las nuevas directrices y los protocolos actualizados. A continuación, desempeñan un papel clave para que el resto del equipo quirúrgico conozca estos cambios y se asegure de que se aplican correctamente.

4. Revisión de los protocolos hospitalarios :
   - Las enfermeras de quirófano trabajan con otros profesionales sanitarios para revisar y actualizar los protocolos hospitalarios, incorporando nuevas directrices y asegurándose de que reflejan las mejores prácticas actuales.

5. Cumplimiento de las normas de calidad :
   - Las enfermeras garantizan que los protocolos hospitalarios cumplen las normas de calidad nacionales e internacionales para la seguridad del paciente y la prevención de infecciones nosocomiales.

6. Utilización de las mejores prácticas :
   - Las directrices nacionales e internacionales proporcionan información sobre las mejores prácticas en esterilización, asepsia, seguridad del paciente y otras áreas críticas. Los enfermeros las incorporan a su práctica diaria para optimizar los resultados quirúrgicos.

7. Reacción ante las nuevas investigaciones :
   - Las enfermeras de quirófano están atentas a las nuevas investigaciones y descubrimientos médicos. Cuando surgen nuevas pruebas, trabajan con el equipo quirúrgico para evaluar cómo pueden integrarse estos descubrimientos en los protocolos existentes.

8. Ética profesional :
   - Al incorporar las directrices nacionales e internacionales a sus protocolos, las enfermeras demuestran su compromiso con la ética profesional y su responsabilidad de proporcionar unos cuidados seguros y de alta calidad.

La integración de las directrices nacionales e internacionales en los protocolos hospitalarios por parte de las enfermeras de quirófano garantiza la coherencia, la seguridad y la calidad de los cuidados quirúrgicos. Refleja su compromiso con la mejora continua y contribuye a garantizar resultados positivos para los pacientes.

Seguimiento y evaluación de la eficacia de las medidas asépticas

Los controles de calidad periódicos son esenciales en el quirófano para garantizar el cumplimiento de las normas de esterilización y mantener un entorno seguro y aséptico para los pacientes. Las enfermeras de quirófano desempeñan un papel fundamental en la realización de estos controles para garantizar la seguridad y el bienestar de los pacientes. A continuación le explicamos cómo se llevan a cabo los controles de calidad para garantizar el cumplimiento de las normas de esterilización:

1. Controles visuales :
   - Las enfermeras realizan comprobaciones visuales periódicas para asegurarse de que las zonas estériles permanecen intactas y de que los paños estériles no se ven comprometidos. Comprueban que los envases estén debidamente sellados y que los instrumentos y suministros estén correctamente dispuestos.

2. Comprobación de las fechas de caducidad :
   - Las enfermeras comprueban regularmente las fechas de caducidad de los suministros estériles, los desinfectantes y los agentes de esterilización para asegurarse de que son utilizables y eficaces.

3. Pruebas de esterilidad :
   - Las enfermeras pueden realizar pruebas periódicas de esterilidad en muestras de instrumentos y suministros estériles para comprobar su eficacia.

4. Comprobación de los ciclos de esterilización :
   - El personal de enfermería supervisa los ciclos de esterilización de los autoclaves y otros dispositivos de esterilización para asegurarse de que funcionan correctamente y alcanzan los parámetros de esterilización requeridos.

5. Documentación precisa :
   - Todos los controles de calidad y los resultados de las pruebas se documentan cuidadosamente. Esto permite un seguimiento adecuado y un análisis posterior para identificar tendencias o problemas potenciales.

6. Formación continua :
   - Las enfermeras participan en una formación continua sobre las mejores prácticas de esterilización y control de calidad para garantizar su competencia y la comprensión de los protocolos.

7. Trabajar con equipos de esterilización :
   - Las enfermeras colaboran estrechamente con los equipos de esterilización para garantizar que los procesos de esterilización se siguen correctamente y que se cumplen las normas de seguridad.

8. Informes de incidentes :
   - En caso de problema o incumplimiento, las enfermeras informan rápidamente de los incidentes y colaboran con el equipo para resolver los problemas y evitar que se repitan.

9. Auditorías e inspecciones :
   - Los quirófanos se auditan e inspeccionan periódicamente para evaluar el cumplimiento de las normas de

esterilización. El personal de enfermería participa en estas auditorías y toma medidas correctivas cuando es necesario.

10. Mejora continua :
   • Los controles de calidad periódicos ayudan a identificar las áreas susceptibles de mejora. Las enfermeras contribuyen a la aplicación de medidas correctivas y a la mejora continua de las prácticas de esterilización.

Al garantizar el cumplimiento de las normas de esterilización mediante rigurosos controles de calidad, las enfermeras de quirófano desempeñan un papel vital en la prevención de las infecciones hospitalarias y en la seguridad de los pacientes. Su compromiso con la calidad y la seguridad contribuye a mantener un entorno quirúrgico aséptico y a garantizar resultados positivos para los pacientes.

El uso de pruebas biológicas y químicas para validar la esterilidad en el quirófano es una práctica esencial para garantizar que los procesos de esterilización han sido eficaces y que los instrumentos y suministros están libres de cualquier microorganismo potencialmente infeccioso. Las enfermeras de quirófano desempeñan un papel clave en la aplicación de estas pruebas para garantizar la seguridad de los pacientes. A continuación le explicamos cómo se utilizan las pruebas biológicas y químicas para validar la esterilidad:

1. Pruebas biológicas (indicadores biológicos) :
   • Las enfermeras utilizan indicadores biológicos para comprobar la esterilidad. Estos indicadores consisten en organismos vivos (normalmente esporas bacterianas) que se colocan en el interior de las cargas que se van a esterilizar. Tras el ciclo de esterilización, estos indicadores se incuban para determinar si se han destruido los microorganismos.

2. Pruebas químicas (indicadores químicos) :
   • Los indicadores químicos, como tiras o pegatinas, se aplican al embalaje de los instrumentos o suministros que se van a esterilizar. Cambian de color cuando se exponen a condiciones de esterilización específicas, indicando que el proceso se ha completado.

3. Control de autoclaves :
   - Las enfermeras de quirófano controlan los ciclos de esterilización en autoclave mediante indicadores biológicos y químicos. Colocan los indicadores en distintas zonas del esterilizador para asegurarse de que el calor y el vapor han penetrado en todas las partes de la carga.

4. Prueba Bowie-Dick :
   - Esta prueba específica se utiliza para evaluar la penetración del vapor en cargas huecas de autoclave. Consiste en colocar hojas de papel tratadas químicamente en la carga y hacerlas pasar por un ciclo de esterilización específico. Los cambios de color indican una penetración adecuada del vapor.

5. Pruebas de detección enzimática :
   - Algunos indicadores biológicos contienen enzimas específicas producidas por microorganismos. La detección de estas enzimas tras la esterilización indica la presencia de microorganismos vivos.

6. Seguimiento y documentación :
   - Los resultados de todas las pruebas biológicas y químicas se documentan cuidadosamente. En caso de incumplimiento, se toman medidas correctivas, incluida la reesterilización si es necesario.

7. Formación y competencias :
   - Las enfermeras reciben formación sobre el uso correcto de las pruebas biológicas y químicas para garantizar su competencia en la realización e interpretación de estas pruebas.

8. Incorporación de los resultados a los protocolos :
   - Los resultados de las pruebas biológicas y químicas se tienen en cuenta en los protocolos de validación de la esterilidad. Las enfermeras colaboran con el equipo quirúrgico para decidir si las cargas estériles pueden utilizarse con seguridad.

El uso de pruebas biológicas y químicas para validar la esterilidad en el quirófano es un paso crucial para prevenir las infecciones nosocomiales y garantizar la seguridad de los pacientes. Las enfermeras se aseguran de que estas pruebas se realizan, documentan e interpretan correctamente para garantizar unas prácticas de esterilización eficaces y fiables.

Capítulo 4

Gestión
de riesgos
y
seguridad
en el
quirófano

Comprender los riesgos en el quirófano

Identificar los riesgos potenciales para los pacientes y el equipo médico en el quirófano es una de las principales responsabilidades del personal de enfermería. Estos profesionales desempeñan un papel crucial en la prevención de incidentes y accidentes que podrían poner en peligro la seguridad y el bienestar de todos los implicados. A continuación le explicamos cómo las enfermeras identifican y gestionan los riesgos potenciales:

1. Evaluación preoperatoria :
   * Antes de cada operación, las enfermeras participan en una evaluación preoperatoria del paciente. Recopilan información sobre el historial médico, alergias, medicación actual y problemas de salud para identificar cualquier riesgo potencial.

2. Comprobación de archivos :
   * Las enfermeras comprueban cuidadosamente los historiales médicos de los pacientes para asegurarse de que se tiene en cuenta toda la información pertinente y de que los procedimientos quirúrgicos se ajustan a las recomendaciones médicas.

3. Comunicación interdisciplinar :
   * Las enfermeras interactúan con los miembros del equipo quirúrgico, incluidos cirujanos, anestesistas y auxiliares de quirófano, para intercambiar información e identificar cualquier riesgo potencial asociado a la cirugía.

4. Anticiparse a las necesidades :
   * Las enfermeras se anticipan a la necesidad de equipos, suministros y medicamentos durante la intervención quirúrgica para evitar retrasos y minimizar los riesgos asociados a la falta de disponibilidad de recursos esenciales.
5. Prevención de las infecciones nosocomiales :
   * El personal de enfermería aplica rigurosamente los protocolos de esterilización y asepsia para reducir el riesgo de infecciones nosocomiales y de contaminación durante y después de la intervención quirúrgica.

6. Gestión de la medicación y las alergias :
   - Las enfermeras comprueban si los pacientes son alérgicos a los fármacos y se aseguran de que los medicamentos administrados son adecuados y seguros, minimizando el riesgo de intolerancia o de efectos secundarios graves.

7. Preparación para emergencias :
   - Las enfermeras se preparan para las emergencias teniendo a mano el equipo y los medicamentos necesarios para gestionar las posibles complicaciones.

8. Vigilancia constante :
   - Las enfermeras controlan constantemente las constantes vitales del paciente durante la operación para detectar rápidamente cualquier cambio anormal y reaccionar en consecuencia.

9. Evaluación postoperatoria :
   - Tras la operación, las enfermeras vigilan a los pacientes para detectar cualquier signo de complicación postoperatoria y actúan rápidamente para tratarla.

10. Análisis de incidentes :
   - Las enfermeras participan en el análisis de incidentes y errores para identificar las causas subyacentes y poner en marcha medidas correctivas para evitar que vuelvan a ocurrir.

Identificar los riesgos potenciales para los pacientes y el equipo médico es una responsabilidad continua y crucial de las enfermeras de quirófano. Su vigilancia, su comunicación eficaz y su compromiso con la seguridad contribuyen a minimizar los riesgos y a garantizar una atención quirúrgica de alta calidad.

Evaluar los factores de riesgo asociados a determinados tipos de cirugía es un paso esencial para garantizar la seguridad y el éxito de los procedimientos quirúrgicos. Las enfermeras de quirófano desempeñan un papel crucial en esta evaluación, trabajando estrechamente con el equipo quirúrgico para anticipar y mitigar los riesgos potenciales. A continuación le explicamos cómo evalúan las enfermeras los factores de riesgo de los distintos tipos de cirugía:

1. Recopilación de información específica :
   - Antes de cada operación, las enfermeras reúnen información específica sobre el paciente y el procedimiento. Esto puede incluir el historial médico, alergias, medicación actual y cualquier otro factor relevante.

2. Intercambio interdisciplinar :
   - Las enfermeras trabajan con el equipo quirúrgico, incluidos cirujanos, anestesistas y otros profesionales sanitarios, para compartir información sobre los posibles riesgos asociados a la cirugía.

3. Anticiparse a las complicaciones :
   - Dependiendo del tipo de cirugía, las enfermeras se anticipan a las complicaciones específicas que puedan surgir. Por ejemplo, para la cirugía cardíaca, se centran en una estrecha vigilancia cardiovascular.

4. Preparación del equipo :
   - Las enfermeras se aseguran de que el equipo necesario para gestionar las posibles complicaciones esté listo y sea fácilmente accesible.

5. Medidas preventivas :
   - Las enfermeras aplican medidas preventivas específicas según el tipo de cirugía. Por ejemplo, en el caso de la cirugía ortopédica, se ocupan de prevenir las escaras.

6. Evaluación del paciente :
   - Los enfermeros evalúan el estado actual del paciente antes de la intervención para detectar cualquier signo de deterioro que pudiera aumentar los riesgos.

7. Planificación de los cuidados postoperatorios :
   - Las enfermeras planifican los cuidados postoperatorios teniendo en cuenta los riesgos potenciales asociados a la cirugía. Esto puede incluir el tratamiento del dolor, precauciones para evitar complicaciones pulmonares, etc.

8. Vigilancia estrecha :
   - Durante la operación, las enfermeras controlan constantemente las constantes vitales del paciente y reaccionan rápidamente ante cualquier cambio anormal.

9. Comunicación con el paciente :
 • Las enfermeras educan a los pacientes sobre los riesgos específicos asociados a su intervención quirúrgica y les informan sobre lo que pueden esperar durante y después de la operación.

10. Documentación exhaustiva :
 • Todos los factores de riesgo identificados, las medidas preventivas adoptadas y las acciones emprendidas se documentan cuidadosamente para garantizar la trazabilidad y la continuidad de los cuidados.

Evaluar los factores de riesgo asociados a tipos específicos de cirugía es un enfoque proactivo que permite a las enfermeras de quirófano prepararse adecuadamente y tomar medidas para minimizar los riesgos potenciales. Su experiencia contribuye a garantizar una cirugía más segura y satisfactoria.

Protocolos para la prevención de las infecciones nosocomiales

Las medidas de prevención y control de infecciones en el quirófano son de vital importancia para garantizar un entorno quirúrgico aséptico y minimizar el riesgo de infecciones nosocomiales. Las enfermeras de quirófano desempeñan un papel clave en la aplicación de estas medidas para garantizar la seguridad del paciente. A continuación le explicamos cómo el personal de enfermería previene y controla las infecciones en el quirófano:

1. Esterilización y asepsia :
 • Las enfermeras se aseguran de que todo el instrumental, los suministros y el entorno del quirófano estén esterilizados. Siguen estrictamente los protocolos de esterilización y asepsia para evitar la contaminación.

2. Lavado de manos e higiene personal :
 • Las enfermeras siguen estrictas prácticas de higiene personal, incluido el lavado a fondo de las manos antes y después de cada operación.

103

3. Lleve ropa adecuada :
   - Las enfermeras llevan un atuendo quirúrgico específico, que incluye batas, mascarillas, guantes y cubrezapatos, para minimizar la transmisión de microorganismos.

4. Uso de paños estériles :
   - Las enfermeras colocan paños estériles alrededor de la zona quirúrgica para crear una barrera protectora contra la contaminación.

5. Preparación de la piel del paciente :
   - Las enfermeras preparan cuidadosamente la piel del paciente utilizando antisépticos para minimizar la colonización bacteriana.

6. Control de la circulación del aire :
   - Las enfermeras mantienen una circulación de aire controlada en el quirófano para reducir la presencia de partículas potencialmente infecciosas en el aire.

7. Gestión de residuos médicos :
   - Las enfermeras eliminan adecuadamente los residuos médicos, incluidos los instrumentos afilados, los tejidos biológicos y los materiales contaminados, de acuerdo con los protocolos de seguridad.

8. Utilización de material estéril :
   - Las enfermeras se aseguran de que todo el equipo utilizado durante la cirugía sea estéril y esté libre de contaminación.

9. Precauciones postoperatorias :
   - Tras la intervención, las enfermeras se aseguran de que los vendajes y los drenajes se mantengan correctamente para evitar infecciones en la zona quirúrgica.

10. Vigilancia y detección precoz :
   - Las enfermeras vigilan constantemente a los pacientes postoperados en busca de signos de infección y actúan con rapidez si sospechan algún síntoma.

11. Formación y sensibilización :
   - Las enfermeras reciben formación sobre los protocolos de prevención y control de infecciones y también concien cian

a los demás miembros del equipo quirúrgico de la importancia de estas medidas.

Al aplicar estas medidas de prevención y control de infecciones, las enfermeras de quirófano contribuyen de forma significativa a reducir el riesgo de infecciones nosocomiales y a garantizar unos resultados quirúrgicos positivos para los pacientes.

El uso adecuado del equipo de protección individual (EPI) es esencial en el quirófano para garantizar la seguridad del personal de enfermería, del equipo médico y de los pacientes. Las enfermeras deben conocer y saber utilizar correctamente los EPI para minimizar el riesgo de exposición a agentes infecciosos y peligros potenciales. A continuación le explicamos cómo utilizan correctamente los EPI las enfermeras de quirófano:

1. Máscaras :
   * Las enfermeras llevan mascarillas quirúrgicas para evitar la propagación de gotitas y partículas cuando interactúan con el paciente o el equipo. Las mascarillas deben llevarse correctamente, cubriendo la nariz y la boca, y cambiarse con regularidad.

2. Guantes :
   * Los guantes de látex o nitrilo se utilizan para proteger las manos de las enfermeras de los fluidos corporales y los microorganismos. Los guantes deben ponerse antes de cualquier contacto con el paciente o el equipo contaminado, y quitarse correctamente para evitar la contaminación al quitárselos.

3. Batas y delantales :
   * Las enfermeras llevan batas o delantales estériles para proteger su ropa y evitar la contaminación cruzada. Las batas deben abrocharse y quitarse correctamente para minimizar la contaminación.

4. Sobrecalzado :
   * Los cubrezapatos protegen el calzado de las enfermeras y evitan la contaminación del quirófano. Deben llevarse antes de entrar en el quirófano y quitarse al salir de la zona estéril.

5. Gafas protectoras o pantallas faciales :
   - Las enfermeras llevan gafas o protectores faciales para protegerse los ojos y la cara de posibles salpicaduras de fluidos durante la cirugía.

6. Cascos quirúrgicos :
   - Los cascos quirúrgicos cubren completamente la cabeza de las enfermeras para minimizar la contaminación del entorno estéril.

7. Uso en capas :
   - Dependiendo del tipo de cirugía, es posible que las enfermeras necesiten utilizar varias capas de EPI para una mayor protección.

8. Retirada adecuada del EPI :
   - Una vez finalizada la intervención, las enfermeras se quitan el EPI metódicamente, sin contaminar su piel ni su ropa. A continuación, se lavan bien las manos.

9. Formación continua :
   - Las enfermeras reciben formación periódica sobre el uso correcto de los EPI, incluidas las mejores prácticas para ponerse, ajustarse y quitarse el equipo de forma segura.

10. Eliminación adecuada :
    - Una vez utilizados, los EPI deben desecharse de acuerdo con los protocolos del centro para evitar cualquier riesgo de propagación de agentes infecciosos.

El uso adecuado del EPI en el quirófano es una parte esencial para prevenir las infecciones nosocomiales y garantizar la seguridad del paciente. El personal de enfermería debe seguir estrictamente los protocolos y directrices para garantizar el uso seguro y eficaz del EPI.

Preparación para emergencias

En el quirófano, la disponibilidad de equipos de emergencia como los carros de reanimación es crucial para responder con rapidez y eficacia a las situaciones médicas inesperadas que puedan surgir durante una intervención quirúrgica. Las enfermeras de quirófano desempeñan un papel clave en la preparación y gestión de este equipo de emergencia para garantizar la seguridad del paciente y la integridad del equipo médico. A continuación le explicamos cómo garantizan las enfermeras la disponibilidad y el uso adecuado de este equipo:

1. Preparación preoperatoria :
   • Antes del inicio de cada operación, los enfermeros comprueban que el carro de reanimación esté correctamente abastecido de material esencial, como medicamentos de urgencia, dispositivos de ventilación, desfibriladores, kits de gestión de las vías respiratorias, etc.

2. Controles regulares :
   • Las enfermeras realizan comprobaciones periódicas para asegurarse de que el carro de reanimación está completo, en buen estado de funcionamiento y es fácilmente accesible en caso de emergencia.

3. Planificación de escenarios de emergencia :
   • Las enfermeras prevén los posibles escenarios de emergencia en función del tipo de cirugía y preparan el carro de reanimación en consecuencia.

4. Conocimiento profundo del equipo :
   • Las enfermeras están formadas en el uso correcto de todos los elementos del carro de reanimación, incluidos los fármacos, los dispositivos de ventilación y los desfibriladores.

5. Acceso rápido :
   • Las enfermeras se aseguran de que el carro de reanimación esté colocado cerca de la zona de trabajo y sea fácilmente accesible en todo momento.

6. Comunicación con el equipo :
   • En caso de emergencia, las enfermeras informan rápidamente al equipo quirúrgico de la disponibilidad del carro de reanimación y de las medidas adoptadas.

7. Mantenimiento y actualizaciones :
   • Las enfermeras son responsables de mantener y actualizar regularmente el equipo del carro de reanimación para

garantizar que funcione correctamente cuando sea necesario.

8. Formación continua :
   - Las enfermeras participan en sesiones de formación continua para mantenerse al día de los protocolos de emergencia y del uso de los equipos de reanimación.

9. Documentación :
   - Todas las acciones relacionadas con el uso del carro de reanimación, incluidos los medicamentos administrados y los procedimientos llevados a cabo, se documentan cuidadosamente para garantizar una trazabilidad completa.

La disponibilidad y preparación adecuada de equipos de emergencia, como los carros de reanimación, es esencial para hacer frente a situaciones médicas críticas en el quirófano. Las enfermeras de quirófano se esfuerzan por garantizar que este equipo esté listo para su uso cuando sea necesario, contribuyendo así a mantener un entorno seguro y a garantizar una atención óptima al paciente.

La simulación de escenarios de emergencia es un método didáctico muy eficaz para formar al personal de enfermería de quirófano en la reacción rápida y eficaz ante situaciones médicas críticas. Este enfoque práctico permite a los enfermeros desarrollar sus habilidades de gestión de crisis, mejorar su toma de decisiones y aumentar su confianza en situaciones de emergencia. A continuación le explicamos cómo se realizan las simulaciones de escenarios de emergencia para una formación eficaz en quirófano:

1. Planificación de escenarios :
   - Los formadores idean varios escenarios de emergencia basados en situaciones médicas realistas que podrían surgir en el quirófano, como una parada cardiaca, una reacción alérgica grave, una pérdida excesiva de sangre, etc.

2. Selección de las competencias a evaluar :
   - Cada escenario está diseñado para evaluar habilidades específicas, como el manejo de las vías respiratorias, la

administración de medicación de emergencia, la reanimación cardiopulmonar (RCP), la comunicación interdisciplinar, etc.

3. Configuración del entorno :
   - El entorno del quirófano se recrea para reflejar las condiciones de la vida real, con el equipo, los instrumentos y los recursos necesarios al alcance de la mano.

4. Aplicación del escenario :
   - Se coloca a las enfermeras en situaciones de emergencia simuladas y tienen que reaccionar como si estuvieran en una situación real. Los formadores desempeñan los papeles de pacientes, médicos y otros miembros del equipo.

5. Utilización de maniquíes de alta fidelidad :
   - Los maniquíes de alta fidelidad, que pueden simular las constantes vitales, las reacciones fisiológicas y las respuestas a las intervenciones, se utilizan a menudo para crear escenarios más realistas.

6. Observación y evaluación :
   - Los formadores observan atentamente las respuestas de las enfermeras y evalúan sus acciones, decisiones y comunicación durante el escenario.
7. Debriefing tras la simulación :
   - Después de cada escenario, se organiza una sesión informativa para debatir el rendimiento, las acciones positivas y las áreas susceptibles de mejora. Esto permite a las enfermeras aprender de sus experiencias y recibir comentarios constructivos.

8. Aprendizaje continuo :
   - Los simulacros de situaciones de emergencia se incorporan regularmente al programa de formación continua, lo que permite a las enfermeras mantener sus habilidades y familiarizarse con nuevas situaciones.

9. Escenarios variados :
   - Los formadores varían los escenarios para exponer a las enfermeras a una serie de situaciones de emergencia y

prepararlas para responder a diferentes condiciones médicas.

Los simulacros de escenarios de emergencia ofrecen a las enfermeras de quirófano una valiosa oportunidad para aprender, practicar y desarrollar sus habilidades de gestión de crisis. Este enfoque práctico mejora la preparación de las enfermeras para responder eficazmente a situaciones médicas imprevistas, lo que contribuye a la seguridad del paciente y a la calidad de los cuidados en el quirófano.

Gestión de la seguridad del paciente

La comprobación de los protocolos de identificación del paciente antes de la intervención quirúrgica es un paso crucial para garantizar la seguridad y la integridad del proceso quirúrgico. Las enfermeras de quirófano desempeñan un papel esencial en esta comprobación, asegurándose de que el paciente adecuado se somete al procedimiento quirúrgico correcto y de que toda la información necesaria es correcta. He aquí cómo lo hacen:

1. Comprobación preoperatoria :
   • Antes de que comience la cirugía, las enfermeras confirman la identidad del paciente comparando la información de su brazalete de identificación con los datos del historial médico.

2. Confirmación por parte del paciente :
   • Las enfermeras piden a los pacientes que confirmen su nombre, fecha de nacimiento y otros datos identificativos cruciales.

3. Comprobación de la operación prevista :
   • Las enfermeras se aseguran de que el procedimiento quirúrgico planificado sea coherente con la información del paciente y de que no haya confusiones.

4. Comparación con documentos :
   • Las enfermeras comprueban documentos como los consentimientos informados, las recetas médicas y los informes de diagnóstico para confirmar la exactitud de la información.

5. Comunicación con el equipo :
   - Las enfermeras se comunican con el equipo quirúrgico, incluidos cirujanos, anestesistas y auxiliares de quirófano, para asegurarse de que todos conocen la identidad del paciente y el procedimiento.

6. Utilización de códigos de barras :
   - En muchos hospitales, los códigos de barras se utilizan para escanear las pulseras de identificación de los pacientes, los medicamentos y el instrumental quirúrgico, lo que ayuda a evitar errores.

7. Doble comprobación :
   - En algunos casos, dos miembros del equipo realizan una doble comprobación para mejorar la precisión.

8. Corrección de errores :
   - Si se detectan incoherencias o errores, las enfermeras toman medidas para corregir la situación antes de que comience la intervención.

9. Documentación :
   - Todos los pasos y resultados de la verificación se documentan cuidadosamente en el expediente médico del paciente.

10. Conciencia de seguridad :
    - Las enfermeras educan a los pacientes sobre el proceso de verificación y la importancia de garantizar su identidad y seguridad.

Comprobar los protocolos de identificación del paciente antes de una intervención quirúrgica es una práctica habitual para evitar errores médicos y garantizar la seguridad del paciente. Las enfermeras de quirófano son responsables de esta comprobación minuciosa, y con ello contribuyen a garantizar el éxito de cada intervención quirúrgica.

Prevenir los errores de medicación y los procedimientos incorrectos en el quirófano es una prioridad absoluta para el personal de enfermería. Los errores de medicación y los procedimientos incorrectos pueden tener graves consecuencias para los pacientes y comprometer su seguridad. Las enfermeras de quirófano toman una serie de medidas para minimizar los riesgos y garantizar que la medicación se administra de forma segura y los procedimientos se llevan a cabo con precisión. He aquí cómo evitan estos errores:

1. Comprobación de los medicamentos :
   - Las enfermeras comprueban cuidadosamente los medicamentos antes de su administración, comparando la etiqueta con la receta y confirmando la identidad del paciente.

2. Etiquetado claro :
   - Los medicamentos están etiquetados de forma clara y precisa, incluyendo el nombre del medicamento, la dosis, el método de administración y la hora.

3. Compruebe dos veces :
   - En determinadas situaciones críticas, la medicación es comprobada dos veces por dos miembros del equipo para garantizar su exactitud.

4. Utilización de códigos de barras :
   - Los códigos de barras se utilizan a menudo para escanear medicamentos y pulseras de identificación de pacientes, lo que reduce el riesgo de error.

5. Documentación :
   - Cada administración de medicación se documenta con precisión en el expediente médico del paciente.

6. Sensibilización alérgica :
   - Las enfermeras se informan sobre las alergias del paciente antes de administrarle cualquier medicamento y toman medidas para evitar los fármacos a los que el paciente es alérgico.

7. Cumplimiento de los protocolos :
   - Las enfermeras siguen rigurosamente los protocolos establecidos para la administración de medicamentos, prestando especial atención a las dosis, la frecuencia y las vías de administración.

8. Formación continua :
   • El personal de enfermería se mantiene al día de la nueva información sobre medicamentos y participa en la formación continua para mantener sus competencias.

9. Procedimientos normalizados :
   • Los procedimientos quirúrgicos y medicinales están estandarizados y se basan en directrices reconocidas para minimizar las variaciones y los errores.

10. Comunicación interdisciplinar :
   • Las enfermeras se comunican eficazmente con los miembros del equipo quirúrgico para asegurarse de que todos conocen los fármacos que se administran y los procedimientos que se llevan a cabo.

11. Notificación de errores :
   • Si se produce un error, las enfermeras lo comunican inmediatamente al equipo médico y al departamento de gestión de riesgos para que se tomen medidas correctivas.
Prevenir los errores de medicación y los procedimientos incorrectos es una responsabilidad compartida por todo el equipo quirúrgico. Las enfermeras desempeñan un papel fundamental en la aplicación de medidas rigurosas para garantizar la seguridad de los pacientes en el quirófano.

Gestión de la seguridad del personal

Los protocolos para la manipulación segura de instrumentos y equipos afilados en el quirófano son esenciales para prevenir lesiones e infecciones tanto para el personal de enfermería como para el equipo quirúrgico. Los instrumentos y equipos afilados utilizados en cirugía pueden representar un riesgo potencial si no se manipulan correctamente. A continuación le explicamos cómo las enfermeras de quirófano siguen los protocolos para garantizar una manipulación segura:

1. Utilización adecuada de los instrumentos :
   • Las enfermeras reciben formación para utilizar correctamente cada instrumento, conociendo sus funciones, uso específico y precauciones de uso.

113

2. Preparación preoperatoria :
   - El instrumental y el equipo afilado se revisan antes de la intervención para garantizar que están estériles, en buen estado y listos para su uso.

3. Manipule con cuidado :
   - Las enfermeras manipulan los instrumentos afilados utilizando técnicas de agarre adecuadas para minimizar el riesgo de cortes.

4. Bandejas y zonas de trabajo :
   - El instrumental se dispone de forma organizada en bandejas estériles y las enfermeras tienen cuidado de no moverlo innecesariamente para evitar la contaminación.

5. Uso de alicates :
   - Las enfermeras utilizan pinzas para agarrar los instrumentos afilados y pasárselos a los miembros del equipo quirúrgico, reduciendo así el riesgo de lesiones.

6. Manipulación de suturas :
   - Las suturas y los hilos se manipulan con cuidado para evitar una exposición innecesaria a las puntas afiladas.

7. Uso de cajas especiales :
   - Los instrumentos afilados utilizados, como las agujas, se colocan en cajas especiales diseñadas para protegerlos durante la cirugía y garantizar su eliminación segura.

8. Recuento de instrumentos :
   - Al final de la intervención, las enfermeras vuelven a contar los instrumentos para asegurarse de que no ha quedado ningún instrumento dentro del paciente.

9. Eliminación segura :
   - Los instrumentos y equipos afilados se eliminan de forma segura de acuerdo con los protocolos de gestión de residuos biomédicos.

10. Llevar guantes adecuados :
    - Las enfermeras utilizan guantes adecuados cuando manipulan instrumentos afilados o material potencialmente contaminado.

11. Concienciación sobre el entorno estéril :
- Las enfermeras son conscientes del entorno estéril que las rodea y toman precauciones para evitar cualquier contacto no estéril con los instrumentos y el equipo.

12. Educación y formación continua :
- Las enfermeras reciben formación continua sobre las mejores prácticas en la manipulación segura de instrumentos y equipos.

La manipulación segura de instrumentos y equipos afilados en el quirófano es fundamental para prevenir lesiones y el riesgo de infección. Los protocolos estrictos y las prácticas adecuadas garantizan que el proceso quirúrgico se lleve a cabo de forma segura para los pacientes y el equipo médico.

La prevención de lesiones y de la exposición a fluidos corporales es una de las principales prioridades en el quirófano para garantizar la seguridad del personal de enfermería y del equipo médico. Las lesiones por objetos afilados, las salpicaduras de fluidos corporales y el contacto accidental con materiales biológicos presentan riesgos para la salud y la seguridad. A continuación le explicamos cómo previenen las enfermeras de quirófano estas lesiones y exposiciones:

1. Uso del equipo de protección individual (EPI) :
- Las enfermeras llevan guantes, mascarillas, gafas y batas estériles para minimizar el contacto con fluidos corporales y contaminantes.

2. Manipulación cuidadosa de los instrumentos :
- Los instrumentos afilados se manipulan con cuidado, utilizando técnicas de agarre adecuadas para evitar cortes.

3. Técnicas para quitarse los guantes con seguridad :
- Las enfermeras están formadas en técnicas seguras de retirada de guantes para evitar la contaminación al quitárselos.

4. Uso de contenedores especiales :
   - Los instrumentos y objetos afilados se depositan en contenedores especiales diseñados para evitar lesiones durante su eliminación.

5. Precauciones de manipulación :
   - Las enfermeras evitan manipular objetos afilados o materiales punzantes innecesariamente, minimizando así el riesgo de lesiones.

6. Conciencia medioambiental :
   - Las enfermeras son conscientes de su entorno y de la proximidad de objetos punzantes o dispositivos médicos potencialmente peligrosos.

7. Uso de barreras :
   - Se utilizan barreras protectoras, como cortinas y pantallas estériles, para evitar salpicaduras de fluidos corporales.

8. Manipulación de fluidos corporales :
   - Las enfermeras manipulan los fluidos corporales con cuidado, evitando las salpicaduras o el contacto directo.

9. Uso de jeringuillas de seguridad :
   - Se utilizan jeringuillas de seguridad con mecanismos de bloqueo para minimizar el riesgo de pinchazos accidentales.

   - 10. Formación en reanimación cardiopulmonar (RCP):Las enfermeras están formadas en RCP para intervenir rápidamente en caso de lesión grave.

11. Formación continua :
   - Las enfermeras reciben formación continua sobre las mejores prácticas en la prevención de lesiones y exposiciones.

12. Notificación de incidentes :
   - Cualquier incidente de lesión o exposición se notifica inmediatamente para que puedan tomarse las medidas adecuadas.

La prevención de lesiones y de la exposición a fluidos corporales es un aspecto esencial de la seguridad en el quirófano. Unos protocolos estrictos y unas prácticas adecuadas contribuyen a minimizar los riesgos para el personal de enfermería y a mantener un entorno seguro para todos los miembros del equipo médico.

Control de calidad y evaluación del rendimiento

La aplicación de medidas para garantizar el cumplimiento de las normas de seguridad en los quirófanos es esencial para garantizar la seguridad de los pacientes, el equipo médico y el personal de enfermería. Estas medidas tienen como objetivo mantener un entorno seguro y prevenir posibles riesgos. A continuación le explicamos cómo aplican estas medidas las enfermeras de quirófano:

1. Formación y educación :
   • Las enfermeras reciben formación inicial y continua sobre los protocolos de seguridad, las mejores prácticas y las normas vigentes.

2. Cumplimiento de los protocolos :
   • Las enfermeras siguen rigurosamente los protocolos establecidos para cada fase de la cirugía, prestando especial atención a los procedimientos de seguridad.

3. Uso de equipos de protección individual (EPI) :
   • Las enfermeras llevan el EPI adecuado, incluidos guantes, mascarillas, gafas y batas estériles, de acuerdo con las normas.

4. Comprobación preoperatoria :
   • Antes de que comience la cirugía, las enfermeras realizan comprobaciones exhaustivas para asegurarse de que se cumplen todos los protocolos y medidas de seguridad.

5. Comunicación interdisciplinar :
   • Las enfermeras colaboran estrechamente con otros miembros del equipo quirúrgico para asegurarse de que todos conocen los protocolos de seguridad.

6. Cumplimiento de los procedimientos estériles :
   - Las enfermeras siguen procedimientos estrictos para mantener un entorno estéril, incluyendo el uso de ropa adecuada y el mantenimiento de los instrumentos estériles.

7. Control de la contaminación cruzada :
   - Las enfermeras toman medidas para evitar la contaminación cruzada utilizando paños estériles, barreras y protocolos de desinfección.

8. Gestión de residuos biomédicos :
   - Las enfermeras eliminan los residuos biomédicos de acuerdo con los protocolos de gestión de residuos para evitar el riesgo de contaminación.

9. Monitorización de las constantes vitales :
   - Las enfermeras controlan constantemente las constantes vitales del paciente durante la intervención para detectar rápidamente cualquier cambio.

10. Identificación del paciente :
- Las enfermeras comprueban cuidadosamente la identificación del paciente antes de la operación para asegurarse de que el procedimiento es correcto.

11. Control de infecciones :
   - Las enfermeras siguen rigurosos protocolos de esterilización, asepsia y prevención de infecciones para minimizar los riesgos.

12. Informes de incidentes :
   - Los incidentes de seguridad y los errores potenciales se notifican y documentan para su análisis y mejora continua.

La aplicación de estas medidas garantiza el cumplimiento de las normas de seguridad de los quirófanos, reduciendo los riesgos para los pacientes y el equipo médico. Esto contribuye a mantener un entorno seguro y eficaz para las intervenciones quirúrgicas.

La recogida de datos y el análisis de los incidentes en el quirófano son prácticas esenciales para garantizar la mejora continua de la seguridad, la calidad de la atención y los procedimientos. Los datos recogidos y los análisis realizados permiten identificar las áreas problemáticas, poner en marcha medidas correctoras y prevenir futuros incidentes. A continuación le explicamos cómo llevan a cabo este proceso las enfermeras de quirófano:

1. Recogida de datos :
   • Las enfermeras recopilan datos sobre incidentes quirúrgicos, errores, prácticas, procedimientos y resultados.

2. Notificación de incidentes :
   • Los incidentes de seguridad, los errores médicos y los acontecimientos adversos se notifican y documentan en informes detallados.

3. Análisis retrospectivo :
   • Las enfermeras analizan los incidentes utilizando métodos como el análisis de las causas profundas para identificar los factores contribuyentes.

4. Comité de Gestión de Riesgos :
   • Los datos son revisados por un Comité de Gestión de Riesgos, que evalúa los incidentes, recomienda medidas correctivas y supervisa su aplicación.

5. Estudios de casos :
   • Los incidentes se examinan en forma de estudios de casos para comprender las circunstancias, los factores humanos y los procesos implicados.

6. Identificación de tendencias :
   • Los datos se analizan para identificar tendencias recurrentes, patrones y áreas de riesgo.

7. Aplicación de medidas correctoras :
   • Basándose en los análisis, se ponen en marcha medidas correctivas para evitar que se repitan incidentes similares.

8. Formación y sensibilización :
   • Los resultados de los análisis se utilizan para desarrollar programas de formación y concienciación para mejorar las habilidades y la conciencia de seguridad del equipo.

9. Evaluación de los protocolos :
   • Los protocolos y procedimientos de seguridad se evalúan en función de los resultados de los análisis de incidentes para garantizar su eficacia.

10. Retroalimentación :
   • Las enfermeras comparten sus experiencias y lo aprendido de los incidentes para promover una cultura de aprendizaje y mejora continua.

11. Seguimiento de los indicadores de resultados :
   • Los indicadores de rendimiento se supervisan y evalúan para medir los progresos y la eficacia de las medidas correctivas aplicadas.
12. Comunicación interdisciplinar :
   • Las conclusiones de los análisis se comunican a todo el equipo quirúrgico para garantizar una comprensión colectiva de las lecciones aprendidas.

Recopilando datos y analizando los incidentes, podemos identificar posibles problemas, tomar medidas proactivas y mejorar constantemente los procesos y protocolos de los quirófanos. Esto contribuye a crear un entorno más seguro para los pacientes y el personal médico.

Comunicación y coordinación en caso de complicaciones

Una comunicación rápida y eficaz en caso de complicaciones o incidentes en el quirófano es crucial para garantizar una respuesta rápida, minimizar los riesgos para los pacientes y asegurar la coordinación del equipo médico. Las enfermeras desempeñan un papel fundamental en esta comunicación para garantizar que los problemas se comunican y gestionan con rapidez. He aquí cómo garantizan una comunicación rápida y eficaz:

1. Utilización de sistemas de comunicación específicos :
   • Los quirófanos suelen estar equipados con sistemas de comunicación específicos, como intercomunicadores o dispositivos de comunicación inalámbricos, para permitir

la comunicación instantánea entre los miembros del equipo.

2. Jerarquía de comunicación :
   - Las enfermeras siguen una jerarquía de comunicación definida para informar de los problemas a los miembros adecuados del equipo médico, empezando normalmente por el anestesista o el cirujano.

3. Comunicación verbal :
   - Las enfermeras utilizan la comunicación verbal para informar rápidamente de complicaciones o incidentes, proporcionando información clara y precisa sobre la situación.

4. Utilización de códigos de emergencia :
   - Se utilizan códigos de emergencia específicos para señalar rápidamente situaciones críticas, como una parada cardiaca o una hemorragia, y movilizar a todo el equipo médico.

5. Uso de señales manuales :
   - Las enfermeras pueden utilizar señales manuales previamente acordadas para señalar discretamente problemas o necesidades a otros miembros del equipo.

6. Comunicación escrita :
   - Las enfermeras documentan inmediatamente cualquier complicación o incidente en el expediente médico del paciente para garantizar el seguimiento y la continuidad de los cuidados.

7. Reuniones periódicas del equipo :
   - Los equipos médicos celebran reuniones periódicas para debatir casos, complicaciones e incidentes, lo que facilita la comunicación y el aprendizaje colectivo.

8. Transferencia de información breve :
   - Las enfermeras se comunican de forma sucinta pero exhaustiva, de modo que la información esencial pueda transmitirse rápidamente sin retrasar la acción necesaria.

9. Retroalimentación constructiva :
   • Una vez resuelta una complicación, las enfermeras participan en sesiones informativas para debatir las medidas adoptadas, los resultados y las lecciones aprendidas.

10. Uso de la tecnología :
    • Los sistemas electrónicos de gestión de historiales médicos y las aplicaciones de comunicación segura pueden utilizarse para compartir información crítica con rapidez.

11. Formación en comunicación :
    • Las enfermeras reciben formación en comunicación interpersonal y gestión de conflictos para mejorar su capacidad de comunicarse eficazmente en situaciones de estrés.

Una comunicación rápida y eficaz en caso de complicaciones o incidentes permite al equipo médico reaccionar con rapidez, tomar decisiones con conocimiento de causa y proporcionar la mejor atención posible al paciente. Esto contribuye a mantener la seguridad y la calidad de los cuidados en el quirófano.

Coordinar los esfuerzos para resolver los problemas y estabilizar la situación en el quirófano es esencial para garantizar la seguridad del paciente y un procedimiento quirúrgico sin contratiempos. Las enfermeras desempeñan un papel fundamental en esta coordinación, colaborando estrechamente con los miembros del equipo médico. He aquí cómo coordinan los esfuerzos para resolver los problemas y estabilizar la situación:

1. Comunicación clara y concisa :
   • Las enfermeras se comunican de forma clara y concisa con los miembros del equipo para compartir información relevante sobre la situación y las medidas que deben tomarse.

2. Papel de las enfermeras de coordinación :
   • Algunas enfermeras pueden ser designadas como enfermeras coordinadoras, responsables de centralizar la información, organizar los recursos y facilitar la comunicación.

3. Definición de funciones y responsabilidades :
   - Cada miembro del equipo conoce su papel y sus responsabilidades en caso de problema, lo que facilita una respuesta coordinada.

4. Toma de decisiones colectiva :
   - Las decisiones importantes se toman de forma colectiva, implicando a todos los miembros del equipo para garantizar un enfoque holístico.

5. Uso de protocolos de emergencia :
   - Los protocolos de emergencia preestablecidos se activan para guiar las acciones en caso de complicaciones importantes, garantizando una respuesta coherente y estructurada.

6. Movilización rápida de recursos :
   - Los enfermeros coordinan la rápida movilización de los recursos necesarios, como el equipo de anestesia, los especialistas asesores, etc.

7. Priorización de las acciones :
   - Las medidas que deben tomarse se priorizan en función de la urgencia y el impacto sobre el paciente, garantizando que se tomen primero las medidas más críticas.

8. Gestión del tiempo :
   - Las enfermeras controlan el tiempo cuidadosamente para asegurarse de que se toman las medidas necesarias sin retrasos indebidos.

9. Colaboración interdisciplinar :
   - Los miembros del equipo colaboran estrechamente, compartiendo su experiencia y conocimientos para resolver los problemas de forma holística.

10. Comunicación continua :
   - Las enfermeras mantienen una comunicación continua con los miembros del equipo para mantener a todos informados de los avances y las acciones en curso.

11. Evaluación de la eficacia :
   • Las enfermeras supervisan la eficacia de las medidas adoptadas y realizan los ajustes necesarios a medida que evoluciona la situación.

12. Debriefing tras la resolución :
   • Una vez resuelto el problema, el equipo médico se reúne para una sesión informativa en la que se analizan las medidas adoptadas, se identifican las lecciones aprendidas y se exploran las oportunidades de mejora.

La coordinación eficaz de los esfuerzos para resolver los problemas y estabilizar la situación es esencial para minimizar los riesgos, garantizar la seguridad del paciente y asegurar el éxito de la operación. Las enfermeras desempeñan un papel central en esta coordinación, trabajando con todo el equipo médico.

Integración de tecnologías para la seguridad

El uso de sistemas de monitorización y vigilancia del paciente en tiempo real en el quirófano es una práctica esencial para controlar de cerca el estado del paciente durante toda la intervención quirúrgica. Estos sistemas proporcionan información vital en tiempo real, lo que permite al personal de enfermería y al equipo médico detectar cambios rápidamente y tomar las medidas adecuadas. A continuación le explicamos cómo utilizan estos sistemas las enfermeras:

1. Monitores de signos vitales :
   • Los monitores controlan en tiempo real las constantes vitales del paciente, como la frecuencia cardiaca, la tensión arterial, la saturación de oxígeno, la temperatura y la frecuencia respiratoria.

2. Cribas centrales :
   • Las pantallas centrales muestran los signos vitales de varios pacientes simultáneamente, lo que permite a las enfermeras controlar a varios pacientes al mismo tiempo.

3. Alarmas :
   - Los sistemas de monitorización emiten alarmas en caso de valores anormales o fluctuaciones significativas de las constantes vitales, alertando al personal de enfermería de cualquier problema.

4. Curvas de tendencia :
   - Las curvas de tendencia se trazan en tiempo real, lo que permite al personal de enfermería visualizar los cambios en las constantes vitales durante un periodo determinado.

5. Parámetros personalizables :
   - El personal de enfermería puede personalizar los parámetros de alarma para adaptarlos a las necesidades específicas del paciente y del procedimiento quirúrgico.

6. Monitorización de la anestesia :
   - Los sistemas de monitorización también realizan un seguimiento de los parámetros relacionados con la anestesia, como la concentración de agentes anestésicos y la profundidad de la anestesia.

7. Monitorización neurológica :
   - En algunas cirugías puede utilizarse la monitorización neurológica en tiempo real, como la electroencefalografía (EEG), para detectar cambios cerebrales.

8. Monitorización hemodinámica :
   - Se pueden utilizar dispositivos de monitorización hemodinámica como la vía arterial pulmonar para controlar los parámetros hemodinámicos del paciente.

9. Monitorización de gases en sangre :
   - Las enfermeras controlan los niveles de gases en sangre, incluidos los gases en sangre arterial y los electrolitos, para evaluar el equilibrio ácido-base.

10. Grabaciones digitales :
   - Los datos se registran digitalmente, lo que permite a las enfermeras ver y comparar los datos de los signos vitales a lo largo del tiempo.

11. Integración con los historiales médicos :
   • Los sistemas de monitorización pueden integrarse con los historiales médicos electrónicos para obtener una documentación completa y precisa.

12. Respuesta rápida :
   • Al controlar los datos en tiempo real, las enfermeras pueden reaccionar rápidamente ante cambios repentinos o complicaciones.

El uso de sistemas de monitorización y vigilancia del paciente en tiempo real permite al personal de enfermería estar constantemente informado del estado del paciente durante la intervención quirúrgica. Esto ayuda a garantizar la seguridad del paciente y a tomar medidas inmediatas en caso necesario, asegurando una atención óptima en el quirófano.

La adopción de tecnologías avanzadas en el quirófano desempeña un papel crucial en la reducción de los errores humanos y la mejora de la seguridad general del paciente. Estas tecnologías están diseñadas para complementar las habilidades de los profesionales sanitarios, minimizar los riesgos y optimizar los procesos. A continuación le explicamos cómo pueden adoptar las enfermeras estas tecnologías para reducir los errores humanos en el quirófano:

1. Sistemas de seguimiento automatizados :
   • Los sistemas automatizados de control de las constantes vitales y los datos fisiológicos pueden detectar rápidamente variaciones anormales y activar alarmas en caso de problema.

2. Sistemas de apoyo a la toma de decisiones :
   • El software de apoyo a la toma de decisiones ofrece recomendaciones basadas en los datos del paciente, lo que ayuda a las enfermeras a tomar decisiones con conocimiento de causa.

3. Robótica quirúrgica :
   • Los robots quirúrgicos ayudan a cirujanos y enfermeros en procedimientos complejos, mejorando la precisión y reduciendo los errores.

4. Imagen médica avanzada :
   * Las imágenes en tiempo real, como la radiografía intraoperatoria y los ultrasonidos, ayudan al personal de enfermería a visualizar las estructuras internas del paciente durante la intervención.

5. Registros médicos electrónicos (EMR) :
   * Los EMR proporcionan un acceso instantáneo a la información del paciente, reduciendo los errores asociados a la transcripción manual.

6. Etiquetado e identificación automatizados :
   * Los sistemas automatizados de identificación de pacientes y etiquetado de muestras reducen el riesgo de error de identidad.

7. Instrumentación inteligente :
   * Los instrumentos quirúrgicos inteligentes pueden rastrear el uso y la ubicación de los instrumentos, minimizando el riesgo de que queden objetos dentro del paciente.

8. Realidad aumentada y realidad virtual :
   * Estas tecnologías ayudan al personal de enfermería a visualizar las estructuras anatómicas en 3D, lo que facilita la navegación durante procedimientos complejos.

9. Simulación y formación virtual :
   * Los simuladores virtuales permiten a los enfermeros entrenarse en escenarios complejos, mejorando sus habilidades y su toma de decisiones.

10. Trazabilidad de medicamentos y equipos :
   * Los sistemas de trazabilidad garantizan el uso correcto de los medicamentos y los equipos, minimizando el riesgo de errores.

11. Monitorización remota :
   * Las tecnologías de telemedicina permiten a las enfermeras monitorizar a los pacientes a distancia, lo que puede ser útil en determinados contextos.

12. Análisis de datos y aprendizaje automático :
- El análisis de datos y el aprendizaje automático pueden ayudar a identificar tendencias, predecir complicaciones y mejorar la toma de decisiones.

La integración de estas tecnologías avanzadas en la práctica de las enfermeras de quirófano puede reducir significativamente los errores humanos, mejorar la seguridad de los pacientes y aumentar la eficacia de los cuidados. Sin embargo, es importante señalar que estas tecnologías deben utilizarse de forma que complementen las habilidades humanas y tengan en cuenta la experiencia clínica de los profesionales sanitarios.

Formación y desarrollo de habilidades de seguridad

La formación continua es esencial para que las enfermeras de quirófano mejoren sus competencias en gestión de riesgos y seguridad. Los constantes avances en el campo de la medicina, las técnicas quirúrgicas y las normas de seguridad exigen una actualización continua de conocimientos y habilidades. He aquí cómo la formación continua puede ayudar a mejorar la gestión de riesgos y la seguridad en el quirófano:

1. Actualizar los conocimientos :
- La formación continua permite a las enfermeras mantenerse al día de los últimos avances médicos, los protocolos de seguridad y las mejores prácticas.

2. Formación en nuevas tecnologías :
- Las enfermeras reciben formación sobre el uso seguro de las nuevas tecnologías médicas y los equipos avanzados en el quirófano.

3. Técnicas de prevención :
- Los programas de formación abarcan técnicas específicas para prevenir errores, complicaciones y riesgos en el quirófano.

4. Formación en procedimientos de emergencia :
   * Los enfermeros están formados en la gestión de emergencias y la toma rápida de decisiones para garantizar la seguridad del paciente.

5. Simulaciones prácticas :
   * Las simulaciones de escenarios complejos ayudan a las enfermeras a desarrollar sus habilidades de gestión de riesgos en un entorno controlado.

6. Análisis de incidentes :
   * La formación puede incluir el análisis de incidentes pasados para identificar las causas y las medidas preventivas.

7. Comunicación eficaz :
   * Las enfermeras están formadas para comunicarse eficazmente en situaciones de crisis, haciendo hincapié en la coordinación y la colaboración.

8. Gestión de recursos :
   * La formación continua puede incluir módulos sobre la gestión eficaz de los recursos materiales y humanos en el quirófano.

9. Conocimiento de los protocolos :
   * Las enfermeras están formadas en protocolos de seguridad específicos, como la identificación de pacientes, los controles preoperatorios, etc.

10. Cultura de seguridad :
- La formación continua fomenta la creación de una cultura de seguridad en el quirófano, en la que cada miembro del equipo da prioridad a la seguridad del paciente.

11. Formación en gestión del estrés :
- Las enfermeras pueden formarse para gestionar el estrés y las emociones durante situaciones críticas para mantener la claridad mental.

12. Participación en talleres y conferencias :
- Los talleres y conferencias ofrecen la oportunidad de aprender de expertos del sector e intercambiar experiencias con otros profesionales.

La formación continua desempeña un papel vital en el desarrollo profesional de las enfermeras de quirófano, ya que mejora su capacidad de gestión de riesgos, aumenta su comprensión de los protocolos de seguridad y les ayuda a prestar unos cuidados de alta calidad a los pacientes.

La participación en talleres y en formación sobre las mejores prácticas es un componente importante de la formación continua de las enfermeras de quirófano. Estas oportunidades de aprendizaje constituyen un medio eficaz para adquirir nuevas habilidades, actualizar los conocimientos existentes y conocer los últimos enfoques en materia de seguridad y calidad de los cuidados. A continuación le explicamos cómo puede beneficiar a las enfermeras de quirófano la participación en este tipo de talleres y formación:

1. Adquirir nuevas habilidades :
   • Los talleres y cursos de formación exponen a las enfermeras a nuevas técnicas, tecnologías y enfoques que pueden aplicarse para mejorar la seguridad y la calidad de los cuidados.

2. Actualizar los conocimientos :
   • Las enfermeras se mantienen al día de los últimos avances médicos, las directrices clínicas actualizadas y las nuevas normativas relativas al quirófano.

3. Compartir experiencias :
   • Los talleres ofrecen la oportunidad de compartir experiencias y retos con otras enfermeras, fomentando el aprendizaje mutuo.

4. Interacción con expertos :
   • Los cursos de formación suelen estar dirigidos por expertos del sector, lo que ofrece una oportunidad única de interactuar con profesionales experimentados.

5. Aplicación práctica :
   • Los talleres y los cursos de formación suelen centrarse en escenarios reales, lo que permite a las enfermeras practicar las habilidades recién adquiridas.

6. Reforzar la toma de decisiones :
   - Las enfermeras aprenden a tomar decisiones informadas basadas en las mejores prácticas y en las pruebas científicas actuales.

7. Conciencia de seguridad :
   - La formación en buenas prácticas suele hacer hincapié en la importancia de la seguridad del paciente, ayudando a las enfermeras a mantener una cultura de seguridad.

8. Adaptarse al cambio :
   - Los talleres ayudan a las enfermeras a adaptarse rápidamente a los cambios en la práctica médica y a integrar nuevos enfoques en su rutina.

9. Creación de redes profesionales :
   - Los actos de formación proporcionan una plataforma para establecer contactos con otros profesionales sanitarios y fomentan el intercambio de conocimientos.

10. Aplicación de protocolos mejorados :
    - Las enfermeras pueden aprender a aplicar protocolos y procedimientos mejorados para optimizar los cuidados en el quirófano.

11. Validación de competencias :
    - Participar en talleres puede ayudar a validar las habilidades y el cumplimiento de las normas de seguridad.

Asistir a talleres y cursos de formación sobre las mejores prácticas es una valiosa inversión para las enfermeras de quirófano, ya que las prepara para proporcionar cuidados de alta calidad, mantener la seguridad de los pacientes y mantenerse a la vanguardia de los avances médicos.

Capítulo 5

Comunicación y coordinación en el quirófano

La importancia de una comunicación eficaz en el quirófano

La comunicación eficaz desempeña un papel crucial en la seguridad del paciente y los resultados quirúrgicos en el quirófano. Una comunicación clara, abierta y coordinada entre todos los miembros del equipo médico contribuye a minimizar los errores, prevenir las complicaciones y garantizar una atención de alta calidad. A continuación le explicamos cómo influye la comunicación en la seguridad del paciente y en los resultados quirúrgicos:

1. Prevención de errores :
   * Una comunicación precisa ayuda a compartir información vital, evitar malentendidos y prevenir errores relacionados con la medicación, la identificación del paciente, etc.

2. Coordinación del equipo :
   * Una comunicación eficaz facilita la coordinación de acciones entre cirujanos, anestesistas, enfermeras y otros miembros del equipo, garantizando que el procedimiento quirúrgico se desarrolle sin problemas.

3. Respuesta rápida a las complicaciones :
   * Una comunicación rápida en caso de complicaciones permite tomar decisiones rápidamente y de forma coordinada para minimizar los riesgos para el paciente.

4. Gestión de emergencias :
   * La comunicación es esencial para coordinar las acciones en situaciones de emergencia, como una parada cardiaca o una hemorragia excesiva.

5. Transmisión de información preoperatoria :
   * La comunicación precisa de la información médica preoperatoria, como alergias, medicación tomada y problemas de salud previos, es esencial para adaptar los cuidados.

6. Monitorización de las constantes vitales :
   * La comunicación regular de las constantes vitales del paciente entre los miembros del equipo ayuda a controlar su estado y a detectar rápidamente cualquier cambio.

7. Consentimiento informado :
   - Una comunicación clara y comprensible entre el equipo médico y el paciente es esencial para obtener el consentimiento informado para la cirugía.

8. Intercambio de información :
   - La comunicación continua entre los miembros del equipo garantiza que la información importante se transmita durante todo el procedimiento.

9. Preparación preoperatoria :
   - La comunicación entre el equipo médico para preparar al paciente, comprobar el instrumental y planificar la cirugía garantiza una ejecución eficaz.

10. Seguimiento postoperatorio :
   - La comunicación postoperatoria entre el equipo médico es importante para gestionar los cuidados postoperatorios y prevenir complicaciones.

11. Colaboración interdisciplinar :
   - La comunicación facilita la colaboración entre las distintas especialidades médicas, mejorando la atención general al paciente.

12. Informe y debriefing :
   - La comunicación al final de la cirugía, durante el informe y el debriefing, permite compartir información esencial para los cuidados postoperatorios.

Una comunicación eficaz en el quirófano ayuda a crear una cultura de seguridad, fomenta la confianza dentro del equipo médico y mejora los resultados quirúrgicos al garantizar una atención coherente, bien coordinada y centrada en el paciente.

La comunicación en el entorno quirúrgico puede ser especialmente compleja debido a una serie de retos específicos. Estos retos pueden repercutir en la seguridad del paciente, la coordinación del equipo y los resultados quirúrgicos. A continuación se ofrece una evaluación de los principales retos relacionados con la comunicación en el entorno quirúrgico:

1. Jerarquía profesional :
   • La jerarquía médica puede a veces inhibir la comunicación abierta, especialmente si los miembros del equipo son reacios a expresar sus preocupaciones o sugerencias a profesionales más experimentados.

2. Estrés y presión del tiempo :
   • El estresante entorno del quirófano puede dificultar una comunicación clara y meditada, lo que da lugar a malentendidos y errores.

3. Comunicación no verbal :
   • Debido a las máscaras, las gafas y otros equipos, la comunicación no verbal, como las expresiones faciales, puede verse limitada, lo que dificulta la comprensión de las emociones y las intenciones.

4. Multitarea :
   • A menudo, los miembros del equipo tienen que hacer malabarismos con muchas tareas simultáneas, lo que puede dificultar una comunicación coherente y oportuna.

5. Ruido ambiental :
   • El ruido de los equipos, las conversaciones y las alarmas en el quirófano pueden interrumpir la comunicación e impedir una escucha atenta.

6. Cambios de personal :
   • La frecuente rotación del personal médico y de enfermería puede provocar problemas de familiaridad y comprensión mutua.

7. Barreras lingüísticas y culturales :
   • Los equipos quirúrgicos pueden estar formados por miembros de diferentes culturas e idiomas, lo que puede provocar dificultades de comunicación.

8. Transferencia de información incompleta :
   • La información importante puede omitirse o transmitirse mal al pasar de un miembro del equipo a otro (como el cambio del equipo quirúrgico al equipo de cuidados postoperatorios).

9. Uso de abreviaturas y jerga :
  • El uso excesivo de abreviaturas y jerga médica puede dar lugar a malentendidos, sobre todo para los miembros del equipo menos familiarizados con estos términos.

10. Comunicación asíncrona :
  • Los miembros del equipo pueden no estar siempre presentes en el quirófano al mismo tiempo, lo que puede provocar problemas en la transmisión de la información.

11. Comunicación de emergencia :
  • Las situaciones de emergencia requieren una comunicación rápida y coordinada, que puede ser difícil de conseguir bajo presión.

12. Transferencia de información compleja :
  • Comunicar información médica compleja, como los detalles de un procedimiento, puede requerir habilidades comunicativas específicas para garantizar su comprensión.

Para superar estos retos, es crucial aplicar estrategias de comunicación eficaces, como sesiones informativas preoperatorias, protocolos de auditoría, formación en comunicación interprofesional y concienciación sobre la importancia de una comunicación abierta y respetuosa dentro del equipo quirúrgico.

Funciones y responsabilidades dentro del equipo quirúrgico

La claridad de funciones dentro del equipo quirúrgico, formado por cirujanos, anestesistas, enfermeras y auxiliares de quirófano, es esencial para asegurar una coordinación eficaz, minimizar los errores y garantizar la seguridad del paciente. Cada miembro del equipo tiene responsabilidades específicas que contribuyen al éxito del procedimiento quirúrgico. He aquí una visión general de las funciones de cada grupo:

Cirujanos:
  • Los cirujanos son los responsables de llevar a cabo el procedimiento quirúrgico. Sus conocimientos médicos y técnicos son cruciales para llevar a cabo el procedimiento

con seguridad y eficacia. Las responsabilidades de los cirujanos incluyen la planificación de la intervención, la realización de los procedimientos quirúrgicos, la toma de decisiones intraoperatorias y la comunicación con el equipo.

Anestesistas:
- Los anestesistas son los responsables de gestionar la anestesia del paciente durante la intervención quirúrgica. Su papel consiste en evaluar el estado de salud del paciente, elegir el método de anestesia adecuado, administrar los fármacos necesarios y controlar continuamente las constantes vitales del paciente durante la intervención. Desempeñan un papel clave en el mantenimiento de la estabilidad fisiológica del paciente.

Enfermeras de quirófano :
- Las enfermeras de quirófano tienen un papel muy diverso que incluye preparar el quirófano, manejar el instrumental y el equipo estéril, ayudar al cirujano y al anestesista, controlar las constantes vitales del paciente, garantizar una documentación precisa y coordinar al equipo. Garantizan que todos los aspectos logísticos y clínicos del procedimiento se desarrollen sin problemas.

Ayudas de funcionamiento :
- Los auxiliares de quirófano, a menudo denominados técnicos quirúrgicos, proporcionan apoyo práctico directo a los cirujanos. Sus funciones incluyen la manipulación de instrumentos, el mantenimiento de un campo estéril, la toma de muestras y la realización de tareas específicas según las necesidades del cirujano. Garantizan un flujo de trabajo seguro y eficaz durante el procedimiento.

Para garantizar la claridad de las funciones y una comunicación fluida, es importante que cada miembro del equipo comprenda no sólo su propia función, sino también las de los demás. Las sesiones informativas preoperatorias, los protocolos de auditoría, la formación en comunicación interprofesional y las reuniones periódicas pueden ayudar a reforzar la comprensión mutua de las funciones y a crear un entorno de trabajo colaborativo y seguro. Cuando todos los miembros del equipo tienen claro lo que se espera de ellos, la calidad de la atención y los resultados para los pacientes mejoran significativamente.

La colaboración interprofesional es un componente crucial de la gestión holística del paciente en el entorno quirúrgico. Implica una estrecha cooperación y una comunicación eficaz entre los distintos miembros del equipo médico, incluidos cirujanos, anestesistas, enfermeras, auxiliares de quirófano y otros profesionales sanitarios. Este enfoque integral garantiza que se tengan en cuenta todos los aspectos de la salud y el bienestar del paciente, desde la preparación para la cirugía hasta la recuperación postoperatoria. He aquí cómo la colaboración interprofesional garantiza una atención holística al paciente:

1. Evaluación completa :
   - Los miembros del equipo aportan sus habilidades únicas para realizar una evaluación exhaustiva del paciente, teniendo en cuenta su estado médico, historial, alergias, medicación y cualquier otro factor relevante.

2. Planificación preoperatoria :
   - La colaboración interprofesional permite debatir y planificar la intervención quirúrgica teniendo en cuenta todos los aspectos médicos, anestésicos y logísticos para garantizar la seguridad y la comodidad del paciente.

3. Comunicar las necesidades del paciente :
   - Los distintos profesionales comparten información esencial sobre las necesidades específicas del paciente, como sus preferencias dietéticas, restricciones médicas y problemas de movilidad.

4. Coordinación intraoperatoria :
   - Durante la cirugía, la colaboración interprofesional garantiza la comunicación en tiempo real para responder a las necesidades cambiantes del paciente, adaptar los cuidados y minimizar los riesgos.

5. Gestión del dolor y la ansiedad :
   - Los profesionales trabajan juntos para controlar el dolor y la ansiedad del paciente antes, durante y después del procedimiento, utilizando enfoques medicinales y no medicinales.

6. Control y seguimiento postoperatorio :
   - Tras la cirugía, la colaboración continúa para supervisar la recuperación del paciente, administrarle la medicación

necesaria, controlar sus constantes vitales y gestionar cualquier complicación.

7. Rehabilitación y recuperación :
   - Los miembros del equipo trabajan juntos para desarrollar planes de rehabilitación personalizados y proporcionar cuidados continuos para facilitar la recuperación óptima de los pacientes.

8. Comunicación con el paciente y la familia :
   - Una comunicación interprofesional eficaz garantiza que los pacientes y sus familias estén bien informados sobre el procedimiento, los cuidados postoperatorios y las expectativas, fomentando así la confianza y la comprensión.

9. Transferencia de cuidados :
   - Cuando el paciente está listo para abandonar el hospital, la colaboración interprofesional garantiza una transición fluida a los cuidados postoperatorios en casa o en un centro de rehabilitación.

La colaboración interprofesional enriquece la atención al paciente al aportar conocimientos multidisciplinares, evitar los silos de información y garantizar un enfoque holístico y centrado en el paciente. Esto mejora la calidad de la atención, reduce el riesgo de errores y contribuye a unos resultados quirúrgicos y de recuperación óptimos.

Protocolos de información preoperatoria

Las reuniones preoperatorias son un paso importante en la planificación y coordinación de los procedimientos quirúrgicos. Reúnen a los miembros clave del equipo médico, incluidos cirujanos, anestesistas, enfermeras de quirófano, asistentes quirúrgicos y otros profesionales sanitarios implicados en el procedimiento. El objetivo de estas reuniones es discutir el plan quirúrgico, abordar las preocupaciones y garantizar una comprensión común del procedimiento que se avecina. He aquí cómo benefician las reuniones preoperatorias a la planificación quirúrgica:

1. Revisión del plan quirúrgico :
   • Las reuniones preoperatorias permiten a los miembros del equipo revisar los detalles del plan quirúrgico, incluidas las fases específicas de la intervención, las incisiones previstas, las posiciones de los pacientes, el instrumental necesario, etc.

2. Aclaración de funciones :
   • Cada profesional del equipo comprende su papel en el procedimiento y cómo contribuirá al éxito de la operación.

3. Discusión de las preocupaciones :
   • Los miembros del equipo tienen la oportunidad de plantear y discutir posibles preocupaciones, como alergias del paciente, antecedentes médicos importantes, limitaciones de tiempo u otras cuestiones logísticas.

4. Gestión de las complicaciones previstas :
   • Las reuniones preoperatorias sirven para discutir las posibles complicaciones y los planes de acción en caso de emergencia.

5. Coordinación logística :
   • Se discuten detalles logísticos como la disposición del instrumental, la distribución del quirófano y las necesidades específicas del paciente para garantizar que la intervención se desarrolle sin contratiempos.

6. Comunicación interprofesional :
   • Las reuniones preoperatorias fomentan la comunicación interprofesional al permitir que los distintos miembros compartan sus perspectivas y conocimientos específicos.

7. Planificación de la anestesia :
   • Los anestesistas pueden discutir los métodos anestésicos que se utilizarán, los fármacos que se administrarán y la gestión de la estabilidad fisiológica del paciente durante el procedimiento.

8. Toma de decisiones en colaboración :
   • Las reuniones preoperatorias facilitan la toma de decisiones en colaboración al identificar los mejores enfoques para el procedimiento y tener en cuenta las opiniones de todos los miembros del equipo.

9. Reducción de errores :
- Al anticipar los retos y aclarar los detalles, las reuniones preoperatorias ayudan a reducir los errores y malentendidos durante el procedimiento.

10. Generar confianza :
- Las reuniones preoperatorias fomentan la confianza y la cohesión dentro del equipo al garantizar que todos los miembros comprenden los objetivos comunes y están alineados en el plan quirúrgico.

En resumen, las reuniones preoperatorias son una valiosa herramienta para optimizar la planificación, la coordinación y la comunicación dentro del equipo médico, contribuyendo a una cirugía más segura, eficaz y mejor coordinada.

El intercambio de información crucial es un elemento esencial para establecer un entendimiento común de los objetivos de la cirugía dentro del equipo médico. Una comunicación clara y precisa permite a cada miembro del equipo comprender los detalles específicos de la intervención quirúrgica, las expectativas y los objetivos para garantizar una ejecución fluida y satisfactoria. He aquí cómo el intercambio de información crucial facilita una comprensión común de los objetivos de la cirugía:

1. Presentación del caso :
- El intercambio de información comienza con una presentación detallada del caso del paciente, incluidos los antecedentes médicos, los síntomas, los resultados de las pruebas y los motivos de la intervención.

2. Plan quirúrgico :
- Se comparten los detalles del plan quirúrgico, incluidas las fases específicas de la intervención, las incisiones previstas, las técnicas que se utilizarán y los objetivos de la cirugía.

3. Funciones y responsabilidades :
- Cada miembro del equipo comprende su papel en el procedimiento y cómo contribuirá a lograr los objetivos de la intervención.

4. Complicaciones potenciales :
  - Se comparte información sobre posibles complicaciones y planes de acción en caso de emergencia para garantizar una preparación adecuada.

5. Anestesia y monitorización :
  - Los anestesistas comparten información sobre la gestión de la anestesia del paciente, la monitorización de las constantes vitales y la estabilización fisiológica.

6. Tratamiento del dolor :
  - Los planes de tratamiento del dolor intraoperatorio y postoperatorio se comunican para garantizar la comodidad y el bienestar del paciente.

7. Instrumentos y equipos :
  - Se comparten los detalles de los instrumentos, dispositivos médicos y equipos específicos necesarios para garantizar su disponibilidad y funcionamiento.

8. Datos del paciente :
  - La información crucial del paciente, como alergias, medicación actual y preferencias personales, se intercambia para personalizar la atención.

9. Transferencia de cuidados :
  - Si es necesario, se discuten los planes para transferir los cuidados postoperatorios al equipo de seguimiento para garantizar una continuidad óptima de los cuidados.

10. Preguntas e inquietudes :
  - Los miembros del equipo tienen la oportunidad de hacer preguntas, expresar sus inquietudes y discutir los puntos importantes para garantizar su plena comprensión.

El intercambio de información crucial fomenta una comprensión común de los objetivos de la intervención, refuerza la cohesión del equipo y reduce el riesgo de errores o malentendidos durante el procedimiento. También crea un entorno en el que cada profesional sanitario puede contribuir de forma informada y proactiva a lograr los mejores resultados para el paciente.

Comunicación durante la cirugía

Las técnicas de comunicación verbal y no verbal desempeñan un papel esencial en el quirófano para garantizar una coordinación fluida, la comprensión mutua y una atención de calidad. Dado el entorno complejo y a veces estresante del quirófano, la comunicación eficaz es crucial para garantizar la seguridad del paciente y el éxito de la intervención quirúrgica. A continuación se ofrecen ejemplos de técnicas de comunicación verbal y no verbal utilizadas en el quirófano:

Comunicación verbal :
1. Reunión informativa preoperatoria: Antes de que comience la cirugía, puede organizarse una reunión informativa para discutir el plan quirúrgico, las funciones de cada miembro del equipo y cualquier preocupación.

2. Anuncio de las etapas: Los cirujanos y los auxiliares de quirófano anuncian las etapas de la intervención a medida que avanzan para mantener informados a todos los miembros del equipo.
3. Confirmación de las acciones : El equipo puede utilizar frases de confirmación como "confirmo" o "estoy listo" para indicar que se han completado los pasos previstos.

4. Intercambio de información crucial: Los profesionales comparten información crucial, como los resultados de las pruebas, los cambios en el estado del paciente o los ajustes del procedimiento.

5. Pida una aclaración: Si una instrucción no está clara, los miembros del equipo pueden pedir una aclaración utilizando frases como "¿Puede repetirlo?" o "¿Puede explicarlo mejor?"

6. Informar de las anomalías: Si algo no parece ajustarse al plan, los miembros del equipo deben sentirse cómodos informando de las anomalías utilizando un lenguaje directo pero respetuoso.

7. Comunicación con el paciente : Los profesionales pueden explicar al paciente el procedimiento que se le va a realizar, hablarle suavemente para tranquilizarle y responder a cualquier pregunta que pueda tener.

Comunicación no verbal :
1. **Contacto visual:** Establezca y mantenga el contacto visual con los demás miembros del equipo para mostrar atención y comprensión.

2. **Gestos con las manos:** Utilice gestos con las manos para indicar acciones específicas o dar instrucciones.

3. **Expresiones faciales:** Las expresiones faciales pueden mostrar aprobación, preocupación u otras emociones, contribuyendo al entendimiento mutuo.

4. **Lenguaje corporal: Un** lenguaje corporal abierto y orientado al trabajo en equipo puede transmitir una actitud de cooperación y escucha.

5. **Movimientos de** cabeza: Un movimiento de cabeza puede significar aprobación, comprensión o confirmación.
6. **Uso de señales espaciales:** La posición y la orientación de los miembros del equipo en el quirófano pueden indicar intenciones o necesidades.

7. **Expresar calma:** Mantener una marcha y una postura tranquilas puede ayudar a crear un ambiente sereno a pesar de las situaciones estresantes.

8. **Uso de silencios: Los** momentos de silencio intencionados pueden indicar la necesidad de concentrarse o prestar atención a una tarea específica.

Combinando técnicas de comunicación verbal y no verbal, el equipo quirúrgico puede crear un flujo de información fluido y completo, esencial para la seguridad del paciente y el éxito de la intervención. Una comunicación abierta, respetuosa y bien coordinada refuerza la confianza mutua y la colaboración dentro del equipo.

Informar eficazmente de los cambios en el estado del paciente y de los posibles problemas en el quirófano es de vital importancia para garantizar la seguridad y el bienestar del paciente. Los miembros del equipo médico deben ser capaces de comunicarse con rapidez y claridad para informar de cualquier anomalía o preocupación. He aquí algunos pasos y directrices para informar con eficacia:

1. Utilice una comunicación directa y concisa: Cuando informe de un cambio en el estado del paciente o de un posible problema, sea directo y conciso en su comunicación. Utilice un lenguaje claro y específico para transmitir la información.

2. Identifíquese e identifique su papel: Cuando informe de un problema, empiece por identificarse e identifique su papel dentro del equipo. Esto ayuda a establecer la fuente de la información y facilita la coordinación.

3. Utilice el protocolo de comunicación: Muchos hospitales y centros sanitarios tienen protocolos de comunicación específicos para informar de los cambios en el estado de un paciente. Asegúrese de seguir estos protocolos para garantizar que la información se transmite correctamente.

4. Proporcione detalles específicos: Cuando informe de un problema, incluya detalles específicos como los signos vitales relevantes, los síntomas observados, la localización del problema y cualquier otro detalle relevante.

5. Utilice herramientas visuales si es posible: Si es posible, utilice herramientas visuales como gráficos, diagramas o imágenes para ilustrar el problema o los cambios. Esto puede ayudar a aclarar la información y a transmitir la situación rápidamente.

6. Sea consciente del contexto: Cuando informe de un problema, asegúrese de proporcionar el contexto necesario para que los demás miembros del equipo comprendan el panorama general.

7. Indique la urgencia: Si la situación requiere atención inmediata, asegúrese de indicarlo claramente. Utilice palabras como "urgente" o "inmediato" para subrayar la gravedad de la situación.

8. Proponga soluciones si es posible: Si tiene ideas o sugerencias para resolver el problema, no dude en compartirlas. Trabajar juntos para encontrar soluciones es esencial para que el problema se aborde con rapidez y eficacia.

9. Escuche atentamente los comentarios: Cuando informe de un problema, esté preparado para escuchar los comentarios de los demás miembros del equipo. La comunicación es un proceso bidireccional y es importante permanecer abierto a comentarios e información adicional.

10. Documente el informe : Tras informar de un cambio en el estado del paciente o de un problema potencial, asegúrese de documentar la información adecuadamente en el historial médico del paciente. Esto garantizará que se haga un seguimiento preciso de la situación.

Siguiendo estas directrices, puede contribuir a una comunicación eficaz y a una gestión rápida de los posibles problemas en el quirófano, lo que es esencial para la seguridad y el bienestar del paciente.

Cooperación en las transiciones asistenciales

La transferencia de información cuando cambian los equipos y las fases quirúrgicas es un paso fundamental para garantizar la continuidad de la atención y la seguridad del paciente. Cuando cambian los distintos equipos o fases quirúrgicas, es esencial que la información pertinente sobre el paciente, el plan quirúrgico, las posibles complicaciones y otros detalles cruciales se transmita de forma precisa y completa. He aquí cómo facilitar una transferencia de información eficaz:

1. Reunión informativa preoperatoria: Antes de que comience la cirugía, organice una reunión informativa preoperatoria en la que el equipo saliente informe al equipo entrante de los detalles clave sobre el paciente, el plan quirúrgico y cualquier preocupación especial.

2. Utilizar la comunicación estructurada: Utilice herramientas de comunicación estructurada como el SBAR (Situación, Antecedentes, Evaluación, Recomendación) para organizar y transmitir la información de forma clara y sistemática.

3. Identifique claramente a los miembros del equipo: Cuando transfiera información, asegúrese de que cada miembro del equipo se presenta e indica su función para establecer una identificación clara.

4. Redacción y lectura de informes: Si es posible, proporcione al equipo entrante un informe escrito que contenga la información esencial sobre el paciente, los cambios durante la intervención, las medidas adoptadas y cualquier preocupación.

5. Utilice ayudas visuales: Los diagramas, las imágenes y los modelos anatómicos pueden ser útiles para mostrar visualmente los aspectos clave del procedimiento o las zonas de interés.

6. Incluya información relevante: Transmita información importante como las constantes vitales del paciente, detalles del plan quirúrgico, alergias, posibles complicaciones, ajustes de la medicación y otros elementos cruciales.

7. Asegure la comprensión mutua: Anime a los miembros del equipo saliente a hacer preguntas al equipo entrante para asegurarse de que la información es clara y se entiende.

8. Defina los objetivos que deben alcanzarse: Si hay objetivos específicos que deben alcanzarse durante la siguiente fase de la operación, asegúrese de comunicarlos con claridad.

9. Proporcione recomendaciones: Si el equipo entrante debe tomar decisiones o medidas, incluya recomendaciones específicas para guiar su siguiente paso.

10. Recapitule y resuma: Al final de la entrega, recapitule brevemente los puntos clave para asegurarse de que no se ha omitido nada importante.

11. Fomente una comunicación abierta: cree un entorno en el que los miembros del equipo se sientan cómodos haciendo preguntas, aclarando puntos y compartiendo preocupaciones.

12. Documente la transferencia: Asegúrese de documentar la transferencia de información en el expediente médico del paciente para garantizar un seguimiento y una trazabilidad precisos.

Una transferencia de información fluida y precisa entre equipos y fases quirúrgicas es esencial para mantener la seguridad del paciente, evitar errores y garantizar una atención coherente y eficaz.

Prevenir los errores durante el traslado del paciente del quirófano a la sala de recuperación es un paso fundamental para garantizar la seguridad del paciente durante el periodo postoperatorio. El traslado de pacientes conlleva riesgos potenciales, sobre todo en términos de complicaciones médicas, cambios de estado y comunicación. He aquí algunas estrategias para prevenir errores durante este traslado crucial:

1. Comunicación transparente : **Asegúrese de** que existe una comunicación clara y precisa entre el equipo del quirófano y el de la sala de recuperación. Utilice protocolos de comunicación estructurados como el SBAR para transmitir información importante sobre el paciente.

2. Informe de traslado: Proporcione un informe de traslado escrito o verbal en el que se detalle la información esencial, como el estado del paciente, el plan quirúrgico, la medicación administrada, las complicaciones surgidas, las alergias, los fluidos administrados, etc.

3. Uso de listas de **comprobación:** Adopte listas de comprobación específicas para las transferencias con el fin de garantizar que se siguen correctamente todos los pasos requeridos.

4. Verificación de la identidad del paciente : Antes del traslado, confirme la identidad del paciente utilizando al menos dos métodos de identificación, como la verificación de la pulsera de identidad, la verificación del nombre y la fecha de nacimiento, etc.

5. Monitorización continua: Asegúrese de que el paciente está constantemente monitorizado durante el traslado para detectar rápidamente cualquier cambio en su estado o cualquier complicación.

6. Preparación de la sala de recuperación: Antes de que llegue el paciente, asegúrese de que la sala de recuperación está debidamente preparada con todo el equipo y los medicamentos necesarios.

7. Comunicación de la medicación : Comunique claramente al equipo de la sala de recuperación la medicación administrada durante la intervención, especificando dosis y horarios.

8. Continuidad de la anestesia: Si el paciente está bajo anestesia, asegúrese de que existe una comunicación fluida y transparente entre el anestesista del quirófano y el equipo de la sala de recuperación para garantizar una transición fluida.

9. Comunicación sobre complicaciones: Si han surgido complicaciones durante la intervención quirúrgica, asegúrese de que el equipo de la sala de recuperación está informado y preparado para gestionarlas si surgen durante el periodo de recuperación.

10. Formación y concienciación: Eduque al personal de quirófano y de la sala de recuperación sobre los procedimientos de traslado y los protocolos de prevención de errores. Proporcione formación continua para actualizar las habilidades y los conocimientos.

11. Uso de herramientas tecnológicas: Utilice tecnologías como los sistemas de información sanitaria para documentar y compartir la información de los pacientes de forma segura y precisa.

12. Análisis de errores anteriores: Lleve a cabo revisiones periódicas de los casos para examinar los errores o problemas que se produjeron durante traslados anteriores e identificar áreas de mejora.

La prevención de errores durante el traslado de pacientes del quirófano a la sala de recuperación requiere una comunicación eficaz, una estrecha coordinación entre los equipos y una meticulosa atención a los detalles. Siguiendo protocolos claros, fomentando una cultura de seguridad y aplicando estrategias específicas, el riesgo de errores puede reducirse considerablemente.

Gestión de conflictos y resolución de problemas

La gestión de los desacuerdos y los conflictos en el seno del equipo quirúrgico es esencial para mantener un entorno de trabajo armonioso, garantizar la seguridad del paciente y promover una toma de decisiones eficaz. Los desacuerdos y conflictos pueden surgir por diversos factores, como opiniones divergentes sobre el plan quirúrgico, preocupaciones sobre el paciente o tensiones interpersonales. He aquí algunas técnicas para gestionar estas situaciones de forma constructiva:

1. Comunicación abierta: Fomente una comunicación abierta y respetuosa dentro del equipo. Permita que cada miembro se exprese y explique su punto de vista de forma tranquila y respetuosa.
2. Escucha activa: Escuche atentamente las preocupaciones y puntos de vista de los demás miembros del equipo. Demuestre que comprende y tiene en cuenta sus opiniones.

3. Encuentre un terreno común: Intente encontrar un terreno común explorando las áreas de acuerdo y las posibles soluciones. Busque soluciones mutuamente beneficiosas.

4. Mediación: Si el conflicto persiste, considere la mediación. Una tercera parte neutral puede ayudar a facilitar la comunicación y a encontrar soluciones.

5. Respeto de las funciones y **responsabilidades: Asegúrese** de que todos los miembros del equipo comprenden y respetan las funciones y responsabilidades de los demás. Esto puede reducir los conflictos derivados de malentendidos o solapamientos.

6. Liderazgo eficaz: Un liderazgo fuerte puede desempeñar un papel crucial en la gestión de los conflictos. Los líderes deben ser capaces de tomar decisiones con conocimiento de causa, escuchar a los miembros del equipo y resolver los desacuerdos de forma justa.

7. Céntrese en los hechos: Cuando discuta un desacuerdo, básese en hechos tangibles y no en emociones. Esto puede contribuir a una discusión más objetiva.

8. Gestionar las emociones : Aprenda a gestionar sus emociones y las de los demás de forma constructiva. Evite las reacciones instintivas y tómese su tiempo para pensar antes de responder.

9. Elección de las palabras: Utilice palabras cuidadosamente elegidas para evitar agravar la situación. Evite los comentarios ofensivos o acusatorios.

10. Encuentre soluciones centradas en el paciente: Cuando haya un desacuerdo, recuerde siempre que el bienestar del paciente es la prioridad. Esto puede ayudar a relativizar los problemas y a encontrar soluciones.

11. Evaluación posterior al conflicto: Una vez resuelto el conflicto, tómese el tiempo necesario para evaluar lo sucedido y las lecciones aprendidas. Esto puede ayudar a prevenir conflictos similares en el futuro.

12. Formación en gestión de conflictos: Ofrezca formación al equipo sobre gestión de conflictos y comunicación eficaz. Esto puede desarrollar las habilidades y la confianza del equipo para resolver desacuerdos.

Aplicando estas técnicas y fomentando una cultura de comunicación abierta y respeto mutuo, los desacuerdos y conflictos dentro del equipo pueden gestionarse de forma constructiva, contribuyendo a un entorno de trabajo positivo y a una atención al paciente de alta calidad.

Resolver los problemas con rapidez y mantener un ambiente de trabajo positivo dentro del equipo quirúrgico es esencial para garantizar la seguridad del paciente y la satisfacción de los miembros del equipo. He aquí algunos enfoques para lograrlo con eficacia:

1. Comunicación abierta: Fomente una comunicación abierta y transparente entre los miembros del equipo. Cree un espacio en el que todos puedan expresar sus preocupaciones, hacer preguntas y compartir ideas.

2. Anticiparse a los problemas: Identifique los problemas potenciales antes de que se produzcan. La anticipación proactiva le permite tomar medidas preventivas y evitar que los problemas se conviertan en situaciones críticas.

3. **Colaboración interdisciplinar:** Implique a los miembros del equipo quirúrgico, así como a otros profesionales sanitarios, como anestesistas, enfermeras y auxiliares de quirófano, en la resolución de problemas. Un enfoque interdisciplinar puede aportar diferentes perspectivas y soluciones creativas.

4. **Uso de protocolos y listas** de comprobación: **Establezca** protocolos y listas de comprobación para guiar los pasos clave del proceso quirúrgico. Esto puede ayudar a minimizar los errores y garantizar la coherencia de la práctica.

5. **Formación continua:** Ofrezca formación continua al equipo para mantener sus habilidades al día y mantenerles al corriente de las nuevas prácticas y tecnologías. Un equipo bien formado está mejor equipado para resolver problemas.

6. **Retroalimentación constructiva:** Proporcione retroalimentación constructiva a los miembros del equipo, centrándose en las áreas de mejora y reconociendo al mismo tiempo los éxitos. Esto fomenta un entorno positivo y de aprendizaje.

7. **Fomente la notificación de incidentes:** Anime a los miembros del equipo a informar de incidentes, errores o problemas potenciales. Un sistema de notificación abierto significa que los problemas pueden tratarse con rapidez y que pueden ponerse en marcha medidas correctivas.

8. **Gestión del tiempo:** Optimice la gestión del tiempo para evitar retrasos y situaciones estresantes. Una planificación eficaz puede ayudar a prevenir problemas relacionados con la falta de tiempo.

9. **Uso de la tecnología :** Adopte tecnologías y herramientas digitales para mejorar la comunicación, la documentación y la gestión de la información. Los sistemas informatizados pueden facilitar la resolución de problemas.

10. **Enfoque centrado en las soluciones:** Cuando surja un problema, anime al equipo a adoptar un enfoque centrado en la

solución en lugar de concentrarse en lo negativo. Identifique rápidamente lo que hay que hacer para resolver el problema.

11. Liderazgo positivo: Los líderes desempeñan un papel crucial en el mantenimiento de un entorno de trabajo positivo. Los líderes deben modelar un comportamiento positivo, fomentar la colaboración y alentar la resolución proactiva de los problemas.

12. Celebrar los éxitos: Reconocer y celebrar los éxitos del equipo refuerza la motivación y la cohesión. Los éxitos ayudan a mantener un ambiente positivo e inspirador.
Al adoptar estos enfoques, el equipo quirúrgico puede colaborar de forma más eficaz para resolver los problemas con rapidez, mantener un entorno positivo y garantizar la seguridad y el bienestar de los pacientes.

Comunicación con pacientes y familiares

Explicar los procedimientos y las fases quirúrgicas a los pacientes y a sus familias es una parte esencial del papel de la enfermera de quirófano. Esta comunicación proporciona a los pacientes y sus familias información clara, responde a sus preguntas y les tranquiliza sobre el proceso quirúrgico. He aquí cómo hacerlo con eficacia:

1. Preparación: Elija un momento apropiado y tranquilo para explicar el procedimiento quirúrgico. Asegúrese de que el paciente está relajado y abierto a la comunicación.

2. Utilice un lenguaje comprensible: Evite la jerga médica compleja y utilice un lenguaje sencillo y comprensible. Explique los términos médicos si es necesario.

3. Escucha activa: Antes de empezar a explicar, anime al paciente y a sus allegados a hacer preguntas y expresar sus preocupaciones. Escuche atentamente sus necesidades y preocupaciones.

4. Descripción del procedimiento: Explique detalladamente el procedimiento quirúrgico, incluidos los objetivos, los pasos específicos y el instrumental utilizado. Utilice ayudas visuales como diagramas o modelos anatómicos si ello ayuda a aclarar las explicaciones.

5. Riesgos y beneficios: Comente los posibles riesgos asociados al procedimiento, así como los beneficios esperados. Explique las posibles alternativas, si existen.

6. Duración y recuperación: Informe al paciente sobre la duración aproximada de la intervención y las fases de recuperación postoperatoria. Mencione los cuidados necesarios y las precauciones que deben tomarse tras la intervención.
7. Anestesia: Explique el tipo de anestesia que se utilizará y cómo se sentirá el paciente durante y después de la intervención.

8. Implicaciones en el estilo de vida: Si la intervención va a repercutir en el estilo de vida del paciente, coméntelo detalladamente. Puede incluir restricciones de actividad, cambios en la dieta, etc.

9. Responder a las preguntas: Anime a los pacientes y a sus familiares a hacer preguntas en cualquier momento. Responda de forma honesta y completa.

10. Empatía y apoyo emocional: Comprenda que la intervención quirúrgica puede despertar emociones en el paciente y sus allegados. Muestre empatía, ofrezca apoyo emocional y tranquilícelos.

11. Suministro de material escrito: Si es posible, proporcione folletos o documentos escritos que describan el procedimiento, los preparativos necesarios y la información postoperatoria.

12. Confidencialidad: Asegúrese de que la información facilitada es confidencial y respete la intimidad del paciente.
Al proporcionar explicaciones claras y adaptadas a las necesidades individuales, ayuda a los pacientes y a sus familias a comprender mejor el procedimiento quirúrgico, a tomar decisiones con conocimiento de causa y a sentirse apoyados durante todo el proceso.

Proporcionar apoyo emocional y responder a las preguntas de los pacientes es clave para reducir la ansiedad antes de la cirugía. La ansiedad puede ser muy preocupante para los pacientes y repercutir en su experiencia y recuperación. He aquí cómo puede proporcionar un apoyo emocional eficaz y responder a las preguntas para ayudar a reducir la ansiedad:

1. Cree un entorno acogedor: Asegúrese de que el paciente se siente seguro y cómodo. Cree un espacio tranquilo y cálido donde puedan hacer preguntas y expresar sus preocupaciones.

2. Establezca una conexión: Tómese el tiempo necesario para presentarse y establecer una relación de confianza con el paciente. Muestre empatía y comprensión hacia sus sentimientos.

3. Anime a hacer preguntas: Haga saber a los pacientes que pueden hacer todas las preguntas que tengan. Asegúreles que todas sus preocupaciones serán atendidas.

4. Escucha activa: Cuando el paciente esté hablando, escuche atentamente y demuestre que está realmente implicado. Esto puede ayudar a aliviar sus preocupaciones.

5. Aclare la información: Si el paciente expresa su preocupación basándose en información incorrecta o malinterpretada, explíquele y aclare los puntos relevantes.

6. Uso de ayudas visuales: Si es posible, utilice ayudas visuales como folletos, vídeos explicativos o diagramas para ilustrar el procedimiento y responder a las preguntas.

7. Explique los pasos: Desglose el procedimiento en pasos y explíqueselos al paciente. Esto puede ayudar a desmitificar el proceso y reducir la ansiedad.

8. Responda honestamente: Proporcione respuestas honestas y precisas a las preguntas del paciente. Si no conoce la respuesta, indique que obtendrá la información necesaria.

9. Gestión de las expectativas: Ayude al paciente a comprender qué puede esperar antes, durante y después de la intervención. Esto puede reducir las sorpresas y las incertidumbres.

10. Técnicas de relajación: Enseñe a los pacientes técnicas sencillas de relajación, como la respiración profunda o la visualización, para ayudarles a controlar su ansiedad.

11. Implique a la familia: Si el paciente lo desea, implique a la familia o a los amigos íntimos en el proceso de información y apoyo emocional.
12. Seguimiento: Asegúrese de seguir estando disponible para el paciente incluso después de la conversación inicial. Mostrar que está ahí para responder a preguntas posteriores puede ayudar a aliviar la ansiedad.

El apoyo emocional y las respuestas a las preguntas no sólo ayudan a reducir la ansiedad del paciente, sino que también establecen un vínculo de confianza entre el paciente y el equipo médico. Esto puede contribuir a una experiencia más positiva del paciente y a mejores resultados quirúrgicos.

Uso de las tecnologías de la comunicación

El uso de sistemas electrónicos de comunicación y de cuadros de mando de quirófano puede mejorar significativamente la eficacia, la coordinación y la seguridad de los procedimientos quirúrgicos. Estas modernas herramientas facilitan la comunicación entre los miembros del equipo quirúrgico, permiten el seguimiento en tiempo real de información vital y contribuyen a la gestión global del quirófano. A continuación le explicamos cómo pueden beneficiarle estos sistemas y cómo se utilizan:

Sistemas electrónicos de comunicación :
- **Mensajería instantánea:** Los miembros del equipo pueden comunicarse de forma rápida y discreta a través de sistemas de mensajería instantánea en dispositivos móviles. Esto permite transmitir información importante sin interrumpir el flujo de trabajo.

- **Videollamadas: Los** intercambios en tiempo real a través de videollamadas pueden permitir a los cirujanos consultar a otros expertos a distancia, obtener asesoramiento y compartir imágenes en directo.

- **Alertas de emergencia:** los sistemas pueden configurarse para enviar alertas en caso de situaciones de emergencia, como cambios en las constantes vitales de un paciente o problemas técnicos.

- **Gestión de equipos : Los** sistemas de comunicación pueden utilizarse para supervisar el estado de los equipos, informar de averías y solicitar reparaciones rápidamente.

Cuadros de mando de quirófano :
- **Monitorización en tiempo real: Los paneles de control** muestran en tiempo real las constantes vitales del paciente, los niveles de anestesia, la información sobre fluidos intravenosos, etc., lo que permite al equipo monitorizar al paciente de forma continua.

- **Planificación quirúrgica: Los cuadros de mando** pueden mostrar el plan quirúrgico, las imágenes radiológicas y otra información relevante para que el equipo pueda consultar estos datos durante la operación.

- **Listas** de **comprobación: las** listas de comprobación preoperatorias y postoperatorias pueden integrarse en los cuadros de mando, lo que ayuda a garantizar que todos los pasos se siguen correctamente.

- **Gestión del tiempo:** los paneles de control pueden realizar un seguimiento de los tiempos de cirugía, de exposición a la radiación, etc., ayudando a mantener la puntualidad.

- **Integración de datos:** Los datos procedentes de diversas fuentes, como los equipos médicos, los historiales electrónicos de los pacientes y las imágenes radiológicas, pueden integrarse en el cuadro de mandos, proporcionando una visión completa de la situación.

- **Documentación en tiempo real:** la información importante puede introducirse directamente en el cuadro de mandos, lo que reduce la necesidad de tomar notas manuales y facilita la documentación.

El uso de sistemas electrónicos de comunicación y cuadros de mando en el quirófano puede mejorar la coordinación, reducir los errores, acelerar las respuestas a situaciones de emergencia y proporcionar una base de datos para el análisis postoperatorio. Sin embargo, es importante asegurarse de que estas tecnologías se integran perfectamente en los flujos de trabajo existentes y de que los miembros del equipo reciben la formación adecuada para su uso.

La integración de herramientas digitales en el quirófano puede mejorar significativamente la comunicación y la coordinación dentro del equipo quirúrgico. Las tecnologías modernas permiten compartir información en tiempo real, acceder a datos vitales y facilitar la toma de decisiones con conocimiento de causa. He aquí cómo pueden integrarse las herramientas digitales para mejorar la comunicación y la coordinación en el quirófano:

1. Sistemas electrónicos de gestión de historiales: Los historiales electrónicos de los pacientes (EPR) facilitan el almacenamiento y el acceso a la información médica del paciente, como su historial médico, los resultados de las pruebas y las recetas. Los miembros del equipo pueden consultar estos datos para comprender mejor la situación del paciente.

2. Cuadros de mando interactivos: Los cuadros de mando digitales muestran información clave en tiempo real, como las constantes vitales, los resultados de los análisis de sangre y las imágenes radiológicas. Esto permite al equipo supervisar continuamente el estado del paciente y tomar decisiones con rapidez.

3. Sistemas de mensajería y comunicación: Las aplicaciones de mensajería segura permiten a los miembros del equipo comunicarse de forma rápida y discreta, ya sea mediante mensajes de texto, voz o vídeo. Esto facilita la coordinación de tareas y la resolución de problemas.

4. Sistemas de seguimiento del instrumental: Los chips RFID o los códigos de barras pueden utilizarse para rastrear la ubicación y el uso del instrumental quirúrgico, lo que ayuda a evitar errores y a garantizar la disponibilidad del equipo necesario.

5. Aplicaciones de realidad aumentada y virtual: Estas tecnologías pueden utilizarse para mostrar información en tiempo real en el campo de visión del cirujano, lo que puede resultar especialmente útil durante procedimientos complejos.

6. Sistemas de planificación quirúrgica: Los programas informáticos de planificación permiten a los cirujanos simular y planificar los procedimientos antes de la intervención, lo que puede ayudar a anticiparse a los retos y a tomar decisiones con conocimiento de causa.

7. Dispositivos de comunicación manos libres: Los auriculares y micrófonos manos libres permiten a los miembros del equipo comunicarse manteniendo las manos libres, algo esencial en el quirófano.

8. Aplicaciones móviles: Las aplicaciones móviles permiten a los miembros del equipo permanecer conectados y acceder a información importante incluso cuando se desplazan por el quirófano.

9. Acceso a imágenes radiológicas: Las imágenes radiológicas pueden visualizarse en pantallas digitales en el quirófano, lo que ofrece a los cirujanos una visión clara y detallada de las estructuras anatómicas.

10. Videoconferencias: Las videoconferencias pueden utilizarse para consultar a expertos a distancia y obtener asesoramiento en tiempo real.

La integración de estas herramientas digitales puede ayudar a agilizar los procesos, reducir los errores, mejorar la comunicación y facilitar la coordinación entre los miembros del equipo quirúrgico. Sin embargo, es esencial asegurarse de que estas tecnologías se aplican correctamente, de que los miembros del equipo están formados en su uso y de que se respeta la confidencialidad de los datos.

Formación en comunicación interprofesional

Los programas de formación para desarrollar habilidades de comunicación eficaces en el quirófano son esenciales para garantizar una coordinación fluida, una toma de decisiones rápida y una mayor seguridad del paciente. He aquí un resumen de los elementos clave que deben incluirse en dichos programas:

1. Comunicación verbal :
   - Técnicas de escucha activa para comprender las necesidades y preocupaciones de los miembros del equipo.
   - Práctico para articular claramente la información y dar instrucciones precisas.
   - Utilización de un lenguaje claro y adaptado al público destinatario, evitando la jerga médica compleja.
   - Practicar la comunicación en situaciones de estrés y urgencia.
   -

2. Comunicación no verbal :
   - La importancia de las expresiones faciales, el lenguaje corporal y el contacto visual para reforzar los mensajes.
   - Comprender cómo las señales no verbales pueden influir en la percepción y la comprensión.
   - Manejar la entonación vocal y la postura para transmitir profesionalidad y confianza.

3. Comunicación interpersonal :
   - Desarrollar relaciones positivas y respetuosas dentro del equipo quirúrgico.
   - Gestionar los desacuerdos y los conflictos de forma constructiva.
   - Trabajar eficazmente con personalidades diversas.

4. Comunicación en equipo :
   - Técnicas para compartir eficazmente la información con todos los miembros del equipo.

- Utilización de métodos de comunicación estructurados, como la sesión informativa preoperatoria y la sesión informativa postoperatoria.

- Práctica en la coordinación de tareas y responsabilidades entre diferentes roles.

5. Comunicación con los pacientes y sus familias :
- Desarrollar habilidades para explicar claramente los procedimientos quirúrgicos a los pacientes.

- Practicar la comunicación empática y gestionar las emociones de los pacientes y sus familias.

- Responda a las preguntas y preocupaciones con sensibilidad y comprensión.

6. Utilización de herramientas de comunicación electrónica :
- Formación en el uso seguro y eficaz de aplicaciones de mensajería y sistemas de comunicación electrónica en el quirófano.

7. Simulación de escenarios de comunicación :
- Utilización de escenarios de simulación para reproducir situaciones de comunicación comunes y complejas.
- Análisis del rendimiento y retroalimentación para mejorar las habilidades.

8. Conciencia cultural y lingüística :
- Comprender el impacto de la cultura y la diversidad lingüística en la comunicación.

- Desarrollar las habilidades necesarias para comunicarse eficazmente con pacientes de diferentes orígenes culturales y lingüísticos.

9. Formación en gestión del estrés :
- Técnicas para mantener una comunicación clara y tomar decisiones bajo presión.

- Gestionar las emociones y el estrés personal para mantener la comunicación profesional.

10. Evaluación continua :
* Integración de sesiones de formación continua para actualizar y reforzar las habilidades de comunicación.

Integrar una formación en comunicación eficaz en la carrera profesional de las enfermeras de quirófano puede contribuir de forma significativa a mejorar la coordinación, aumentar la seguridad de los pacientes y mejorar los resultados quirúrgicos.

La simulación de escenarios en tiempo real es una poderosa herramienta para mejorar la coordinación y la toma de decisiones dentro del equipo quirúrgico. Permite a los miembros del equipo practicar y familiarizarse con las situaciones complejas e inesperadas que pueden surgir durante una intervención quirúrgica. A continuación le explicamos cómo puede utilizarse la simulación de escenarios para mejorar la coordinación en tiempo real en el quirófano:

1. Selección de escenarios: Identifique situaciones críticas o problemáticas que requieran una estrecha coordinación. Puede tratarse de urgencias médicas, complicaciones inesperadas, cambios en el plan quirúrgico, etc.

2. Cree un entorno realista: recree fielmente el entorno del quirófano utilizando maniquíes de simulación, equipos médicos y decorados. Cuanto más realista sea el entorno, más beneficiosa será la experiencia de simulación.

3. Simulación interdisciplinar: Implique a todos los miembros del equipo quirúrgico, incluidos cirujanos, anestesistas, enfermeras y auxiliares de quirófano. Esto refleja la dinámica de trabajo real y mejora la coordinación interdisciplinar.

4. Escenarios basados en casos reales: Diseñe escenarios basados en casos reales que hayan planteado retos de coordinación en el pasado. Esto permite a los miembros del equipo practicar específicamente sobre problemas con los que se han encontrado.

5. Integración de la comunicación: Céntrese en la comunicación entre los miembros del equipo. Fomente el uso de sistemas de comunicación electrónicos, llamadas de voz y gestos no verbales para coordinar las acciones.

163

6. Gestión de emergencias: Incorpore escenarios de emergencia para ayudar al equipo a gestionar situaciones estresantes y a tomar decisiones rápidas y adecuadas.

7. Supervisión y debriefing: Un formador experimentado puede supervisar el simulacro, proporcionar asesoramiento en tiempo real y organizar un debriefing tras el simulacro. El análisis reflexivo de las acciones emprendidas y de las decisiones tomadas puede ayudar a identificar las áreas susceptibles de mejora.

8. Variedad de escenarios: Diseñe una variedad de escenarios para cubrir diferentes aspectos de la coordinación, retos específicos de los roles y niveles de complejidad.

9. Ensayo regular: Organice sesiones de simulación de forma regular para que el equipo practique y refuerce continuamente sus habilidades de coordinación.

10. Uso de la tecnología: Algunos simulacros pueden realizarse utilizando simuladores virtuales o realidad virtual, lo que ofrece una flexibilidad y unas posibilidades de formación adicionales.

La simulación de escenarios en tiempo real proporciona un entorno seguro para el aprendizaje y la práctica, y permite al equipo desarrollar habilidades de coordinación, comunicación y toma de decisiones. También fomenta la cohesión y la confianza entre los miembros del equipo, algo esencial para un quirófano bien coordinado.

Capítulo 6

Tipos de cirugía y características específicas

Cirugía general

La cirugía general es una especialidad quirúrgica que se centra en el tratamiento quirúrgico de diversas afecciones médicas. Abarca una amplia gama de áreas quirúrgicas, cada una con sus propias técnicas, procedimientos y consideraciones específicas. He aquí algunas de las principales áreas de la cirugía general:

1. Cirugía abdominal :
   - Apendicectomía: extirpación del apéndice.
   - Colecistectomía: extirpación de la vesícula biliar.
   - Resección intestinal: extirpación de una parte del intestino.
   - Herniorrafia: Reparación de una hernia inguinal, umbilical o ventral.
   - Gastrectomía: extirpación parcial o total del estómago.

2. Cirugía torácica :
   - Lobectomía pulmonar: extirpación de un lóbulo pulmonar.
   - Resección de tumores torácicos: extirpación de tumores de la cavidad torácica.
   - Cirugía de la pared torácica: Corrección de deformidades o lesiones de la pared torácica.

3. Cirugía vascular :
   - Endarterectomía: Eliminación de la placa aterosclerótica de las arterias.
   - Bypass vascular: Restablecimiento del flujo sanguíneo mediante la derivación de los vasos obstruidos.
   - Trombectomía: extracción de un coágulo sanguíneo de un vaso.

4. Cirugía de la glándula tiroides y paratiroides :
   - Tiroidectomía: extirpación parcial o total de la glándula tiroides.
   - Paratiroidectomía: extirpación de las glándulas paratiroides hiperactivas.

5. Cirugía colorrectal :
   - Colectomía: extirpación de una parte del colon.
   - Anastomosis intestinal: Conexión de dos segmentos intestinales.
   - Resección de tumores colorrectales: extirpación de tumores del colon o del recto.

6. Cirugía hepatobiliar :
   - Resección hepática: extirpación de una parte del hígado.
   - Desobstrucción de conductos biliares: Desobstrucción de conductos biliares obstruidos.

7. Cirugía del aparato digestivo superior :
   - Gastroplastia: Reducción del tamaño del estómago para tratar la obesidad.
   - Fundoplicatura: Reparación quirúrgica de la enfermedad por reflujo gastroesofágico.

8. Cirugía bariátrica :
   - Bypass gástrico: Creación de un cortocircuito en el estómago para reducir la absorción de alimentos.

9. Cirugía endocrina :
   - Adrenomectomía: extirpación de una glándula suprarrenal.
   - Resección de tumores endocrinos: extirpación de tumores de las glándulas endocrinas.

10. Cirugía de la piel :
   - Escisión de tumores cutáneos: Extirpación de tumores cutáneos.
   - Injertos cutáneos: Trasplante de piel para la cicatrización.

Estas áreas de la cirugía general abarcan una amplia gama de afecciones médicas y procedimientos quirúrgicos. Cada área requiere habilidades y conocimientos específicos para garantizar unos resultados quirúrgicos seguros y eficaces.

La preparación para cada tipo de cirugía general varía según las características específicas del procedimiento y las necesidades del paciente. Sin embargo, hay algunos elementos comunes que deben tenerse en cuenta al prepararse para las distintas cirugías generales. A continuación le ofrecemos una visión general de la preparación específica para algunos tipos comunes de cirugía general:

1. Cirugía abdominal (por ejemplo, apendicectomía, colecistectomía) :
   - Ayuno preoperatorio: El paciente debe abstenerse de comer y beber de acuerdo con las instrucciones médicas.

- Evaluación preoperatoria completa: historia clínica, exploración física, análisis de sangre y diagnóstico por imagen.
- Preparación de la piel: El paciente debe ducharse con un jabón antiséptico el día antes de la intervención.

2. Cirugía torácica (por ejemplo, lobectomía pulmonar) :
   - Pruebas de función pulmonar: Pueden realizarse pruebas de función pulmonar para evaluar la capacidad pulmonar.
   - Prevención de complicaciones pulmonares: Ejercicios de respiración y tos para reducir el riesgo de complicaciones pulmonares postoperatorias.

3. Cirugía vascular (por ejemplo, endarterectomía, bypass vascular) :
   - Evaluación cardíaca: Puede ser necesario realizar pruebas cardíacas para evaluar la salud del corazón del paciente antes de la intervención.
   - Preparación vascular: Examen de los vasos sanguíneos mediante pruebas de imagen para planificar el procedimiento.

4. Cirugía de la glándula tiroides y paratiroides :
   - Chequeo hormonal: Comprobación de los niveles hormonales para evaluar la función tiroidea y paratiroidea.
   - Evaluación de la calcemia: Para evaluar los niveles de calcio en sangre en caso de cirugía de la glándula paratiroides.

5. Cirugía colorrectal (por ejemplo, colectomía) :
   - Preparación intestinal: Eliminación de la materia fecal del intestino antes de la intervención quirúrgica mediante una dieta especial y laxantes.
   - Terapia antibiótica profiláctica: Administración de antibióticos antes de la cirugía para prevenir la infección.

6. Cirugía hepatobiliar (por ejemplo, resección hepática) :
   - Pruebas de la función hepática: Pruebas de la función hepática para evaluar la capacidad del hígado para recuperarse tras la cirugía.
   - Preparación para la hemorragia: Considere la posibilidad de realizar pruebas de coagulación para asegurarse de que la función de coagulación es óptima.

7. Cirugía del aparato digestivo superior (por ejemplo, gastroplastia) :
- Evaluación nutricional: Evaluación del estado nutricional del paciente antes de la cirugía bariátrica.
- Formación preoperatoria: Informe al paciente sobre los cambios en la dieta y el seguimiento postoperatorio.

8. Cirugía de la obesidad (por ejemplo, bypass gástrico) :
- Preparación nutricional: Siga una dieta especial antes de la intervención para reducir el tamaño del hígado y facilitar el procedimiento.

9. Cirugía endocrina (por ejemplo, adrenomectomía) :
- Evaluación hormonal: Evaluación de los niveles hormonales antes de la cirugía para orientar el tratamiento postoperatorio.

10. Cirugía cutánea (por ejemplo, extirpación de tumores cutáneos) :
- Preparación de la piel: Preparación de la zona quirúrgica limpiando y esterilizando la piel.
Es importante tener en cuenta que cada paciente es único y que la preparación específica puede variar en función de factores individuales. Los protocolos de preparación los determina el equipo quirúrgico en consulta con la paciente para garantizar el éxito de la cirugía y una recuperación óptima.

Cirugía ortopédica

Los procedimientos ortopédicos son intervenciones quirúrgicas diseñadas para diagnosticar, tratar y corregir trastornos musculoesqueléticos. He aquí algunos procedimientos ortopédicos comunes, como la artroplastia, la fijación y la fusión, entre otros:

1. Artroplastia (sustitución articular) :
- Prótesis de cadera (artroplastia total de cadera): Sustitución de la articulación de la cadera por una prótesis de metal y plástico.
- Sustitución de rodilla (artroplastia total de rodilla): Sustitución de la articulación de la rodilla por una prótesis.
- Artroplastia de hombro: Sustitución de la articulación del hombro por una prótesis.

2. Fijación interna :
- Reparación de fracturas: Uso de tornillos, placas, clavos y otros dispositivos para mantener los huesos en su sitio durante la curación.
- Fijación de articulaciones inestables: Uso de dispositivos para estabilizar las articulaciones tras una lesión o intervención quirúrgica.

3. Fusión (artrodesis) :
- Artrodesis vertebral: Fusión de vértebras para tratar problemas de columna como hernias discales o escoliosis.
- Artrodesis de articulaciones periféricas: Fusión de articulaciones, como el tobillo o la muñeca, para tratar la artritis grave.

4. Reparación de tendones y ligamentos :
- Reconstrucción del ligamento cruzado anterior (LCA): Reconstrucción del LCA roto utilizando tejido autógeno o injertos.
- Reparación de tendones desgarrados: Reparación de tendones como el tendón de Aquiles o los tendones del hombro.

5. Descompresión nerviosa :
- Descompresión del nervio mediano (síndrome del túnel carpiano): Liberación del nervio mediano en la muñeca para aliviar la presión y el dolor.
- Descompresión del nervio ciático (discectomía): Extracción de parte de un disco intervertebral para aliviar la presión sobre el nervio ciático.

6. Osteotomía :
- Osteotomía de cadera: corte quirúrgico del hueso para corregir anomalías en la articulación de la cadera.
- Osteotomía de rodilla: corrección quirúrgica de la alineación de la rodilla para aliviar el dolor articular.

7. Cirugía de la mano y del pie :
- Liberación del túnel carpiano: alivio de la presión sobre el nervio mediano de la muñeca.
- Corrección de deformidades del pie: corrección quirúrgica de problemas como el hallux valgus (juanete) o los dedos en garra.

Estos procedimientos ortopédicos comunes ilustran la diversidad de intervenciones quirúrgicas utilizadas para tratar los trastornos musculoesqueléticos. Cada procedimiento tiene sus propias indicaciones, técnicas y consideraciones postoperatorias específicas, y todos están diseñados para mejorar la función y la calidad de vida de los pacientes.

La manipulación de implantes ortopédicos requiere un cuidado especial para garantizar el éxito del procedimiento quirúrgico y la seguridad del paciente. He aquí algunas consideraciones importantes para la manipulación de implantes ortopédicos:

1. Almacenamiento y manipulación seguros :
   - Los implantes deben almacenarse de acuerdo con las recomendaciones del fabricante para evitar contaminaciones o daños.
   - Tome estrictas precauciones para evitar golpes, caídas o cualquier otra manipulación que pueda dañar los implantes.

2. Trazabilidad e identificación :
   - Asegúrese de que cada implante está correctamente etiquetado con información precisa sobre el tipo, el tamaño y el número de lote.
   - Compruebe que los implantes corresponden a las especificaciones del paciente y del procedimiento previsto.

3. Esterilización :
   - Los implantes deben esterilizarse de acuerdo con los protocolos establecidos para prevenir las infecciones postoperatorias.
   - Siga las instrucciones de esterilización del fabricante para garantizar una esterilización eficaz.

4. Técnicas de manipulación :
   - Utilice instrumentos estériles adecuados para manipular los implantes durante la cirugía.
   - Para evitar la contaminación, evite tocar las partes críticas de los implantes con las manos desnudas.

5. Integridad del embalaje :
   - Utilice únicamente implantes cuyo embalaje esté intacto y no esté comprometido.
   - Si el embalaje está dañado, no utilice el implante e informe de ello de acuerdo con los protocolos del hospital.

6. Precisión y planificación :
   - Siga cuidadosamente el plan quirúrgico y asegúrese de que los implantes se colocan correctamente de acuerdo con el plan.
   - Tenga en cuenta las especificaciones anatómicas del paciente para garantizar un ajuste preciso.

7. Eliminación adecuada :
   - Siga los protocolos establecidos para la eliminación de implantes no utilizados o caducados de acuerdo con la normativa local.

8. Formación y sensibilización :
   - El personal quirúrgico debe estar debidamente formado y ser consciente de los procedimientos de manipulación de implantes.
   - Manténgase al día de las actualizaciones y de la formación continua sobre las nuevas tecnologías y las mejores prácticas.

9. Comunicación interdisciplinar :
   - Garantizar una comunicación eficaz entre los miembros del equipo quirúrgico para asegurarse de que todos están informados sobre los detalles del procedimiento y el uso de los implantes.

Respetando estas consideraciones y siguiendo los protocolos establecidos por el establecimiento sanitario y los fabricantes de implantes, contribuirá a garantizar la seguridad, la eficacia y el éxito de la cirugía ortopédica.

Cirugía cardíaca

Los procedimientos cardiacos son intervenciones quirúrgicas realizadas para tratar trastornos cardiacos y vasculares. He aquí algunos tipos comunes de procedimientos cardíacos:

1. Injerto de derivación aortocoronaria (CABG) :

   - Se toman vasos sanguíneos de otras partes del cuerpo (como las venas de la pierna) para puentear las arterias coronarias obstruidas, restableciendo así el flujo sanguíneo al corazón.

2. Sustitución o reparación de válvulas cardíacas :
   - Sustitución de la válvula aórtica: La válvula aórtica defectuosa se sustituye por una válvula mecánica o biológica.
   - Sustitución de la válvula mitral: Se sustituye o repara la válvula mitral dañada para restablecer la circulación sanguínea normal.

3. Cirugía del aneurisma aórtico :
   - Reparación de aneurisma de aorta abdominal: Reparación de una zona agrandada de la aorta abdominal mediante un injerto sintético.
   - Reparación del aneurisma de aorta torácica: Reparación de la aorta torácica con un injerto sintético.

4. Reparación de la comunicación interauricular (CIA) o de la comunicación interventricular (CIV) :
   - Cerrar las aberturas anormales entre las cámaras del corazón para evitar problemas circulatorios.

5. Cirugía de la fibrilación auricular :
   - Extirpación quirúrgica del tejido cardiaco responsable de las arritmias para restablecer un ritmo cardiaco regular.

6. Trasplante de corazón :
   - Sustitución del corazón dañado por un corazón sano procedente de un donante compatible.

7. Cirugía de la endocarditis :
   - Reparación o sustitución de válvulas cardiacas dañadas por una infección bacteriana.

8. Cirugía de la estenosis aórtica :
   - Reparación o sustitución de la válvula aórtica estrechada para mejorar el flujo sanguíneo.

9. Reparación de la tetralogía de Fallot :
   * Reparación de defectos cardíacos congénitos, incluida la corrección de defectos del tabique ventricular y el restablecimiento del flujo sanguíneo normal.

10. Cirugía de la disección aórtica :
   * Reparación de un desgarro en la pared aórtica para evitar complicaciones graves.

Estos procedimientos cardíacos se realizan para tratar una serie de trastornos cardíacos, ya sean congénitos, adquiridos o relacionados con la edad. Cada procedimiento tiene sus propias indicaciones, técnicas y consideraciones específicas, y todos están diseñados para restaurar o mejorar la función cardiaca y la calidad de vida del paciente.

La supervisión y la gestión avanzadas de factores de riesgo específicos son esenciales para garantizar resultados positivos en intervenciones quirúrgicas complejas y minimizar las complicaciones. He aquí algunas consideraciones importantes para la monitorización y la gestión de factores de riesgo específicos en el entorno quirúrgico:

1. Monitorización hemodinámica :
   * Monitorización continua de la presión arterial, la frecuencia cardiaca y la saturación de oxígeno para detectar cambios hemodinámicos.

2. Monitorización del electrocardiograma (ECG) :
   * Monitorización de la actividad eléctrica del corazón para detectar arritmias o signos de isquemia cardiaca.

3. Gestión de la glucemia :
   * Controlar y mantener los niveles de glucosa en sangre dentro de los límites adecuados para evitar complicaciones metabólicas.

4. Gestión de fluidos y equilibrio electrolítico :
   * Evaluación continua del equilibrio de líquidos y electrolitos para prevenir la deshidratación y los desequilibrios electrolíticos.

5. Prevención de la trombosis venosa profunda (TVP) :
- Uso de dispositivos de compresión neumática intermitente y anticoagulantes para prevenir la TVP y la embolia pulmonar.

6. Prevención de infecciones :
- Uso de antibióticos profilácticos antes de la cirugía para reducir el riesgo de infecciones postoperatorias.

7. Control de la ventilación :
- Evaluación de la función pulmonar, control de la frecuencia respiratoria y de la saturación de oxígeno para detectar problemas respiratorios.

8. Tratamiento del dolor :
- Uso de analgésicos y técnicas de tratamiento del dolor para garantizar la comodidad del paciente y promover una rápida recuperación.

9. Prevención de complicaciones tromboembólicas :
- Uso de anticoagulantes, medias de compresión y movilización precoz para prevenir los coágulos sanguíneos.

10. Monitorización neurológica :
- Evaluación de la función neurológica para detectar cualquier signo de déficit neurológico, como confusión o debilidad.

11. Gestión de la anemia :
- Gestión de la anemia preoperatoria y postoperatoria para evitar complicaciones asociadas a niveles bajos de hemoglobina.

12. Manejo de la hipotermia :
- Mantener la temperatura corporal del paciente para evitar la hipotermia, que puede aumentar el riesgo de complicaciones.

13. Prevención de la retención urinaria :
- Controlar la diuresis y aplicar medidas para prevenir la retención urinaria.

14. Gestión de la nutrición :
  • Garantice una nutrición adecuada para favorecer la curación y la recuperación postoperatorias.

La supervisión avanzada y la gestión proactiva de estos factores de riesgo específicos requieren una estrecha coordinación entre los miembros del equipo quirúrgico y protocolos bien establecidos. Un enfoque multidisciplinar y una comunicación eficaz son esenciales para optimizar los resultados quirúrgicos y minimizar las complicaciones postoperatorias.

Cirugía neurológica

Las intervenciones neuroquirúrgicas son procedimientos quirúrgicos realizados en el sistema nervioso central y periférico para diagnosticar, tratar o aliviar trastornos neurológicos. He aquí algunos tipos comunes de procedimientos neuroquirúrgicos:

1. Tumorectomía :
  • Extirpación quirúrgica de un tumor cerebral o medular para reducir la presión sobre el tejido circundante y tratar los síntomas asociados.

2. Descompresión :
  • Descompresión de la médula espinal o los nervios para aliviar la compresión debida a hernias discales, tumores u otras anomalías.

3. Estimulación cerebral profunda (ECP) :
  • Implantar electrodos en zonas específicas del cerebro para tratar trastornos neurológicos como la enfermedad de Parkinson, el temblor esencial o la distonía.

4. Craneotomía :
  • Apertura quirúrgica del cráneo para acceder al cerebro y tratar diversas afecciones, como traumatismos, aneurismas y malformaciones vasculares.

5. Resección de la epilepsia :
  • Extirpación quirúrgica de la zona del cerebro responsable de los ataques epilépticos para reducir la frecuencia y gravedad de los mismos.

6. Cirugía del aneurisma cerebral :
   - Reparación de aneurismas (dilataciones anormales de los vasos sanguíneos) en el cerebro para evitar su ruptura y hemorragias.

7. Cirugía de malformaciones vasculares :
   - Reparación de malformaciones arteriovenosas (MAV) o capilares para evitar hemorragias y complicaciones.

8. Cirugía de la columna vertebral :
   - Intervención en la columna vertebral para tratar afecciones como hernias discales, estenosis espinal o deformidades de la columna.

9. Cirugía funcional :
   - Intervenciones para tratar los trastornos del movimiento, como la enfermedad de Parkinson o la distonía, modificando los circuitos neuronales responsables.

10. Cirugía del dolor :
   - Intervención para tratar el dolor crónico cortando o modificando los nervios implicados en la transmisión del dolor.

11. Cirugía de los nervios periféricos :
   - Reparación de lesiones nerviosas, tumores o inflamaciones que afecten a los nervios periféricos.

Estos procedimientos neuroquirúrgicos requieren conocimientos especializados y una estrecha coordinación entre el equipo quirúrgico y otros profesionales sanitarios. Cada procedimiento tiene indicaciones específicas y consideraciones postoperatorias únicas para garantizar la recuperación y la calidad de vida del paciente.

Mantener un entorno estéril en los procedimientos neuroquirúrgicos, en particular en la cirugía cerebral, es crucial para reducir el riesgo de infecciones postoperatorias y garantizar la seguridad del paciente. He aquí algunas técnicas clave para mantener un entorno estéril durante estos delicados procedimientos:

1. Preparación cuidadosa del quirófano :
   - El quirófano debe limpiarse y desinfectarse a fondo antes de la intervención.
   - Utilización de cubiertas estériles para cubrir superficies, equipos y mobiliario no esenciales.

2. Lavado y vestido apropiados :
   - El equipo quirúrgico debe seguir protocolos estrictos para lavarse las manos y vestirse con prendas quirúrgicas estériles.
   - Utilización de mascarillas, gorros, gafas y guantes estériles para minimizar la propagación de partículas.

3. Instalación de campos estériles :
   - Uso de paños estériles para cubrir la zona de la incisión, los instrumentos y las mesas de instrumental.
   - Los campos se manipulan con cuidado para evitar la contaminación.

4. Uso de barreras y láminas adhesivas :
   - Utilización de barreras protectoras como láminas adhesivas para delimitar las zonas estériles y no estériles.
   - Estas barreras impiden la migración de bacterias y mantienen la esterilidad.

5. Manipulación aséptica del instrumental :
   - Utilización de instrumental estéril y manipulación aséptica durante todo el procedimiento.
   - Los instrumentos se colocan en paños estériles y se manipulan con pinzas estériles para evitar la contaminación.

6. Control medioambiental :
   - Reducción de la circulación de aire en el quirófano para minimizar la dispersión de partículas.
   - Uso de sistemas de filtración de aire HEPA para mantener una atmósfera limpia.

7. Limitar los movimientos no esenciales :
   - Los movimientos no esenciales en el quirófano se reducen al mínimo para evitar las turbulencias de aire.

8. Prevención de salpicaduras y derrames :
   * Evite las salpicaduras de fluidos corporales utilizando paños estériles y evitando los movimientos bruscos.
   * Uso de almohadillas absorbentes para recoger los fluidos durante el procedimiento.

9. Control continuo de la esterilidad :
   * Una persona especializada supervisa constantemente el cumplimiento de los protocolos de esterilidad durante la cirugía.
   * Cualquier incumplimiento de la esterilidad se notifica inmediatamente y se rectifica.

Estas técnicas son cruciales para crear y mantener un entorno estéril durante la cirugía cerebral y otros procedimientos neuroquirúrgicos. La comunicación y la vigilancia por parte del equipo quirúrgico son esenciales para garantizar el cumplimiento de los protocolos y la seguridad del paciente.

Cirugía ginecológica y obstétrica

La cirugía ginecológica abarca una amplia gama de procedimientos quirúrgicos realizados en el aparato reproductor femenino. He aquí algunos ejemplos de cirugías ginecológicas comunes:

1. Histerectomía :
   * Extirpación quirúrgica del útero, a veces junto con los ovarios y las trompas de Falopio.
   * Indicado para diversas afecciones, como fibromas, endometriosis, hemorragias uterinas anormales y cáncer de útero.

2. Cistectomía :
   * Extirpación quirúrgica de la vejiga, a veces necesaria para tratar el cáncer de vejiga u otras afecciones graves.

3. Cirugía de la incontinencia urinaria :
   * Reparación de los tejidos de sostén de la vejiga y la uretra para tratar la incontinencia urinaria.

4. Cirugía del prolapso pélvico :
   • Reparación de órganos pélvicos que se han salido de su posición normal, como el útero, la vejiga o el recto.

5. Miomectomía :
   • Extirpación quirúrgica de los miomas uterinos preservando el útero para las mujeres que desean conservar su fertilidad.

6. Cirugía de la endometriosis :
   • Extirpación del tejido endometrial que se desarrolla fuera del útero y causa dolor y complicaciones.

7. Cirugía de los trastornos de la fertilidad :
   • Reparación de anomalías anatómicas que pueden afectar a la fertilidad, como pólipos, adherencias u obstrucciones.

8. Cirugía del cáncer ginecológico :
   • Cirugía para tratar los cánceres de cuello uterino, ovario, útero, vagina y vulva.

9. Ligadura de trompas (esterilización tubárica) :
   • Procedimiento para impedir la fecundación bloqueando o cortando las trompas de Falopio.

10. Biopsias y escisiones :
   • Toma de muestras de tejido para el diagnóstico o tratamiento de diversas afecciones ginecológicas.

Cada tipo de cirugía ginecológica tiene sus propias indicaciones, técnicas y consideraciones postoperatorias. El objetivo de estos procedimientos es mejorar la salud ginecológica de la mujer, tratar afecciones médicas y preservar la fertilidad siempre que sea posible. Los avances tecnológicos y los enfoques quirúrgicos mínimamente invasivos también han contribuido a mejorar los resultados y la recuperación de muchas pacientes.

El apoyo durante las cesáreas y otros procedimientos obstétricos es esencial para apoyar a las pacientes y garantizar unos resultados médicos y psicológicos positivos. He aquí cómo puede prestarse apoyo durante estos procedimientos:

1. Información preoperatoria :
   - Antes de la cesárea o de cualquier otro procedimiento obstétrico, el equipo médico debe explicar a la paciente en qué consiste el procedimiento, por qué lo necesita y los pasos a seguir.
   - Deben discutirse los riesgos, los beneficios y las alternativas para que el paciente pueda tomar una decisión con conocimiento de causa.

2. Apoyo emocional :
   - Las operaciones obstétricas pueden ser estresantes para las pacientes. Los profesionales sanitarios y los familiares deben estar a mano para proporcionar apoyo emocional, tranquilizar y responder a las preguntas de las pacientes.
   - La presencia de una pareja, un familiar o una doula puede ayudar a reducir la ansiedad.

3. Comunicación abierta :
   - El equipo médico debe mantener una comunicación abierta con el paciente durante todo el proceso. Explicar cada paso a medida que se desarrolla puede ayudar a reducir la incertidumbre.

4. Anestesia y confort :
   - Si se utiliza un anestésico, es esencial explicar cómo funciona y qué puede esperar.
   - Asegure la comodidad de la paciente colocando su cuerpo correctamente y tomando precauciones para evitar cualquier dolor.
   -

5. Participación activa :
   - Siempre que sea posible y seguro, implique a la paciente en el proceso. Por ejemplo, se le puede permitir que toque o coja a su bebé siempre que sea apropiado.

6. Explique los acontecimientos y los resultados :
   - A medida que avanza el procedimiento, los profesionales sanitarios deben explicarle lo que está ocurriendo, los pasos siguientes y los resultados.

7. Cuidados postoperatorios y recuperación :
   - Una vez finalizada la intervención, el seguimiento médico y los cuidados postoperatorios son esenciales para controlar la recuperación de la paciente y el bebé.

8. Apoyo psicológico :
   • Tras la intervención, proporcione apoyo psicológico para ayudar a la paciente a afrontar las emociones y sentimientos que puedan surgir.

9. Educación postoperatoria :
   • Proporcione al paciente información sobre los cuidados en casa, las precauciones y los signos a los que debe estar atento.

El apoyo durante las cesáreas y otros procedimientos obstétricos tiene como objetivo crear una experiencia positiva y respetuosa para la paciente, garantizando al mismo tiempo su seguridad y la de su bebé. La comunicación empática y un entorno asistencial centrado en la paciente son elementos clave de este apoyo.

Cirugía urológica

Las intervenciones urológicas hacen referencia a una serie de cirugías realizadas en el aparato urinario, incluidos los riñones, la vejiga, la próstata, la uretra y otros órganos asociados. He aquí algunos ejemplos de procedimientos urológicos comunes:

1. Prostatectomía :
   • Extirpación quirúrgica total o parcial de la próstata, normalmente para tratar el cáncer de próstata.
   • Pueden utilizarse varios enfoques quirúrgicos, como la prostatectomía abierta, laparoscópica o asistida por robot.

2. Nefrectomía :
   • Extirpación quirúrgica de un riñón, ya sea de forma parcial (nefrectomía parcial) o total (nefrectomía total).
   • Indicado para el tratamiento del cáncer de riñón, los quistes renales, los traumatismos o los donantes vivos de riñón.
   •

3. Cistectomía :
   • Extirpación quirúrgica de la vejiga, normalmente para tratar el cáncer de vejiga.
   • Esto suele implicar la creación de una nueva salida de orina (conducto ileal o neovejiga).

4. Cirugía de la incontinencia urinaria :
  • Reparación de los tejidos de sostén de la vejiga y la uretra para tratar la incontinencia urinaria.

5. Litotricia :
  • Utilización de ondas de choque para romper los cálculos renales o ureterales en trozos pequeños, facilitando su extracción.

6. Resección transuretral de la próstata (RTUP) :
  • Extirpación de partes de la próstata a través de la uretra para tratar la hipertrofia benigna de próstata.

7. Cirugía de la uretra :
  • Reparación quirúrgica de la uretra para tratar problemas como estrechamientos o traumatismos.

8. Cirugía urológica reconstructiva :
  • Reparación quirúrgica de las vías urinarias para tratar anomalías congénitas, traumatismos o malformaciones.

9. Cirugía de reconstrucción de la vejiga :
  • Creación de una nueva vejiga a partir de otras partes del cuerpo tras una cistectomía.

10. Cirugía de trasplante renal :
  • Trasplante de un riñón de un donante vivo o fallecido a un paciente con insuficiencia renal.

Estos procedimientos están diseñados para tratar diversas afecciones urológicas y mejorar la salud y la calidad de vida de los pacientes. Los avances tecnológicos, como la cirugía asistida por robot, también han mejorado los resultados quirúrgicos y la recuperación postoperatoria.

La preparación específica para los procedimientos urológicos endoscópicos desempeña un papel crucial en el éxito de la operación y en la reducción de los riesgos para el paciente. A continuación se indican los pasos típicos de la preparación para dichos procedimientos:

1. Evaluación médica :
    - El equipo médico evalúa la salud general del paciente, incluyendo su historial médico, alergias y medicación actual.
    - Pueden realizarse pruebas preoperatorias como análisis de sangre, electrocardiograma (ECG) y evaluaciones de la función renal.

2. Información y consentimiento informado :
    - El paciente recibe información detallada sobre el procedimiento, los riesgos, los beneficios y las posibles alternativas.
    - El paciente debe dar su consentimiento informado para el procedimiento.

3. Ayuno :
    - Se informa al paciente de las instrucciones de ayuno (alimentos y líquidos) antes del procedimiento.
    - El ayuno es esencial para reducir el riesgo de complicaciones asociadas a la anestesia.

4. Preparación intestinal :
    - Para algunos procedimientos, puede ser necesario preparar los intestinos tomando medicamentos para vaciar el contenido intestinal (laxantes).

5. Medicamentos :
    - Los medicamentos pueden ajustarse o suspenderse temporalmente antes del procedimiento, en particular los anticoagulantes, los antiinflamatorios no esteroideos (AINE) y los agentes que afectan a la coagulación.

6. Higiene personal :
    - Se informa al paciente de la importancia de una buena higiene personal, incluida la limpieza de la zona genital.

7. Llegada al hospital :
    - El paciente se presenta en el hospital de acuerdo con las instrucciones proporcionadas.

8. Preparación del quirófano :
    - El quirófano se prepara con el instrumental, el equipo y los dispositivos necesarios para el procedimiento endoscópico.

9. Anestesia :
- Puede administrarse anestesia local, regional o general en función del procedimiento y de las necesidades del paciente.

10. Colocación del paciente :
- Se coloca al paciente en la posición adecuada para permitir un acceso óptimo a la zona objetivo del procedimiento endoscópico.

11. Esterilización y asepsia :
- El equipo médico sigue estrictos protocolos de seguridad.
- Por eso utilizamos técnicas asépticas y de esterilización para reducir el riesgo de infección.

12. Procedimiento endoscópico :
- El procedimiento endoscópico se lleva a cabo de acuerdo con las técnicas específicas de cada operación.

Una preparación adecuada ayuda a minimizar los riesgos y garantiza que el procedimiento urológico endoscópico se desarrolle sin problemas. La comunicación entre el paciente y el equipo médico es esencial para garantizar que se siguen todas las instrucciones y que el paciente está preparado para el procedimiento.

Cirugía plástica y reparadora

Las técnicas de cirugía estética y reconstructiva engloban una amplia gama de procedimientos destinados a mejorar el aspecto físico o restaurar la funcionalidad tras una lesión, una deformidad congénita o una intervención quirúrgica previa. He aquí algunos ejemplos de técnicas de cirugía estética y reconstructiva:

1. Lifting facial :
- Eliminación del exceso de piel y tejido subyacente para rejuvenecer el aspecto de la cara y el cuello.
- Entre las distintas variantes se incluyen el lifting frontal, el lifting cervicofacial y el minilifting.

2. Rinoplastia :
- Cirugía de la nariz para modificar su tamaño, forma o funcionalidad.

- Puede consistir en reducir, aumentar o corregir las deformaciones.

3. Reconstrucción mamaria :
   - Restauración mamaria tras una mastectomía o pérdida de tejido mamario.
   - Uso de implantes mamarios o tejido autólogo (colgajo).

4. Aumento de mamas :
   - Cirugía para aumentar el tamaño de los senos mediante implantes mamarios o lipofilling (transferencia de grasa).

5. Reducción mamaria :
   - Reducción del tamaño de los senos para aliviar las molestias físicas y mejorar la proporción corporal.

6. Liposucción :
   - Eliminación quirúrgica de depósitos de grasa localizados para remodelar el contorno corporal.

7. Abdominoplastia (cirugía estética de abdomen) :
   - Eliminación del exceso de piel y grasa del abdomen para conseguir un vientre más plano y tonificado.

8. Cirugía de los párpados (blefaroplastia) :
   - Reducción del exceso de piel y grasa alrededor de los ojos para rejuvenecer el aspecto y mejorar la visibilidad.

9. Cirugía de labios y mentón :
   - Aumento o reducción de los labios y el mentón para mejorar las proporciones faciales.

10. Cirugía reconstructiva de las extremidades :
   - Reparaciones de lesiones, deformidades o malformaciones de brazos, piernas, manos o pies.

Estas técnicas de cirugía estética y reconstructiva son realizadas por cirujanos cualificados y experimentados. Para los procedimientos estéticos, es esencial una consulta exhaustiva con el paciente para hablar de los objetivos, las expectativas y los posibles riesgos. Para los procedimientos reconstructivos, el objetivo es restaurar la funcionalidad y el aspecto natural en la medida de lo posible. Los avances tecnológicos y los enfoques quirúrgicos mínimamente invasivos también han desempeñado un papel importante en la mejora de los resultados y la recuperación de los pacientes.

La preparación para el injerto de tejidos y la microcirugía es un proceso detallado diseñado para garantizar el éxito del procedimiento y la salud del paciente. A continuación se describen los pasos típicos de la preparación para procedimientos tan complejos:

1. Evaluación médica completa :
   • Se lleva a cabo una evaluación exhaustiva de la salud general del paciente, que incluye su historial médico, alergias, medicación y exámenes preoperatorios.

2. Consulta y planificación :
   • Es necesaria una consulta detallada con el cirujano para discutir los objetivos del injerto o la microcirugía, las expectativas del paciente y las opciones disponibles.
   • El procedimiento se planifica cuidadosamente, incluida la elección de las zonas donante y receptora.

3. Preparación del paciente :
   • El paciente recibe información sobre el procedimiento, los riesgos, los beneficios y los posibles resultados.
   • El paciente debe comprender los requisitos postoperatorios y aceptar seguir las instrucciones.

4. Preparación de la zona donante :
   • Si la intervención requiere tomar tejido o un injerto de otra parte del cuerpo del paciente, se prepara cuidadosamente la zona donante.

5. Marcaje preoperatorio :
   • El cirujano puede marcar las zonas receptora y donante en el cuerpo de la paciente para guiar el procedimiento.

6. Anestesia :
   • El tipo de anestesia (local, regional o general) se determina en función del procedimiento y de las necesidades del paciente.

7. Esterilización y asepsia :
   • La esterilización del quirófano y la preparación del instrumental son esenciales para minimizar el riesgo de infección.

8. Microcirugía avanzada :
   • Los cirujanos utilizan microscopios e instrumentos de alta precisión para realizar anastomosis (conexiones de vasos sanguíneos) y para injertar tejido.

9. Vigilancia continua :
   • Durante el procedimiento, se vigila constantemente al paciente para garantizar el éxito del injerto y una circulación sanguínea adecuada.

10. Cuidados postoperatorios específicos :
   • El paciente recibe instrucciones detalladas para los cuidados postoperatorios, incluido el tratamiento del dolor, los vendajes y la medicación.

11. Seguimiento médico :
   • Se planifican visitas de seguimiento para controlar la cicatrización, evaluar la vascularización del injerto y ajustar los tratamientos si es necesario.

Los procedimientos de injerto de tejidos y microcirugía requieren conocimientos quirúrgicos avanzados y una preparación rigurosa para lograr resultados satisfactorios. La estrecha colaboración entre el cirujano, el anestesista y el equipo asistencial es esencial para garantizar la seguridad del paciente y el éxito de la intervención.

Cirugía pediátrica

La cirugía pediátrica presenta consideraciones específicas debido a las diferencias anatómicas, fisiológicas y psicológicas entre niños y adultos. Estas son algunas de las consideraciones clave de la cirugía pediátrica:

1. Tamaños de los instrumentos :
   • El instrumental quirúrgico debe adaptarse al tamaño del paciente, teniendo en cuenta las diferencias anatómicas de los niños.

- Para los lactantes y los niños pequeños puede ser necesario utilizar instrumentos miniaturizados.

2. Dosificación de los medicamentos :
   - Las dosis del fármaco deben ajustarse en función del peso, la edad y el metabolismo del niño.
   - El cálculo preciso de la dosis es crucial para evitar la sobredosificación o la infradosificación.

3. Anestesia :
   - La anestesia pediátrica requiere conocimientos especiales, ya que los niños pueden reaccionar de forma diferente a los agentes anestésicos.
   - Las técnicas de anestesia regional (epidural, raquídea) pueden ser preferibles para algunos niños.

4. Cuidados postoperatorios :
   - Los niños pueden tener necesidades de recuperación diferentes, que requieren una vigilancia cuidadosa de la respiración, el dolor y la circulación.
   - El tratamiento del dolor debe adaptarse a la edad y las preferencias del niño.

5. Comunicación y psicología :
   - Los niños tienen necesidades psicológicas específicas. Es importante tranquilizarles y explicarles el procedimiento de forma adaptada a su nivel de comprensión.
   - El uso de técnicas de distracción y juego puede reducir la ansiedad y facilitar la cooperación.

6. Cirugía neonatal y del bebé prematuro :
   - Los bebés prematuros o nacidos con problemas de salud requieren cuidados quirúrgicos y anestésicos especiales.

7. Nutrición e hidratación :
   - Las necesidades nutricionales y de agua de los niños difieren de las de los adultos. Es importante mantener un equilibrio adecuado durante el periodo perioperatorio.

8. Cirugía ambulatoria :
   - La cirugía pediátrica ambulatoria requiere una planificación cuidadosa para garantizar una recuperación rápida y segura en casa.

9. Equipamiento especializado :
   - Es posible que sea necesario adaptar a los niños algunos equipos especiales, como catéteres y dispositivos de seguridad.

10. Ética y consentimiento :
   - El consentimiento informado de los padres o tutores legales es esencial para las intervenciones pediátricas. La toma de decisiones debe ser ética y respetuosa.

La cirugía pediátrica requiere un enfoque multidisciplinar, en el que participen cirujanos pediátricos, anestesistas pediátricos, enfermeras pediátricas y otros profesionales sanitarios. Prestar especial atención a las consideraciones específicas de los niños garantiza unos resultados quirúrgicos óptimos y minimiza los riesgos potenciales.

Preparar emocionalmente a los niños y a sus familias antes de la intervención quirúrgica es esencial para reducir la ansiedad, fomentar la cooperación y mejorar el resultado general del procedimiento. He aquí algunos enfoques para preparar emocionalmente a los niños y sus familias:

1. Comunicación adecuada a la edad :
   - Explique el procedimiento de forma sencilla y adecuada a su edad. Utilice palabras familiares y ejemplos concretos.

2. Visita preoperatoria :
   - Organice una visita preoperatoria al quirófano para que el niño pueda ver el entorno y hacer preguntas.

3. Libros y vídeos :
   - Utilice libros y vídeos diseñados para explicar la cirugía y el proceso hospitalario de forma divertida y comprensible.

4. Juego de roles :
   - Utilice muñecos o animales de peluche para simular el procedimiento y mostrar lo que ocurrirá.

5. Herramientas de distracción :
   - Proporcione juguetes, libros o tabletas para distraer al niño antes del procedimiento.

6. Escuchar y responder preguntas :
   • Anime al niño a hacer preguntas y a responderlas con sinceridad. Tranquilícelos sobre las sensaciones normales que pueden experimentar.

7. Implicar a los padres :
   • Implique activamente a los padres en el proceso de preparación y anímeles a hacer preguntas y compartir sus preocupaciones.

8. Apoyo emocional :
   • Ofrezca apoyo emocional asegurando al niño que los médicos y las enfermeras están ahí para protegerle.

9. Integración familiar :
   • Implique a la familia en el proceso de preparación para aumentar el apoyo emocional y reducir la ansiedad.

10. Utilización de ayudas visuales :
    • Muestre fotos o vídeos de niños preparándose para la operación y luego recuperándose.

11. Respeto de las necesidades individuales :
    • Cada niño reacciona de forma diferente a la preparación emocional. Esté atento a sus necesidades específicas.

12. Apoyo durante el proceso :
    • Asegúrese de que un familiar pueda acompañar al niño al quirófano y reunirse con él después de la operación.

13. Seguimiento postoperatorio :
    • Ofrezca apoyo continuo y facilite información sobre la recuperación y los cuidados postoperatorios.

Preparar emocionalmente a los niños y a sus familias es una parte importante de la atención pediátrica. Al reducir la ansiedad y proporcionar información clara, usted contribuye a crear un entorno tranquilizador que propicia una experiencia positiva para el niño y su familia.

Cirugía ambulatoria

La gestión de los procedimientos quirúrgicos ambulatorios, también conocidos como cirugía ambulatoria o ambulatoria, requiere una planificación cuidadosa y un enfoque específico para garantizar la seguridad y el bienestar del paciente. He aquí los pasos clave en la gestión de la cirugía ambulatoria:

1. Evaluación preoperatoria :
   - Los pacientes deben someterse a una evaluación médica completa para garantizar que son aptos para la cirugía ambulatoria.
   - Se examina el historial médico, las alergias, la medicación y las enfermedades preexistentes.

2. Planificación del procedimiento :
   - Elección adecuada del procedimiento quirúrgico en función de la viabilidad ambulatoria y la recuperación prevista.
   - Determinar el equipo, el personal y los recursos necesarios.

3. Consentimiento informado :
   - Los pacientes deben comprender las ventajas, los riesgos y las alternativas de la cirugía ambulatoria.
   - Debe obtenerse el consentimiento informado de acuerdo con los protocolos éticos.

4. Preparación del paciente :
   - Los pacientes reciben instrucciones detalladas sobre la preparación preoperatoria, incluido el ayuno, la medicación y el cuidado de la piel.

5. Anestesia :
   - La anestesia se elige en función del procedimiento y de las necesidades del paciente. Puede utilizarse anestesia local, regional o general.

6. Cirugía :
   - La intervención quirúrgica se lleva a cabo con precisión y atención al detalle.
   - Los protocolos de asepsia y esterilización se siguen escrupulosamente para prevenir las infecciones.

7. Recuperación postoperatoria :
   - Los pacientes son vigilados cuidadosamente en una sala de recuperación hasta que están estables y despiertos.
   - Se controla el dolor y se prepara a los pacientes para volver a casa.

8. Educación de pacientes y cuidadores :
   - Los pacientes y sus cuidadores reciben instrucciones específicas sobre los cuidados postoperatorios, los signos a los que deben estar atentos y con quién deben ponerse en contacto si tienen alguna duda.

9. Seguimiento postoperatorio :
   - Se programan citas de seguimiento para evaluar la curación y recuperación del paciente.

10. Gestión de las complicaciones :
    - Los pacientes reciben información sobre cómo gestionar las posibles complicaciones, como una hemorragia excesiva o una infección.

11. Comunicación continua :
    - La comunicación entre el equipo médico, los pacientes y los cuidadores es esencial para garantizar una recuperación sin problemas.

12. Acceso a la atención de urgencia :
    - Los pacientes deben ser informados de las medidas a tomar en caso de complicación grave tras el alta.

13. Control y evaluación de la calidad :
    - El equipo médico evalúa periódicamente los protocolos de cirugía ambulatoria y aplica mejoras cuando es necesario.

La gestión de la cirugía ambulatoria tiene como objetivo proporcionar una atención de alta calidad en un entorno seguro y cómodo. Una comunicación abierta, protocolos bien definidos y una planificación cuidadosa contribuyen a garantizar el éxito de estos procedimientos y la satisfacción de los pacientes.

La preparación del paciente y el seguimiento postoperatorio de las altas en el mismo día, también conocidas como cirugía ambulatoria o ambulatoria, son pasos esenciales para garantizar la seguridad y la recuperación de los pacientes tras una intervención quirúrgica. He aquí los pasos clave en la preparación y el seguimiento postoperatorio de las altas en el mismo día:

Preparación del paciente :
1. Evaluación preoperatoria :
   - Los pacientes se someten a una minuciosa evaluación médica para garantizar que reúnen los requisitos para recibir el alta el mismo día.
   - Se evalúa el historial médico, las alergias, la medicación actual y las enfermedades preexistentes.

2. Educación preoperatoria :
   - Los pacientes reciben información detallada sobre la intervención, los cuidados postoperatorios, los signos de complicaciones y qué hacer en caso necesario.

3. Preparación en casa :
   - Los pacientes reciben instrucciones específicas sobre el ayuno, la medicación preoperatoria y el cuidado de la piel antes de la intervención.

4. Consentimiento informado :
   - Los pacientes comprenden los detalles de la intervención, los riesgos asociados y dan su consentimiento informado de acuerdo con los protocolos éticos.

Seguimiento postoperatorio :
1. Sala de recuperación :
   - Los pacientes son vigilados cuidadosamente en una sala de recuperación hasta que están despiertos, estables y sus constantes vitales son normales.

2. Tratamiento del dolor :
   - Los pacientes reciben la medicación analgésica adecuada para controlar el dolor postoperatorio.

3. Recuperación y capacidad de respuesta :
   - El equipo vigila los signos de recuperación y comprueba la capacidad de respuesta del paciente tras la anestesia.

194

4. Evaluación de las constantes vitales :
   - Se controlan regularmente los signos vitales como la tensión arterial, la frecuencia cardiaca, la frecuencia respiratoria y la saturación de oxígeno.

5. Comprobación de heridas y drenajes :
   - Se comprueban los apósitos, drenajes e incisiones quirúrgicas en busca de signos de infección, sangrado excesivo o problemas.

6. Evaluación de salida :
   - Se evalúan criterios específicos para el alta, como la estabilidad hemodinámica y la capacidad para beber, orinar y caminar.

7. Educación postoperatoria :
   - Los pacientes y sus cuidadores reciben instrucciones detalladas sobre los cuidados postoperatorios en casa, la medicación que deben tomar y los signos de complicaciones.

8. Seguimiento posterior a la salida :
   - Los pacientes reciben una llamada telefónica o una cita de seguimiento para evaluar su recuperación y resolver cualquier duda.

La preparación del paciente y el seguimiento postoperatorio para el alta en el mismo día tienen como objetivo garantizar una recuperación segura y eficaz de la cirugía ambulatoria. Una comunicación clara entre el equipo médico, el paciente y sus cuidadores es crucial para garantizar que el paciente esté bien informado y preparado para gestionar los primeros días de recuperación en casa.

Capítulo 7

Gestión
de instrumentos
y
equipos

Importancia de una gestión eficaz de los instrumentos y equipos

La preparación adecuada del instrumental quirúrgico tiene un impacto significativo en la seguridad del paciente durante todo el procedimiento quirúrgico. Una preparación cuidadosa y rigurosa del instrumental ayuda a reducir el riesgo de infecciones, complicaciones y errores médicos, garantizando un entorno quirúrgico seguro y óptimo para el paciente. A continuación le explicamos cómo afecta la preparación adecuada del instrumental a la seguridad del paciente:

1. Prevención de infecciones :
   - La esterilización eficaz del instrumental elimina los microorganismos potencialmente patógenos, reduciendo significativamente el riesgo de infecciones postoperatorias.

2. Reducir las complicaciones :
   - Un instrumental preparado adecuadamente minimiza el riesgo de complicaciones como hemorragias excesivas, infecciones de las heridas y reacciones adversas.

3. Precisión quirúrgica :
   - Los instrumentos afilados y listos para usar permiten a los cirujanos realizar incisiones y suturas más precisas, lo que mejora los resultados quirúrgicos.

4. Evite los retrasos :
   - Una preparación adecuada del instrumental garantiza que el equipo necesario esté disponible de inmediato, evitando retrasos durante el procedimiento.

5. Minimizar los errores :
   - Los pasos necesarios para preparar y comprobar el instrumental contribuyen a reducir los errores médicos relacionados con el uso de instrumental incorrecto o mal preparado.

6. Procedimiento fluido :
   - Cuando el instrumental está listo y bien organizado, el procedimiento quirúrgico se desarrolla sin problemas, lo

que puede reducir la duración de la operación y el estrés del equipo y del paciente.

7. Cumplimiento de las normas de seguridad :
   * La preparación adecuada del instrumental es esencial para cumplir las estrictas normas de esterilización y asepsia, garantizando un entorno quirúrgico seguro.

8. Manejo postoperatorio :
   * El éxito de la cirugía gracias a una preparación adecuada del instrumental puede repercutir positivamente en el periodo de recuperación y la recuperación del paciente.

9. Confianza en el equipo :
   * Cuando el equipo quirúrgico sabe que el instrumental está correctamente preparado, aumenta la confianza en el proceso y fomenta una colaboración fluida.

10. Satisfacción del paciente :
    * Una intervención quirúrgica sin complicaciones y con el instrumental adecuadamente preparado puede contribuir a la satisfacción del paciente y a una recuperación satisfactoria.

En resumen, la preparación adecuada del instrumental quirúrgico es un componente esencial de la seguridad del paciente. Desempeña un papel fundamental en la reducción de riesgos, la mejora de los resultados quirúrgicos y la garantía de un entorno quirúrgico seguro y eficaz para todos los pacientes.

El papel de la enfermera a la hora de garantizar la funcionalidad del equipo es crucial para la seguridad y el éxito de los procedimientos quirúrgicos. El equipo médico y quirúrgico desempeña un papel esencial en la realización de un procedimiento quirúrgico eficaz y seguro, y es responsabilidad de la enfermera garantizar que este equipo esté en perfecto estado de funcionamiento. He aquí cómo contribuye la enfermera a garantizar la funcionalidad del equipo:

1. Comprobación preoperatoria :
   * Antes del inicio de cada intervención quirúrgica, la enfermera lleva a cabo una comprobación minuciosa de todo el equipo necesario. Esto incluye el instrumental

199

quirúrgico, los monitores de constantes vitales, las máquinas de anestesia, la iluminación y las mesas de operaciones.

2. Calibración y pruebas :
   - La enfermera se asegura de que el equipo esté correctamente calibrado y probado para garantizar su precisión. Esto incluye la comprobación de parámetros como la presión, la temperatura y la frecuencia cardiaca.

3. Preparación del equipo :
   - Antes de la intervención, la enfermera prepara todo el material necesario y lo coloca al alcance del cirujano y del equipo quirúrgico.

4. Mantenimiento preventivo :
   - La enfermera participa en las actividades regulares de mantenimiento preventivo, como la limpieza, la lubricación y la revisión de los equipos, para evitar averías inesperadas.

5. Identificación de problemas :
   - Si algún equipo funciona mal o muestra signos de avería, la enfermera informa inmediatamente del problema al equipo de mantenimiento o al responsable designado.

6. Respuesta de emergencia :
   - En caso de emergencia o de fallo del equipo durante un procedimiento, la enfermera debe ser capaz de actuar con rapidez para resolver el problema y garantizar la continuidad de la intervención.

7. Colaboración interdisciplinar :
   - La enfermera trabaja en estrecha colaboración con técnicos biomédicos, ingenieros biomédicos y otros miembros del equipo sanitario para garantizar que los equipos se mantienen y reparan adecuadamente.

8. Formación continua :
   - Las enfermeras participan en programas de formación continua sobre el uso, el mantenimiento y la seguridad de los equipos médicos para mantenerse al día de las últimas prácticas y tecnologías.

9. Documentación :
- La enfermera lleva un registro preciso de las comprobaciones, pruebas e intervenciones realizadas en los equipos, lo que garantiza la trazabilidad y la transparencia.

El papel de la enfermera a la hora de garantizar la funcionalidad del equipo es esencial para crear un entorno quirúrgico seguro y eficaz. Al colaborar estrechamente con los equipos médicos y de mantenimiento, las enfermeras contribuyen a minimizar el riesgo de mal funcionamiento de los equipos, garantizan la calidad de los cuidados y mejoran los resultados quirúrgicos para los pacientes.

Identificación y organización del instrumental quirúrgico

Los instrumentos quirúrgicos se clasifican en diferentes categorías según su uso específico en el contexto quirúrgico. Cada categoría de instrumentos tiene una función específica en la realización de procedimientos quirúrgicos. A continuación se ofrece una clasificación común de los instrumentos según su uso:

1. Instrumentos de disección :
- Estos instrumentos se utilizan para cortar, separar y extirpar tejidos durante la cirugía. Ejemplos: escalpelos, tijeras de disección, elevadores.

2. Herramientas de agarre y sujeción :
- Estos instrumentos se utilizan para agarrar, sujetar y manipular tejidos y órganos durante la cirugía. Ejemplos: pinzas anatómicas, pinzas de Kocher, pinzas de agarre.

3. Herramientas de contracción :
- Estos instrumentos están diseñados para mantener separados los tejidos, lo que proporciona una mejor visibilidad de la zona quirúrgica. Ejemplos: retractores Farabeuf, retractores Cushing.

4. Instrumentos de sutura y anastomosis :
   - Se utilizan para realizar suturas y puntos, así como para anastomosar (conectar) tejidos. Ejemplos: agujas de sutura, portaagujas, pinzas de sutura.

5. Instrumentos de coagulación y hemostasia :
   - Estos instrumentos se utilizan para controlar las hemorragias cauterizando los vasos sanguíneos. Ejemplos: pinzas hemostáticas, bisturí eléctrico, coagulador bipolar.

6. Instrumentos de succión e irrigación :
   - Se utilizan para eliminar líquidos y restos de la zona quirúrgica, así como para irrigar y limpiar la zona. Ejemplos: cánulas de aspiración, jeringas de irrigación.

7. Instrumentos de medida :
   - Se utilizan para medir las dimensiones y profundidades de los tejidos, y para evaluar las distancias durante procedimientos específicos. Ejemplos: reglas quirúrgicas, calibradores.

8. Herramientas de reconstrucción :
   - Estos instrumentos se utilizan para la reconstrucción de tejidos, la fijación de implantes o la creación de formas anatómicas. Ejemplos: grapadora quirúrgica, equipo de osteosíntesis.

9. Instrumentos específicos para cirugía :
   - Algunos instrumentos son específicos de un tipo concreto de cirugía, como los ortopédicos, oftalmológicos, ginecológicos y neuroquirúrgicos.
10. Herramientas de medición y evaluación :
   - Se utiliza para evaluar la función de los órganos, la circulación sanguínea u otros parámetros fisiológicos. Ejemplos: Doppler, tensiómetro, pulsioxímetro.

Es importante señalar que esta clasificación no es exhaustiva y que pueden desarrollarse nuevos instrumentos en función de los avances tecnológicos y las necesidades clínicas. Cada instrumento tiene una función específica en el proceso quirúrgico y requiere un manejo experto por parte del equipo quirúrgico para garantizar la seguridad del paciente y el éxito del procedimiento.

Durante una intervención quirúrgica, la organización eficaz y la clasificación adecuada del instrumental, el equipo y los suministros son esenciales para garantizar una recuperación rápida y sin problemas. He aquí algunas técnicas de clasificación y organización que pueden ayudar a mejorar el flujo de trabajo en el quirófano:

1. Ordenados por uso :
   • Clasifique los instrumentos y el equipo según su uso específico en el procedimiento quirúrgico. Esto le permite localizar rápidamente lo que necesita en cada fase de la operación.

2. Bandejas preparadas :
   • Prepare bandejas de instrumental premontado según las fases de la intervención. Cada bandeja debe contener los instrumentos necesarios para una parte específica de la intervención.

3. Organización espacial :
   • Disponga el instrumental y el equipo de forma lógica en la mesa de operaciones, colocando los elementos necesarios al alcance del cirujano y los ayudantes.

4. Uso de bolsas de preparación :
   • Utilice bolsas o sobres estériles para agrupar instrumentos similares. Esto ayuda a mantener la asepsia a la vez que facilita el acceso a las herramientas necesarias.

5. Etiquetado claro :
   • Etiquete las bandejas, bolsas y contenedores de forma clara y legible para identificar rápidamente su contenido.

6. Comunicación preoperatoria :
   • Discuta el plan quirúrgico con el equipo antes de la intervención para aclarar las necesidades de instrumental y material en cada fase.

7. Preparación del equipo :
   • Implique a todos los miembros del equipo quirúrgico en la preparación y organización del equipo para garantizar una mejor coordinación.

8. Eliminación rápida de los instrumentos no utilizados :
   - Retire inmediatamente del área de trabajo los instrumentos que no utilice para evitar el desorden y permitir que el equipo se concentre en las tareas que tiene entre manos.

9. Vigilancia continua :
   - La enfermera circulante supervisa el uso del instrumental y el equipo, repone rápidamente los artículos agotados y se asegura de que todo esté listo para el siguiente paso.

10. Evite las redundancias :
   - Limite el número de instrumentos similares en la mesa de operaciones para evitar la confusión y el desorden.

11. Uso de cuadros de mando digitales :
   - Utilice pantallas táctiles o cuadros de mando digitales para mostrar información esencial sobre el instrumental, las fases de la intervención y las constantes vitales del paciente.

12. Reevaluación durante el procedimiento :
   - Reevalúe periódicamente las necesidades de instrumental y material a medida que avance la intervención y ajuste la organización en consecuencia.

Una organización eficaz en el quirófano ayuda a reducir el tiempo de intervención, minimizar los errores y retrasos y garantizar una recuperación rápida y segura del paciente. Adoptando estas técnicas de triaje y organización, el equipo quirúrgico puede mejorar la coordinación, la comunicación y la seguridad durante la intervención.

Preparación de instrumentos y control de calidad

La limpieza, la desinfección y la inspección visual del instrumental quirúrgico son pasos cruciales para mantener la asepsia, prevenir infecciones y garantizar la seguridad del paciente. He aquí una visión general de estos procesos esenciales:

1. Limpieza :
   - La limpieza inicial tiene como objetivo eliminar los restos orgánicos, los fluidos corporales y los residuos tisulares del instrumental. Puede incluir pasos como el remojo previo, el cepillado manual y el uso de ultrasonidos. La limpieza suele ser el primer paso en la preparación del instrumental para su posterior desinfección.

2. Desinfección :
   - Tras la limpieza, los instrumentos se someten a desinfección para eliminar los microorganismos potencialmente patógenos. Existen varios métodos de desinfección, como la desinfección química y la desinfección térmica. Algunos instrumentos pueden someterse a esterilización tras la desinfección para lograr un alto nivel de asepsia.

3. Inspección visual :
   - Tras la limpieza y la desinfección se lleva a cabo una minuciosa inspección visual para detectar cualquier residuo, daño o signo de desgaste en los instrumentos. Esto ayuda a identificar los instrumentos que requieren reparación, sustitución o un paso de limpieza adicional.

4. Uso de lupas e iluminación :
   - Durante la inspección visual se utilizan lupas y una iluminación adecuada para detectar partículas residuales o problemas menores que pueden no ser visibles a simple vista.

5. Documentación :
   - Cada etapa del proceso de limpieza, desinfección e inspección visual se documenta cuidadosamente para garantizar la trazabilidad y el cumplimiento de las normas de seguridad.

6. Prevención de la corrosión :
   - Los instrumentos de acero inoxidable deben secarse adecuadamente tras su limpieza y desinfección para evitar la corrosión. Es importante utilizar agentes secantes adecuados.

7. Reparación y sustitución :
  - Los instrumentos dañados o que muestren signos de desgaste excesivo se reparan o sustituyen de acuerdo con los protocolos establecidos. Los instrumentos deben estar en perfecto estado de funcionamiento antes de volver a utilizarse.

8. Control de calidad :
  - Los procesos de limpieza, desinfección e inspección se someten a controles de calidad periódicos para garantizar su eficacia y el cumplimiento de las normas.

Es esencial que el equipo quirúrgico, incluidos el personal de enfermería y los técnicos de esterilización, sigan estrictamente los protocolos establecidos para la limpieza, desinfección e inspección del instrumental. Estos pasos son esenciales para mantener un entorno estéril y seguro en el quirófano, minimizar el riesgo de infecciones nosocomiales y garantizar unos resultados quirúrgicos óptimos.

El uso de autoclaves y otros equipos de esterilización es un paso crucial en la preparación de los instrumentos y equipos quirúrgicos para garantizar un entorno estéril en el quirófano. A continuación le explicamos cómo se utiliza este equipo en el proceso de esterilización:

1. Autoclaves :
  - Los autoclaves son aparatos de esterilización por vapor a presión. Se utilizan para destruir los microorganismos patógenos presentes en el instrumental quirúrgico. A continuación se describen los pasos típicos de la utilización de autoclaves:

  - Carga: Los instrumentos limpios y preparados se colocan en bandejas, bolsas o contenedores adecuados para la esterilización.

  - Programación: El ciclo de esterilización se elige en función del tipo de instrumental y de los materiales utilizados.

  - Precalentamiento: El autoclave se precalienta a la temperatura y presión requeridas.

- Esterilización: Los instrumentos se exponen a vapor a presión durante un periodo de tiempo determinado. La alta temperatura y el vapor eliminan los microorganismos.

- Enfriamiento: Una vez finalizada la esterilización, los instrumentos se enfrían antes de sacarlos del autoclave.

2. Otros métodos de esterilización :
   - Además de los autoclaves, otros métodos de esterilización incluyen :

   - Esterilización por óxido de etileno: Este gas se utiliza para esterilizar instrumentos sensibles al calor y la humedad.

   - Esterilización por radiación: El instrumental se expone a rayos gamma o rayos X para destruir los microorganismos.

   - Esterilización química: Se utilizan agentes químicos para esterilizar los instrumentos sensibles al calor.

3. Control de esterilidad :
   - Una vez finalizado el proceso de esterilización, los autoclaves y otros dispositivos están equipados con sistemas de control e indicadores químicos para comprobar que la esterilización se ha llevado a cabo con éxito. También se utilizan periódicamente pruebas biológicas y químicas para validar la eficacia del proceso de esterilización.

4. Manipulación después de la esterilización :
   - Los instrumentos esterilizados deben manipularse con cuidado para evitar su contaminación. Se almacenan en zonas específicas y en envases estériles hasta que se utilizan en el quirófano.

5. Seguimiento y documentación :
   - Todas las etapas del proceso de esterilización, incluidos los parámetros de esterilización, los resultados de las pruebas y la vida útil de la esterilidad, se documentan

meticulosamente para garantizar la trazabilidad y el cumplimiento de las normas.

El uso adecuado de autoclaves y otros dispositivos de esterilización es esencial para mantener un entorno quirúrgico seguro y estéril. Los profesionales sanitarios deben recibir formación sobre los protocolos de esterilización, la manipulación del instrumental esterilizado y los procedimientos de seguimiento para garantizar una atención de alta calidad y prevenir las infecciones nosocomiales.

Gestión de implantes y dispositivos médicos

El almacenamiento seguro y la trazabilidad de los implantes quirúrgicos son aspectos críticos de la gestión del instrumental y el material en el quirófano. A continuación le explicamos cómo garantizar una gestión eficaz de estos implantes:

1. Almacenamiento seguro :
   - Los implantes quirúrgicos deben almacenarse en entornos específicos y controlados para evitar su contaminación o deterioro. Las medidas incluyen:
   - Armarios cerrados con llave: Utilice armarios seguros para almacenar los implantes, con acceso limitado a los miembros autorizados del equipo quirúrgico.

   - Áreas de almacenamiento dedicadas: Separe los implantes para que no estén en contacto directo con otros artículos.

   - Control de la temperatura y la humedad: Asegúrese de que los implantes se almacenan en condiciones ambientales adecuadas para evitar su deterioro.

2. Etiquetado y trazabilidad :
   - Cada implante debe estar claramente etiquetado con información esencial como el nombre del producto, el número de lote, la fecha de caducidad y el proveedor. Esto facilita la trazabilidad y la rápida identificación de los implantes.

3. Sistemas de gestión de existencias :
   * Utilice sistemas informatizados de gestión de existencias para realizar un seguimiento electrónico de los implantes. Estos sistemas pueden controlar los niveles de existencias, gestionar las reposiciones y generar informes para una gestión eficaz.

4. Rotación de existencias :
   * Aplique el principio de "primero en entrar, primero en salir" para garantizar una rotación adecuada de los implantes con el fin de minimizar el riesgo de caducidad.

5. Control de acceso :
   * Restrinja el acceso a la zona de almacenamiento de implantes y supervise las actividades de entrada y salida utilizando dispositivos de control de acceso, como sistemas de tarjetas llave.

6. Formación del personal :
   * Forme al equipo quirúrgico en la correcta identificación, manipulación y documentación de los implantes. Conciencie también al personal de la importancia de mantener la esterilidad al manipular los implantes.

7. Informes de uso :
   * Registre cada implante utilizado en un procedimiento quirúrgico, asociando la información del paciente con el implante específico utilizado. Esto garantiza una trazabilidad completa y precisa.

8. Seguimiento de las retiradas de productos :
   * Manténgase al día de las retiradas de productos registradas y asegúrese de que los implantes en cuestión se retiran de la circulación y se documentan adecuadamente.

9. Integración de datos :
   * Integrar la información sobre implantes en los historiales médicos electrónicos de los pacientes para garantizar una comunicación fluida entre los equipos asistenciales.

Garantizar el almacenamiento seguro y la trazabilidad precisa de los implantes es esencial para garantizar la seguridad de los pacientes, mantener la eficacia de los procedimientos quirúrgicos y cumplir las normas reglamentarias. Una gestión adecuada de los implantes contribuye a la calidad de la atención y a la prevención de errores médicos.

La documentación precisa de los números de serie y de la información sobre los implantes es esencial para garantizar la trazabilidad, la seguridad de los pacientes y el cumplimiento de la normativa. He aquí cómo garantizar una documentación rigurosa:

1. Registro inicial :
   • En cuanto reciba los implantes, registre cada uno de ellos en un sistema de seguimiento electrónico o manual. Recopile información como el nombre del fabricante, el número de lote, la fecha de fabricación, la fecha de caducidad, las especificaciones del producto y los números de serie.

2. Etiquetado :
   • Cada implante debe estar claramente etiquetado con toda la información pertinente, incluidos los números de serie. Utilice etiquetas resistentes al agua y al desgaste para evitar que la información se desvanezca.

3. Documentación del paciente :
   • Vincule cada implante al historial médico electrónico del paciente. Registre los números de serie asociados a cada intervención quirúrgica, así como los detalles de la operación.

4. Base de datos central :
   • Utilice una base de datos centralizada para registrar y almacenar la información sobre los implantes. Esta base de datos debe ser fácilmente accesible para el equipo médico autorizado.

5. Monitorización del uso :
   • Registre los números de serie de los implantes utilizados durante cada intervención quirúrgica. Asocie estos números con los historiales de los pacientes y los informes quirúrgicos.

6. Actualizaciones :
   - Actualice regularmente la base de datos para reflejar el uso, el estado del inventario y cualquier retirada de productos.

7. Sistema de numeración único :
   - Utilice un sistema de numeración único para los números de serie de los implantes. Así será más fácil encontrar y recuperar la información.

8. Formación del personal :
   - Asegúrese de que el personal está formado para documentar adecuadamente la información de los implantes, incluidos los números de serie, en el momento de la recepción y durante todo el proceso quirúrgico.

9. Gestión de recordatorios :
   - Supervise las retiradas de productos y asegúrese de que todos los implantes afectados se documentan adecuadamente y se retiran del uso.

10. Integración de sistemas :
   - Si es posible, integre la información sobre implantes en los sistemas electrónicos existentes en el hospital para optimizar la accesibilidad y la comunicación.

La documentación precisa de los números de serie y la información de los implantes es un aspecto esencial de la seguridad del paciente y la gestión de la atención quirúrgica. Una trazabilidad correcta permite identificar rápidamente los implantes cuando es necesario, evitando errores y garantizando una atención de alta calidad.

Preparación del equipo quirúrgico específico

La comprobación de los dispositivos de anestesia, monitorización y aspiración es un paso crucial antes de iniciar cualquier intervención quirúrgica, para garantizar la seguridad del paciente y el buen desarrollo de la intervención. He aquí cómo hacerlo:

1. Dispositivos anestésicos :
   - Compruebe que el carro de anestesia funciona y está correctamente abastecido de medicamentos, agentes anestésicos y equipos esenciales.

   - Asegúrese de que el circuito de anestesia, las mascarillas, los globos y los tubos estén limpios, en buen estado y listos para su uso.

   - Compruebe que los sistemas de administración de oxígeno y anestesia funcionan correctamente.
   - Asegúrese de que los dispositivos de ventilación mecánica, como el ventilador de anestesia, estén calibrados y listos para su uso.

2. Dispositivos de control :
   - Compruebe los monitores de signos vitales, como la frecuencia cardiaca, la tensión arterial, la saturación de oxígeno y la frecuencia respiratoria. Asegúrese de que están encendidos, funcionan correctamente y están calibrados.
   - Prepare los electrodos y sensores necesarios para monitorizar las constantes vitales del paciente.

   - Compruebe que las alarmas del monitor están correctamente configuradas para avisar de cambios críticos.

3. Dispositivos de succión :
   - Asegúrese de que los dispositivos de succión funcionan y de que las botellas de drenaje están correctamente instaladas.

   - Compruebe que las cánulas y las sondas de aspiración están listas para su uso y estériles.

   - Pruebe la aspiradora para asegurarse de que es eficaz.

4. Documentación :
   - Documente todas las comprobaciones realizadas, incluidos los números de serie de los dispositivos, las comprobaciones funcionales y las calibraciones.

5. Formación del personal :
   - Asegúrese de que el equipo de anestesia está formado en el uso correcto de los dispositivos, la resolución de problemas comunes y la gestión de situaciones de emergencia.

6. Comunicación :
   - Comuníquese claramente con el equipo anestésico y el equipo quirúrgico sobre el estado y la funcionalidad de los dispositivos.

7. Procedimiento de parada de emergencia :
   - Asegúrese de que el equipo de anestesia está familiarizado con el procedimiento para detener los dispositivos anestésicos en caso de emergencia.

La comprobación minuciosa de los dispositivos de anestesia, monitorización y succión antes de la intervención quirúrgica ayuda a prevenir problemas técnicos durante el procedimiento y garantiza la seguridad del paciente. También permite al equipo médico reaccionar con rapidez en caso de anomalías, fallos de funcionamiento o situaciones de emergencia.

   - Preparación de instrumentos eléctricos y herramientas de corte

Preparar los instrumentos eléctricos y las herramientas de corte en el quirófano es un paso crucial para garantizar la seguridad del paciente y el éxito de la intervención quirúrgica. A continuación le explicamos cómo hacerlo con eficacia:

1. Inspección inicial :
   - Antes del procedimiento, compruebe visualmente los instrumentos eléctricos y las herramientas de corte para asegurarse de que están en buen estado, limpios y listos para su uso.

2. Funcionamiento correcto :
   - Pruebe cada instrumento eléctrico para asegurarse de que funciona correctamente. Compruebe los interruptores, los ajustes de velocidad y las funciones específicas de cada instrumento.

3. Mantenimiento preventivo :
   • Asegúrese de que los instrumentos eléctricos han sido sometidos a un mantenimiento preventivo regular de acuerdo con las recomendaciones del fabricante.

4. Limpieza y esterilización :
   • Antes del procedimiento, asegúrese de que los instrumentos eléctricos y las herramientas de corte se han limpiado, desinfectado y esterilizado de acuerdo con los protocolos de asepsia y las normas de esterilización.

5. Preparación del campo de operaciones :
   • Prepare el campo de operaciones colocando los instrumentos eléctricos y las herramientas de corte necesarios al alcance del cirujano y del equipo.

6. Comprobación de la conexión eléctrica :
   • Asegúrese de que los instrumentos eléctricos están correctamente conectados y de que los cables de alimentación están en buen estado.

7. Seguridad eléctrica :
   • Compruebe que los enchufes eléctricos están en buen estado y cumplen las normas de seguridad. Utilice dispositivos de puesta a tierra para evitar riesgos eléctricos.

8. Utilizar de acuerdo con las especificaciones :
   • Asegúrese de que los instrumentos eléctricos se utilizan de acuerdo con las especificaciones del fabricante y las prácticas quirúrgicas adecuadas.

9. Equipo informado :
   • Informe al equipo quirúrgico de los detalles específicos de los instrumentos eléctricos que se van a utilizar, incluyendo su nombre, número de serie y cualquier consideración especial.

10. Formación del personal :
    • Asegúrese de que el personal del quirófano está formado en el uso correcto y seguro de los instrumentos eléctricos, incluidas las técnicas de manipulación y las precauciones de seguridad.

11. Documentación :
 • Documente la preparación de los instrumentos eléctricos y las herramientas de corte en la historia clínica del paciente y en los registros del quirófano.

La preparación cuidadosa de los instrumentos eléctricos y las herramientas de corte ayuda a minimizar el riesgo de errores, garantizar la seguridad del paciente y optimizar el procedimiento quirúrgico.

Mantenimiento preventivo y resolución de problemas de los equipos

Planificar el mantenimiento regular de los equipos médicos del quirófano es esencial para asegurar su buen funcionamiento, evitar averías y garantizar la seguridad de los pacientes. A continuación le explicamos cómo elaborar un plan de mantenimiento eficaz:

1. Inventario de equipos :
 • Elabore una lista completa del equipamiento médico del quirófano, que incluya instrumental, aparatos de anestesia, monitores, equipos eléctricos, etc.

2. Identificación de las necesidades de mantenimiento :
 • Identifique las necesidades específicas de mantenimiento de cada equipo consultando las recomendaciones del fabricante, las directrices reglamentarias y las normas del sector.

3. Programa de mantenimiento :
 • Establezca un programa de mantenimiento regular para cada pieza del equipo, determinando la frecuencia de las inspecciones, reparaciones y actualizaciones.

4. Mantenimiento preventivo :
 • Incorpore medidas de mantenimiento preventivo planificado para evitar averías. Esto puede incluir la limpieza, la lubricación, el calibrado y la sustitución de las piezas desgastadas.

5. Mantenimiento correctivo :
   * Prevea un mantenimiento correctivo en caso de averías o mal funcionamiento. Asegúrese de que el personal sabe cómo informar de los problemas y a quién dirigirse.

6. Responsabilidades del personal :
   * Defina claramente las responsabilidades del personal con respecto al mantenimiento de los equipos. Designe a las personas o equipos responsables de supervisar, realizar y documentar el mantenimiento.

7. Formación del personal :
   * Impartir formación continua al personal sobre el mantenimiento de los equipos, centrándose en las buenas prácticas de manipulación, mantenimiento y reparación.

8. Seguimiento y documentación :
   * Mantenga un registro detallado de todas las actividades de mantenimiento, incluyendo fechas, acciones realizadas, piezas sustituidas y problemas resueltos.

9. Deje de planificar :
   * Planifique el tiempo de inactividad necesario para realizar trabajos de mantenimiento más profundos sin interrumpir los procedimientos quirúrgicos programados.

10. Control de calidad :
    * Establecer procesos de control de calidad para comprobar la eficacia del mantenimiento realizado y garantizar que el equipo funciona conforme a las normas exigidas.

11. Recursos y proveedores :
    * Identifique los recursos necesarios, incluidos los proveedores de mantenimiento cualificados y las piezas de repuesto, para apoyar el plan de mantenimiento.

12. Revisión periódica :
    * Revise y adapte periódicamente el plan de mantenimiento en función de la nueva información, las mejores prácticas y las actualizaciones del fabricante.

Un plan de mantenimiento bien desarrollado garantiza que los equipos médicos del quirófano funcionen de forma fiable y segura, contribuyendo a la calidad de la atención y a la seguridad del paciente.

Resolver las averías del equipo durante una intervención quirúrgica es una habilidad esencial para el equipo quirúrgico, en particular para las enfermeras de quirófano. He aquí los pasos a seguir para gestionar eficazmente las averías del equipo durante una intervención quirúrgica:

1. Mantener la calma :
   - Mantenga la calma y sea racional. Una reacción calmada permitirá al equipo resolver la situación con mayor eficacia.

2. Notifique al equipo :
   - Informe inmediatamente al cirujano, al anestesista y a los demás miembros del equipo quirúrgico del fallo del equipo.

3. Garantizar la seguridad del paciente :
   - Si el fallo del equipo supone un riesgo para la seguridad del paciente, tome las medidas necesarias para garantizar la seguridad del paciente, como detener el procedimiento si procede.

4. Aísle el fallo :
   - Identifique el origen exacto de la avería examinando el equipo y comprobando las conexiones, los cables y los componentes.

5. Solución :
   - Si es posible, considere una solución alternativa para mantener la estabilidad del procedimiento. Por ejemplo, utilice otro equipo o un método alternativo si es seguro hacerlo.

6. Póngase en contacto con el servicio técnico :
   - Si la avería no puede resolverse rápidamente, póngase en contacto con el servicio técnico correspondiente para obtener ayuda. Algunos equipos pueden requerir la intervención de un técnico cualificado.

7. Avise al equipo quirúrgico:
   • Mantenga informado al equipo quirúrgico de la situación y de las medidas adoptadas para resolver el fallo.

8. Elabore un plan de emergencia :
   • Si el procedimiento no puede continuar debido al fallo, asegúrese de que existe un plan de emergencia para estabilizar al paciente y completar el procedimiento si es necesario.

9. Documentación :
   • Documente minuciosamente el fallo, las medidas adoptadas para resolverlo y las decisiones tomadas para garantizar la seguridad del paciente.

10. Revalorización :
    • Una vez subsanada la avería, compruebe que el equipo funciona correctamente antes de reanudar el procedimiento.

11. Retroalimentación :
    • Tras la intervención, discuta en equipo el fallo del equipo, las medidas adoptadas y cómo podría evitarse en el futuro.

La gestión eficaz de las averías de los equipos requiere una comunicación rápida, una toma de decisiones acertada y una actuación coordinada del equipo quirúrgico. La seguridad del paciente es siempre la máxima prioridad.

Uso de tecnología médica avanzada

La formación sobre equipos de última generación como la robótica y el diagnóstico por imagen avanzado en el quirófano es esencial para garantizar el uso seguro y eficaz de estas tecnologías. He aquí cómo planificar e impartir la formación adecuada:

1. Identificar las necesidades de formación :
   • Identificar los equipos específicos de vanguardia utilizados en el quirófano, como los sistemas robóticos quirúrgicos, los equipos avanzados de diagnóstico por imagen

218

(escáner, resonancia magnética, etc.) y otras tecnologías emergentes.

2. Diseño del programa de formación :
   - Desarrolle un programa de formación estructurado que cubra todos los aspectos del uso de los equipos, incluyendo su manejo, programación, calibración, protocolos de seguridad, etc.

3. Formación inicial :
   - Proporcionar una formación inicial exhaustiva a los miembros del equipo quirúrgico, incluidos cirujanos, enfermeras y técnicos, para garantizar un conocimiento profundo de la funcionalidad y las capacidades del equipo.

4. Formación práctica :
   - Incluya sesiones prácticas para que los participantes adquieran experiencia práctica con el equipo. Utilice simuladores o entornos de formación para reproducir escenarios quirúrgicos realistas.

5. Formación continua :
   - Asegúrese de que la formación es continua, con actualizaciones regulares para seguir el ritmo de los avances tecnológicos, las nuevas funciones y las mejores prácticas.

6. Sesiones de grupo e individuales :
   - Organice sesiones de formación en grupo para cubrir los aspectos básicos, así como sesiones individuales para satisfacer las necesidades específicas de cada participante.

7. Trabajar con los proveedores :
   - Trabaje con los proveedores de equipos para obtener su experiencia en el diseño del programa de formación y en la organización de sesiones de formación específicas para cada equipo.

8. Documentación y material didáctico :
   - Proporcione documentos de referencia, manuales de usuario, guías de resolución de problemas y otros recursos educativos para apoyar la formación.

219

9. Evaluación de las competencias :
   * Evalúe regularmente las habilidades adquiridas por los participantes, utilizando pruebas prácticas o simulaciones para asegurarse de que dominan el equipo.

10. Fomentar la experimentación :
    * Anime a los participantes a explorar la funcionalidad del equipo de forma segura y controlada bajo supervisión, lo que aumenta su confianza y competencia.

11. Retroalimentación :
    * Anime a los participantes a compartir sus experiencias y preguntas con sus compañeros, lo que fomenta el aprendizaje colectivo y el intercambio de conocimientos.

La formación en equipos de última generación requiere un compromiso continuo para garantizar que el equipo quirúrgico domina el uso de estas tecnologías avanzadas, lo que contribuye a mejorar los resultados quirúrgicos y la seguridad de los pacientes.

La integración de la tecnología en los procedimientos quirúrgicos ha evolucionado considerablemente en los últimos años, dando lugar a mejoras significativas en la precisión, la eficacia y los resultados para los pacientes. He aquí cómo se está integrando la tecnología en los procedimientos quirúrgicos:

1. Imagen avanzada :
   * El uso de imágenes médicas avanzadas como la tomografía computarizada (TC), la resonancia magnética (RM) y las imágenes en 3D ofrece a los cirujanos una visión detallada y en tiempo real de la zona de trabajo, lo que facilita la planificación y la navegación durante la intervención.

2. Robótica quirúrgica :
   * Los sistemas de robótica quirúrgica ayudan a los cirujanos a realizar intervenciones quirúrgicas con mayor precisión. Estos robots son controlados por los cirujanos mediante consolas y permiten movimientos más finos y estables.

3. Guiado y navegación :
   - Los sistemas de guía quirúrgica utilizan señales visuales o infrarrojas para seguir la posición de los instrumentos y guiar a los cirujanos durante la intervención.

4. Realidad aumentada y virtual :
   - Las tecnologías de realidad aumentada y virtual ofrecen visualizaciones en 3D en tiempo real de la anatomía del paciente, lo que permite a los cirujanos comprender mejor la disposición de las estructuras internas.

5. Endoscopia y miniaturización :
   - Los endoscopios miniaturizados y las cámaras de alta definición proporcionan imágenes internas claras y detalladas, reduciendo la necesidad de grandes incisiones.

6. Imagen intraoperatoria :
   - Los dispositivos de imagen intraoperatoria permiten a los cirujanos visualizar directamente la zona objetivo en tiempo real, lo que resulta especialmente útil en intervenciones complejas.

7. Láser y energía :
   - Se utilizan tecnologías avanzadas de láser y energía para cortar, coagular o vaporizar tejidos durante la intervención quirúrgica, lo que reduce las hemorragias y favorece una recuperación más rápida.

8. Instrumentos robóticos y teledirigidos :
   - Los instrumentos robóticos o teledirigidos permiten a los cirujanos realizar movimientos precisos y complejos con gran estabilidad, incluso en espacios reducidos.

9. Telemedicina y colaboración a distancia :
   - Las tecnologías de telemedicina permiten a los cirujanos expertos guiar y asesorar sobre los procedimientos a distancia, fomentando el aprendizaje y la colaboración.

10. Datos en tiempo real :
    - Los sensores y monitores proporcionan datos vitales en tiempo real sobre las constantes vitales del paciente, lo que ayuda a tomar decisiones rápidas y fundamentadas.

11. Documentación electrónica :
- Las historias clínicas electrónicas y los sistemas de información hospitalaria facilitan la gestión de la información sobre pacientes, procedimientos y resultados.

La integración de la tecnología en los procedimientos quirúrgicos ha transformado la forma de llevar a cabo las operaciones, permitiendo intervenciones más precisas y menos invasivas con mejores resultados para los pacientes. Sin embargo, es crucial que los miembros del equipo quirúrgico estén formados en el uso de estas tecnologías para maximizar sus beneficios y garantizar su uso seguro.

Gestión sostenible de instrumentos y equipos

Alargar la vida útil del instrumental quirúrgico es esencial para optimizar su uso y reducir los costes asociados a su frecuente sustitución. He aquí algunas formas prácticas de conseguirlo:

1. Manipulación y almacenamiento adecuados :
- Manipule los instrumentos con cuidado para evitar golpes y caídas que podrían dañar los bordes afilados.

- Guarde los instrumentos en cajas específicas o en contenedores adecuados para protegerlos del polvo, la humedad y los contaminantes.

2. Mantenimiento y limpieza regulares :
- Limpie los instrumentos inmediatamente después de su uso de acuerdo con los procedimientos recomendados.

- Utilice soluciones de limpieza adecuadas y evite los productos corrosivos o abrasivos.

- Inspeccione los instrumentos en busca de daños o desgaste después de la limpieza.

3. Esterilización correcta :
- Siga las pautas de esterilización recomendadas para cada tipo de instrumento.

- Evite los ciclos de esterilización excesivamente largos que podrían dañar el instrumental.

4. Afilado regular :
  • Asegúrese de que los instrumentos afilados se afilan con regularidad para mantener su eficacia y evite gestos más agresivos que puedan dañarlos.

5. Uso apropiado :
  • Utilice cada instrumento para el fin para el que ha sido diseñado. Evite forzar un instrumento a realizar una tarea para la que no ha sido diseñado.

6. Evite la inmersión prolongada:
  • Evite sumergir los instrumentos durante periodos prolongados, ya que podría dañar los materiales y los mecanismos.

7. Lubricación y protección :
  • Utilice lubricantes adecuados para los instrumentos articulados o mecánicos para reducir el desgaste y facilitar el movimiento.

  • Proteja los instrumentos afilados con capuchones o fundas cuando no los utilice.

8. Inspección periódica :
  • Implemente procesos de inspección periódicos para identificar los instrumentos dañados o desgastados que requieran reparación o sustitución.

9. Formación del personal :
  • Asegúrese de que todo el personal de quirófano esté formado en buenas prácticas para el uso y cuidado del instrumental.

10. Documentación :
  • Lleve un registro de la vida útil, el uso y el mantenimiento de cada instrumento para poder controlar su estado y tomar decisiones con conocimiento de causa.

Adoptando estas prácticas, el instrumental quirúrgico puede mantenerse en buen estado, lo que permite realizar operaciones más eficaces y seguras. Prestar especial atención al mantenimiento y al uso correcto del instrumental contribuirá a prolongar su vida útil y a garantizar que funcione de forma óptima.

La gestión de los residuos médicos tiene un impacto medioambiental significativo debido a la naturaleza potencialmente peligrosa de los residuos producidos en los establecimientos sanitarios. A continuación le explicamos cómo puede repercutir en el medio ambiente la gestión de los residuos médicos:

1. Contaminación del aire, el agua y el suelo :
   • Algunos residuos médicos, como los productos químicos, los productos farmacéuticos caducados o no utilizados y los desinfectantes, pueden contaminar el aire, el agua y el suelo cuando se eliminan de forma inadecuada.

2. Riesgos para la salud humana y animal :
   • La eliminación incorrecta de los residuos médicos puede entrañar riesgos para la salud humana y animal, ya que las sustancias químicas y los agentes patógenos pueden contaminar los ecosistemas y las fuentes de agua.

3. Utilización de los recursos :
   • La gestión de los residuos médicos requiere recursos como agua y energía para los procesos de tratamiento y eliminación, lo que puede contribuir a la sobreexplotación de los recursos naturales.

4. Emisiones de gases de efecto invernadero :
   • Los procesos implicados en el tratamiento y la incineración de residuos médicos pueden provocar emisiones de gases de efecto invernadero, contribuyendo así al cambio climático.

5. Eliminación inadecuada de agujas y objetos punzantes :
   • La eliminación inadecuada de agujas y otros objetos punzantes puede provocar lesiones potencialmente mortales a las personas implicadas en la gestión de residuos, así como a los recolectores.

6. Resistencia a los antibióticos :
   • Los residuos médicos que contienen residuos de medicamentos, incluidos los antibióticos, pueden contribuir a la resistencia a los antibióticos, un creciente problema de salud pública.

7. Impacto en la biodiversidad :
   * La contaminación de los ecosistemas acuáticos y terrestres por sustancias químicas y residuos médicos puede repercutir en la biodiversidad al alterar los hábitats y poner en peligro las especies animales y vegetales.

Para reducir el impacto medioambiental de la gestión de residuos médicos, es crucial aplicar prácticas de gestión de residuos seguras, eficaces y respetuosas con el medio ambiente. Esto incluye la clasificación, recogida, almacenamiento, tratamiento y eliminación adecuados de los residuos médicos, así como el fomento del uso responsable de productos químicos y medicamentos. La concienciación y la educación de los profesionales sanitarios, el personal de los centros y el público en general también son esenciales para fomentar prácticas de gestión de residuos médicos respetuosas con el medio ambiente.

Control y documentación de instrumentos y equipos

El uso de sistemas electrónicos de seguimiento para gestionar el instrumental quirúrgico puede mejorar significativamente la eficacia, la trazabilidad y la seguridad en el quirófano. A continuación le explicamos cómo pueden utilizarse estos sistemas:

1. Identificación y seguimiento de los instrumentos :
   * Cada instrumento puede equiparse con un chip RFID (identificación por radiofrecuencia) o un código de barras exclusivo, lo que permite realizar un seguimiento en tiempo real de su uso, ubicación y estado.

2. Gestión de existencias :
   * Los sistemas electrónicos pueden ayudar a gestionar los niveles de existencias en tiempo real, señalando automáticamente cuándo es el momento de pedir nuevos instrumentos.

3. Planificación de las intervenciones :
   - El instrumental necesario para un procedimiento concreto puede identificarse y prepararse con antelación, evitando retrasos innecesarios.

4. Prevención de pérdidas y robos :
   - Los sistemas electrónicos pueden alertar al personal si un instrumento sale del quirófano sin autorización, lo que reduce el riesgo de pérdida o robo.

5. Mantenimiento y seguimiento de la calibración :
   - Los sistemas pueden registrar las fechas en las que se revisan, afilan o calibran los instrumentos, lo que garantiza que funcionen correctamente y con seguridad.

6. Documentación e informes :
   - La información sobre el uso de los instrumentos puede registrarse automáticamente e integrarse en los historiales médicos electrónicos, lo que facilita la creación de informes y análisis.

7. Trazabilidad y conformidad :
   - Los sistemas de seguimiento electrónico permiten una trazabilidad completa de cada instrumento, lo que es crucial para el cumplimiento de las normas de seguridad y esterilización.

8. Gestión de recordatorios :
   - Los sistemas electrónicos pueden alertar automáticamente al personal cuando se retira un instrumento por motivos de seguridad o calidad.

9. Reducir el error humano :
   - Al automatizar el seguimiento y la gestión del instrumental, se reducen los riesgos de error humano, como la documentación incorrecta o el uso de instrumental no estéril.

10. Mejorar la eficacia :
    - Los sistemas electrónicos proporcionan un acceso rápido a la información sobre los instrumentos, lo que reduce el tiempo de búsqueda y ayuda a hacer un uso más eficaz de los recursos.

El uso de sistemas electrónicos de seguimiento puede contribuir a una mejor organización, una gestión más precisa del instrumental, un aumento de la seguridad y una mejora general de los procesos dentro del quirófano. Sin embargo, es esencial proporcionar una formación adecuada al personal para garantizar un uso correcto y óptimo de estos sistemas.

Mantener registros precisos es esencial para garantizar la trazabilidad, el cumplimiento y la seguridad en el quirófano. A continuación le explicamos cómo mantener registros eficaces para estos fines:

1. Identificación de instrumentos y equipos :
   - Cada instrumento y pieza del equipo debe estar claramente identificado con un número de serie, un código de barras o un chip RFID para permitir un seguimiento preciso.

2. Utilización de instrumentos :
   - Registre los detalles de cada uso del instrumental, incluido el nombre del paciente, el tipo de procedimiento, la fecha y la hora.

3. Esterilización y desinfección :
   - Documente los ciclos de esterilización y desinfección de cada instrumento, indicando las fechas, los métodos utilizados y los resultados.

4. Mantenimiento y revisión :
   - Lleve un registro de las operaciones de mantenimiento, afilado y calibración de los instrumentos, incluyendo fechas y detalles.

5. Gestión de existencias :
   - Supervise los niveles de existencias de instrumentos y equipos para evitar la escasez y los excedentes.

6. Cumplimiento de las normas :
   - Asegúrese de que los registros cumplen las normas y reglamentos vigentes, sobre todo en materia de seguridad, esterilización y gestión de residuos.

7. Trazabilidad del paciente :
   * Asocie cada instrumento utilizado a un paciente concreto para permitir una trazabilidad completa en caso de problemas o retiradas.

8. Informes y análisis :
   * Utilice los registros para generar informes y análisis que permitan identificar tendencias, riesgos potenciales y áreas de mejora.

9. Integración electrónica :
   * Siempre que sea posible, utilice sistemas informatizados para registrar la información y automatizar la generación de informes.

10. Formación y responsabilidad :
   * Asegúrese de que todo el personal implicado en el uso, la esterilización y el mantenimiento del instrumental esté debidamente formado y sea consciente de la importancia de mantener registros precisos.

11. Vida útil :
   * Cumpla las directrices sobre el tiempo que deben conservarse los registros, asegurándose de que se conservan durante el tiempo necesario para la trazabilidad y el cumplimiento.

Llevar un registro preciso es crucial para la seguridad del paciente, la gestión eficaz de los recursos y el cumplimiento de las normas y reglamentos. Siguiendo estas prácticas, contribuirá a un entorno de quirófano más seguro, eficiente y mejor organizado.

Capítulo 8

Después de la cirugía y cuidados postoperatorios

Transición del paciente a la sala de recuperación

Preparar al paciente para su traslado a la sala de recuperación es un paso importante para garantizar un despertar tranquilo y una transición segura tras la intervención. He aquí las etapas clave de esta preparación:

1. Seguimiento continuo :
   - Antes del traslado, asegúrese de que las constantes vitales del paciente son estables y vigile atentamente cualquier cambio en su estado de salud.

2. Comprobación de las vías respiratorias :
   - Asegúrese de que las vías respiratorias del paciente están despejadas y que puede respirar libremente.

3. Extubación (si es necesario) :
   - Si el paciente está intubado durante la intervención, prepárese para la extubación siguiendo los protocolos adecuados.

4. Tratamiento del dolor :
   - Administre los analgésicos prescritos por su médico, para que el paciente esté cómodo durante el traslado.

5. Embalaje adecuado :
   - Asegúrese de que el paciente está vestido cómoda y correctamente para el traslado, teniendo en cuenta las consideraciones médicas y de seguridad.

6. Documentación :
   - Documente con precisión en la historia clínica el estado del paciente, los medicamentos administrados, las constantes vitales y cualquier otro detalle relevante.

7. Preparación del equipo :
   - Reúna todo el equipo y los documentos necesarios para el traslado, incluido el expediente médico del paciente, los medicamentos, los dispositivos de monitorización y el equipo de oxígeno.

8. Comunicación :
   - Póngase en contacto con el equipo de la sala de recuperación para informarles del traslado inminente y comparta toda la información relevante del paciente.

9. Preparación de la camilla :
   - Asegúrese de que la camilla esté limpia, sea cómoda y esté equipada con todo lo necesario para el traslado, como mantas y soportes para brazos y piernas.

10. Información al paciente :
   - Informe al paciente sobre el traslado a la sala de recuperación, tranquilícelo sobre lo que va a ocurrir y responda a cualquier pregunta que pueda tener.

11. Consentimiento informado :
   - Si es necesario, obtenga el consentimiento informado del paciente o de su representante legal para el traslado.

12. Ayuda a la transferencia :
   - Si el paciente no puede moverse por sí mismo, asegúrese de que dispone de personal suficiente para ayudarle con seguridad.

Una vez que el paciente esté listo, trasládelo con cuidado y atención, siguiendo los protocolos del centro. La comunicación sin fisuras entre el equipo quirúrgico y el de la sala de recuperación es esencial para garantizar una transición fluida y la continuidad de la atención al paciente.

Comunicar información relevante al equipo de recuperación es crucial para garantizar la seguridad y el bienestar del paciente durante la fase postoperatoria. A continuación le explicamos cómo comunicarse eficazmente con el equipo de recuperación:

1. Informe verbal :
   - Antes de trasladar al paciente a la sala de recuperación, informe verbalmente a la enfermera de recuperación o al anestesista. Facilite la información esencial sobre la intervención quirúrgica, el estado actual del paciente, la medicación administrada, las constantes vitales, los

231

posibles problemas y cualquier otra información pertinente.

2. Expediente médico :
   * Asegúrese de que el expediente médico del paciente, incluidas las notas operatorias, las prescripciones, los resultados de las pruebas y los informes anestésicos, esté disponible y se transmita al equipo de recuperación.

3. Informes escritos :
   * Si es posible, elabore un informe escrito o utilice formularios normalizados para transmitir información importante al equipo de recuperación.

4. Identificadores de pacientes :
   * Asegúrese de que se comunica claramente la identidad del paciente, incluyendo su nombre completo, fecha de nacimiento y cualquier otro identificador único.

5. Breve resumen :
   * Haga un breve resumen de la operación, la duración de la intervención, cualquier complicación que haya surgido durante la cirugía y cualquier problema particular que haya encontrado.

6. Medicamentos administrados :
   * Informe al equipo de recuperación de los fármacos administrados durante la intervención, en particular analgésicos, sedantes y agentes anestésicos.

7. Reacciones alérgicas :
   * Informe de cualquier alergia conocida a medicamentos o reacción alérgica que se haya producido durante la cirugía.

8. Fluidos y pérdidas :
   * Comunique los detalles de los fluidos administrados durante la cirugía, así como las pérdidas de sangre y fluidos.

9. Monitorización y constantes vitales :
   * Comparta las últimas constantes vitales registradas, como la frecuencia cardiaca, la tensión arterial, la saturación de oxígeno, la temperatura, etc.

10. Condición neurológica :
    • Informe al equipo de recuperación del estado neurológico del paciente, en particular si se han producido cambios en los reflejos, la consciencia o la sensibilidad.

11. Procedimientos especiales :
    • Si se ha llevado a cabo algún procedimiento especial durante la operación (por ejemplo, la colocación de una sonda urinaria), asegúrese de que se informa al equipo de recuperación.

12. Consideraciones específicas :
    • Si el paciente tiene necesidades especiales, requisitos dietéticos, restricciones u otras consideraciones específicas, asegúrese de que se comparte esta información.

Una comunicación clara y concisa de la información pertinente entre el equipo quirúrgico y el equipo de recuperación garantiza una transición fluida y una gestión adecuada del paciente durante la fase postoperatoria.

Monitorizar las constantes vitales y el estado del paciente

La monitorización regular de los parámetros vitales es esencial para garantizar la seguridad y el bienestar de los pacientes en la sala de recuperación y a lo largo de su recuperación postoperatoria. A continuación le explicamos cómo monitorizar eficazmente las constantes vitales:

1. Frecuencia cardiaca (FC) :
   • Utilice un monitor cardiaco para controlar continuamente la frecuencia cardiaca del paciente. Un aumento significativo o una disminución anormal de la frecuencia cardiaca pueden indicar problemas o dolores cardiovasculares.

2. Presión arterial (PA) :
   • Mídase la tensión arterial a intervalos regulares utilizando un tensiómetro. Las variaciones significativas de la tensión arterial pueden indicar inestabilidad hemodinámica.

3. Saturación de oxígeno (SaO2) :
   - Controle la saturación de oxígeno del paciente con un pulsioxímetro. Un descenso de la saturación de oxígeno puede hacer necesario un aumento del aporte de oxígeno.

4. Frecuencia respiratoria (FR) :
   - Cuente las respiraciones por minuto para evaluar la frecuencia respiratoria del paciente. Los cambios anormales pueden indicar problemas respiratorios.

5. Temperatura corporal :
   - Controle su temperatura corporal para detectar signos de fiebre postoperatoria o hipotermia.

6. Nivel de concienciación :
   - Evalúe regularmente el nivel de consciencia del paciente observando su reactividad, su estado de alerta y su capacidad para responder a los estímulos.

7. Dolor :
   - Pida al paciente que informe de su nivel de dolor utilizando una escala de dolor estándar. Ajuste los analgésicos en consecuencia.

8. Vías aéreas :
   - Vigile la respiración del paciente y asegúrese de que las vías respiratorias permanecen despejadas para evitar cualquier problema respiratorio.

9. Volumen de orina :
   - Registre el volumen de orina para evaluar la función renal y la hidratación.

10. Reacciones alérgicas o adversas :
   - Esté atento a los signos de reacciones alérgicas o adversas a los fármacos administrados durante la cirugía.

11. Respuesta a los estímulos :
   - Compruebe regularmente la respuesta del paciente a los estímulos, evaluando su capacidad para moverse, responder verbalmente y abrir los ojos.

12. Documentación precisa :
- Registre con precisión todas las mediciones en el historial médico del paciente, incluidas las horas de las lecturas y las observaciones específicas.

13. Respuestas adecuadas :
- En caso de anomalías o fluctuaciones significativas de los parámetros vitales, informe inmediatamente al médico o al equipo médico para una rápida evaluación e intervención.

La monitorización regular y cuidadosa de los parámetros vitales permite detectar rápidamente cualquier cambio en el estado del paciente y tomar medidas rápidas para prevenir o tratar las complicaciones postoperatorias. Esto desempeña un papel crucial en la gestión global del paciente durante el periodo de recuperación.

Evaluar el dolor del paciente y su reacción a la anestesia es un paso importante para garantizar su comodidad y seguridad durante la fase postoperatoria. He aquí cómo hacerlo:

1. Evaluación temprana :
- Tan pronto como el paciente sea trasladado a la sala de recuperación, comience con una evaluación inicial de su dolor y nivel de consciencia.

2. Utilizar una escala de dolor :
- Pida al paciente que califique su dolor en una escala de 0 a 10, donde 0 representa ausencia de dolor y 10 representa el peor dolor imaginable. Esto puede darle una indicación de la gravedad del dolor experimentado.

3. Observación de los signos de dolor :
- Busque signos no verbales de dolor, como muecas, tensión muscular, respiración rápida o superficial y movimientos inquietos.

4. Comunicación verbal :
- Anime a los pacientes a expresar su dolor verbalmente y pídales que describan la naturaleza, localización e intensidad de su dolor.

5. Evaluación de la respuesta a la anestesia :
   - Observe las reacciones del paciente a la anestesia, como el nivel de consciencia, la respiración y la saturación de oxígeno. Asegúrese de que el paciente se despierta con suavidad y seguridad.

6. Comunicación con el anestesista :
   - Si se observan complicaciones relacionadas con la anestesia (por ejemplo, dificultades respiratorias, reacciones alérgicas), póngase en contacto inmediatamente con el anestesista para que le aconseje y le dé instrucciones.

7. Administración de analgésicos :
   - Si el paciente refiere dolor, administre los analgésicos prescritos de acuerdo con las prescripciones médicas.

8. Reevaluación frecuente :
   - Vuelva a evaluar el dolor del paciente con regularidad tras la administración de analgésicos para comprobar su eficacia y ajustar la dosis si es necesario.

9. Observación continua :
   - Vigile constantemente las constantes vitales del paciente durante este periodo crítico, prestando especial atención a la respiración, la saturación de oxígeno y la tensión arterial.

10. Apoyo emocional :
   - Proporcione al paciente apoyo emocional y explicaciones tranquilizadoras sobre su situación, respondiendo a sus preguntas y ayudándole a gestionar sus preocupaciones.

Evaluar el dolor del paciente y su respuesta a la anestesia requiere una comunicación cuidadosa y una monitorización continua para garantizar que el paciente se despierta de forma cómoda y segura tras la intervención.

Tratamiento del dolor postoperatorio

Administrar y controlar los analgésicos de acuerdo con los protocolos es esencial para gestionar eficazmente el dolor postoperatorio de los pacientes y garantizar su comodidad. He aquí los pasos clave para administrar y controlar los analgésicos adecuadamente:

1. Prescripción médica :
   - Antes de administrar cualquier analgésico, asegúrese de que dispone de una prescripción médica precisa y actualizada que indique el tipo de analgésico, la dosis, la vía de administración y la frecuencia.

2. Elección del analgésico :
   - Seleccione el analgésico adecuado según la gravedad del dolor, el historial médico del paciente y cualquier alergia conocida.

3. Vía de administración :
   - Los analgésicos pueden administrarse por vía oral, intravenosa, intramuscular, subcutánea o epidural, según los protocolos y las necesidades del paciente.

4. Educación del paciente :
   - Informe al paciente sobre el tipo de analgésico que se le está administrando, su modo de acción, los posibles efectos secundarios y los pasos a seguir para notificar cualquier reacción adversa.

5. Administración precisa :
   - Respete estrictamente la dosis prescrita y los intervalos de tiempo entre dosis. Utilice dispositivos de medición adecuados para garantizar una administración precisa.

6. Seguimiento continuo :
   - Controle regularmente las constantes vitales del paciente, en particular la frecuencia cardiaca, la tensión arterial, la saturación de oxígeno y la respiración, después de cada administración de analgésico.

7. Evaluación del dolor :
   - Pregunte regularmente a los pacientes sobre sus niveles de dolor y cómo se sienten tras la administración del analgésico. Utilice escalas de dolor para cuantificar y controlar la intensidad del dolor.

8. Revalorización y ajuste :
   - En función de la respuesta del paciente al analgésico, ajuste la dosis si es necesario para mejorar el control del dolor al tiempo que minimiza los efectos secundarios.

9. Prevención de efectos secundarios :
   - Esté atento a posibles efectos secundarios como sedación, náuseas, vómitos, picores y mareos y actúe en consecuencia.

10. Documentación precisa :
   - Registre sistemáticamente en la historia clínica del paciente las horas y las dosis administradas, las respuestas del paciente, las intervenciones realizadas y cualquier efecto secundario observado.

11. Comunicación interdisciplinar :
   - Comunicarse con el equipo médico, incluidos médicos, enfermeras y farmacéuticos, para discutir la eficacia del tratamiento del dolor y ajustar los planes de tratamiento si es necesario.

La administración y el control de los analgésicos deben realizarse de forma diligente y cuidadosa para garantizar un alivio adecuado del dolor, minimizar el riesgo de efectos secundarios y promover una recuperación cómoda del paciente tras la intervención quirúrgica.

Además de los analgésicos, hay una serie de técnicas no farmacológicas que son eficaces para reducir el dolor postoperatorio y hacer que los pacientes se sientan más cómodos. Estas técnicas pueden utilizarse solas o en combinación con medicación, en función de las necesidades y preferencias del paciente. He aquí algunas de estas técnicas no farmacológicas:

1. Relajación y respiración profunda :
   - Enseñe al paciente técnicas de relajación muscular progresiva y respiración profunda para reducir la ansiedad y la tensión muscular, lo que puede ayudar a reducir el dolor.

2. Técnicas de distracción :
   - Sugiera actividades de distracción como leer, escuchar música relajante, ver vídeos o jugar a juegos mentales para desviar la atención del paciente del dolor.

3. Imaginería guiada :
   - Guíe al paciente en el uso de la imaginación para crear imágenes mentales positivas y relajantes, que pueden ayudar a reducir la percepción del dolor.

4. Terapia de masaje :
   - Utilice técnicas de masaje suaves para relajar los músculos y estimular la liberación de endorfinas, los analgésicos naturales del cuerpo.

5. Acupuntura y acupresión :
   - Aplique presión o utilice agujas en puntos específicos del cuerpo para estimular el flujo de energía y aliviar el dolor.

6. TENS (Estimulación nerviosa eléctrica transcutánea) :
   - Utilizan electrodos para enviar débiles corrientes eléctricas a través de la piel, lo que puede ayudar a bloquear las señales de dolor.

7. Calor y frío :
   - Aplique compresas frías o calientes en la zona dolorida para aliviar el dolor y reducir la inflamación.

8. Yoga y meditación :
   - Enseñe al paciente ejercicios suaves de yoga y técnicas de meditación para fomentar la relajación y la autoconciencia, que pueden ayudar a reducir el dolor.

9. Hipnosis :
   - Guíe al paciente hacia un estado alterado de conciencia para favorecer una relajación profunda y reducir la percepción del dolor.

10. Terapia de masaje :
    - Proporcione masajes profesionales para relajar los músculos y estimular la circulación sanguínea, lo que puede reducir el dolor.

Es importante hablar con el paciente y colaborar estrechamente con el equipo médico para seleccionar las técnicas no farmacológicas adecuadas en función del estado del paciente, la naturaleza de la cirugía y las preferencias personales. Estos enfoques complementarios pueden desempeñar un papel importante en el control del dolor postoperatorio y en la mejora del bienestar general del paciente.

Cuidado de incisiones y apósitos

Inspeccionar y limpiar las incisiones quirúrgicas es una parte integral de los cuidados postoperatorios para prevenir infecciones y promover una cicatrización óptima. He aquí los pasos a seguir para inspeccionar y limpiar correctamente las incisiones quirúrgicas:

1. Preparación :
   • Antes de empezar, asegúrese de que tiene las manos limpias lavándoselas a fondo con agua y jabón o utilizando un desinfectante para manos.

2. Establecer un entorno limpio :
   • Elija una zona limpia y bien iluminada para la inspección y limpieza. Utilice guantes estériles y póngase una mascarilla si es necesario.

3. Inspección visual :
   • Examine cuidadosamente la incisión en busca de signos de infección, inflamación, dehiscencia (apertura de la incisión) o drenaje anormal. Busque enrojecimiento, hinchazón, calor excesivo o presencia de pus.

4. Limpieza de la incisión :
   • Si es necesario limpiar la incisión, utilice una solución antiséptica suave recomendada por su profesional sanitario. Empape una compresa estéril en la solución y limpie suavemente alrededor de la incisión, evitando frotar en exceso.

5. Uso de la asepsia :
   • Manipule la incisión con cuidado para evitar la contaminación. Utilice una compresa limpia en cada pasada para evitar la propagación de gérmenes.

6. Secado :
   • Deje secar la incisión al aire o séquela suavemente con una compresa estéril limpia. No frote la zona.

7. Aplicación de un apósito estéril :
   • Si es necesario, aplique un apósito estéril recomendado por el profesional sanitario para proteger la incisión. Asegúrese de que quede bien ajustado y de que no apriete demasiado.

8. Documentación :
   • Tome notas precisas sobre el estado de la incisión, cualquier observación inusual y las medidas adoptadas. Esta información debe registrarse en el historial médico del paciente.

9. Vigilancia continua :
   • Vigile regularmente la incisión para detectar cualquier cambio en su aspecto o estado. Informe inmediatamente al equipo médico de cualquier signo de infección o complicación.

10. Educación del paciente :
    • Instruya al paciente sobre los signos de infección a los que debe estar atento en casa, cómo limpiar la incisión si es necesario y con qué frecuencia debe informar al equipo médico.

La inspección y limpieza de las incisiones quirúrgicas son pasos cruciales para mantener la salud del paciente y prevenir complicaciones. Asegúrese de seguir los protocolos recomendados por el equipo médico y comunique cualquier preocupación o cambio observado en la incisión.

La aplicación de apósitos estériles y el seguimiento de la cicatrización son pasos esenciales para garantizar una cicatrización óptima de las incisiones quirúrgicas. He aquí los pasos a seguir para aplicar apósitos estériles y vigilar la cicatrización adecuadamente:

1. Preparación :
   * Antes de empezar, asegúrese de que tiene las manos limpias lavándoselas a fondo con agua y jabón o utilizando un desinfectante para manos.

2. Establecer un entorno limpio :
   * Elija una zona limpia y bien iluminada para aplicar el apósito. Utilice guantes estériles y póngase una mascarilla si es necesario.

3. Retirar el apósito viejo :
   * Si tiene puesto un apósito anterior, retírelo con cuidado, evitando movimientos bruscos que puedan dañar la cicatriz o causar dolor.

4. Limpieza de la zona :
   * Limpie suavemente la zona alrededor de la cicatriz con una solución antiséptica suave recomendada por su profesional sanitario. Utilice una compresa estéril para evitar la contaminación.

5. Secado :
   * Deje que la zona se seque al aire o séquela suavemente con una compresa estéril limpia. No frote la cicatriz.

6. Aplicación del apósito estéril :
   * Aplique sobre la cicatriz un apósito estéril recomendado por el equipo médico. Asegúrese de que quede bien ajustado y cubra la zona por completo.

7. Seguimiento de la curación :
   * Revise la cicatriz con regularidad para detectar cualquier signo de infección, dehiscencia o problemas de cicatrización. Busque enrojecimiento, hinchazón, secreción anormal de líquido o secreción de pus.

8. Documentación :
   * Tome notas precisas sobre el estado de la cicatriz, cualquier observación inusual y las medidas adoptadas. Esta información debe registrarse en el expediente médico del paciente.

9. Educación del paciente :
   - Instruya al paciente sobre cómo cuidar la cicatriz en casa, a qué signos de infección debe estar atento y con qué frecuencia debe informar al equipo médico.

10. Cambio de vendajes :
   - Siga las instrucciones del equipo médico sobre cómo y con qué frecuencia cambiar el apósito. Asegúrese de mantener una higiene estricta cuando cambie el apósito.

11. Promover la curación :
   - Anime al paciente a mantener una dieta equilibrada, mantenerse hidratado y evitar fumar, lo que puede favorecer una curación óptima.

12. Consulta médica :
   - Si se detecta algún problema de cicatrización, póngase en contacto inmediatamente con el equipo médico para recibir asesoramiento y cuidados adicionales.
   -

La aplicación de apósitos estériles y la supervisión cuidadosa de la cicatrización son esenciales para evitar complicaciones y promover una recuperación satisfactoria. Trabajar en estrecha colaboración con el equipo médico y seguir los protocolos recomendados garantizará una gestión eficaz de la cicatrización postoperatoria.

Prevención de complicaciones posquirúrgicas

Para evitar infecciones, coágulos de sangre y otras complicaciones postoperatorias, es necesario poner en marcha una serie de medidas preventivas. He aquí algunas estrategias importantes para minimizar los riesgos y favorecer una recuperación sin problemas de los pacientes:

Prevención de infecciones :
   - **Higiene de las manos:** Practique una higiene estricta de las manos utilizando agua y jabón o un desinfectante de manos antes y después de cualquier contacto con el paciente o el instrumental.

- **Asepsia:** Respete estrictamente los protocolos de asepsia al preparar y manipular el instrumental y aplicar los apósitos para evitar la contaminación.

- **Antibióticos profilácticos:** Administre antibióticos profilácticos de acuerdo con las directrices médicas antes de la cirugía para prevenir la infección.

- **Control medioambiental:** Asegúrese de que el quirófano esté limpio y estéril. Controle la temperatura, la humedad y la filtración del aire para reducir el riesgo de infección.

- **Uso adecuado del equipo :** Compruebe que todo el equipo está limpio, estéril y funciona correctamente. Evite los equipos contaminados o en mal estado.

Prevención de coágulos sanguíneos (trombosis venosa profunda - TVP) :
- **Movilidad precoz:** Anime a los pacientes a moverse y caminar lo antes posible tras la operación para evitar la formación de coágulos.

- **Medias de soporte :** Utilice medias de soporte para mejorar la circulación sanguínea y reducir el riesgo de coágulos.

- **Tromboprofilaxis:** Administre medicación anticoagulante profiláctica según las directrices médicas para reducir el riesgo de coágulos sanguíneos.

- **Ejercicio:** Enseñe a los pacientes ejercicios sencillos, como movimientos de flexión del tobillo, para estimular la circulación sanguínea cuando estén encamados.

Prevención de otras complicaciones :
- **Seguimiento médico: Realice** revisiones médicas periódicas para controlar el estado del paciente y detectar cualquier complicación en una fase temprana.

- **Prevención de las úlceras por presión:** Cambie regularmente la posición del paciente y utilice colchones especiales para prevenir las úlceras por presión.

- **Tratamiento del dolor:** Asegúrese de que el paciente recibe un tratamiento adecuado del dolor para evitar complicaciones relacionadas con éste, como la retención respiratoria.

- **Prevención de la neumonía:** Fomente la respiración profunda y los ejercicios de tos para prevenir la neumonía postoperatoria.

- **Hidratación:** Mantenga una hidratación adecuada para favorecer la circulación sanguínea y la cicatrización.

- **Educación del paciente:** Eduque a los pacientes sobre los signos de complicaciones a los que deben estar atentos y qué hacer si algo va mal.

- **Prevención de la confusión:** En el caso de los pacientes ancianos, ponga en marcha medidas para prevenir la confusión y el delirio tras la operación.

Es esencial que el equipo médico colabore estrechamente para aplicar estas medidas preventivas. Como cada paciente es único, los protocolos pueden variar en función de su estado de salud, el tipo de cirugía y otros factores individuales. Siguiendo rigurosamente estas medidas, es posible reducir significativamente el riesgo de complicaciones postoperatorias.

La movilización precoz y los ejercicios respiratorios son medidas esenciales para reducir el riesgo de complicaciones tras la cirugía. Favorecen la circulación sanguínea, previenen las infecciones, reducen el riesgo de coágulos y mejoran la función pulmonar. A continuación le explicamos cómo utilizarlos eficazmente:

Movilización temprana :
- **Evaluación precoz:** Tan pronto como el paciente esté médicamente estable, evalúe su capacidad para moverse y ponerse de pie. Identifique las necesidades específicas del paciente según su estado de salud y la naturaleza de la intervención.

- **Plan de movilización:** Elabore un plan de movilización personalizado para cada paciente, teniendo en cuenta su tolerancia al esfuerzo y su fuerza física. Fomente la movilización progresiva, empezando por movimientos sencillos.

- **Asistencia para la movilización:** Si es necesario, proporcione asistencia para ayudar al paciente a levantarse, sentarse al borde de la cama y caminar, utilizando dispositivos de ayuda si es necesario.

- **Frecuencia:** Anime a los pacientes a levantarse y caminar varias veces al día. El movimiento regular favorece la circulación sanguínea y evita el estancamiento.

- **Prevenir las caídas:** Garantice la seguridad del paciente proporcionándole la asistencia adecuada y utilizando dispositivos como barandillas.

Ejercicios de respiración :

- **Ejercicios de respiración profunda:** Enseñe al paciente ejercicios de respiración profunda para prevenir complicaciones pulmonares. Los ejercicios consisten en inspirar lentamente por la nariz, retener el aire unos segundos y luego espirar lentamente por la boca.

- **Tos asistida:** Muestre al paciente cómo toser eficazmente para eliminar las secreciones y prevenir la neumonía. Anímele a utilizar una técnica de tos asistida, colocando las manos sobre el abdomen para ayudarle a expulsar las secreciones.

- **Ejercicios de respiración profunda en posición:** Anime al paciente a realizar ejercicios de respiración profunda mientras cambia de posición (sentado, de pie) para fortalecer los músculos respiratorios.

- **Espirometría** de incentivo: Utilice un espirómetro de incentivo para ayudar a los pacientes a visualizar su capacidad pulmonar y controlar los progresos.

- **Educación continua:** Asegúrese de que el paciente comprende la importancia de los ejercicios respiratorios y anímele a practicarlos con regularidad, incluso después del alta hospitalaria.

La movilización precoz y los ejercicios respiratorios deben adaptarse al estado del paciente y a la naturaleza de la intervención. Son parte integrante del tratamiento postoperatorio para reducir las complicaciones y acelerar el proceso de recuperación. El equipo médico, incluidas las enfermeras de quirófano, desempeña un papel esencial en el fomento y la supervisión de estas prácticas beneficiosas.

Control de los efectos secundarios de la anestesia

Vigilar y tratar las náuseas, los vómitos y otros acontecimientos adversos tras una intervención quirúrgica es crucial para el bienestar del paciente y para prevenir complicaciones. Las náuseas y los vómitos postoperatorios (NVPO) son reacciones comunes a la anestesia y la cirugía. A continuación le explicamos cómo controlarlas y tratarlas eficazmente:

Seguimiento :
- **Evaluación precoz: En** cuanto el paciente empiece a despertarse de la anestesia, observe atentamente si presenta signos de náuseas, vómitos o malestar.

- **Factores de riesgo:** Identifique los factores de riesgo que aumentan la probabilidad de NVPO, como antecedentes de náuseas postoperatorias previas, cirugía abdominal mayor, duración de la intervención y tipo de anestesia utilizada.

- **Comunicación con el paciente:** Informe al paciente de que pueden producirse náuseas y vómitos tras la intervención. Anímele a informar de cualquier síntoma en cuanto se produzca.

- **Evaluación continua:** Controle continuamente las constantes vitales del paciente y observe cualquier cambio en su estado, incluidos los signos verbales o no verbales de malestar.

Tratamiento :

- **Prevención:** Si el paciente presenta factores de riesgo elevados, considere la posibilidad de administrar medicación profiláctica contra las náuseas antes o durante la intervención quirúrgica, de acuerdo con los protocolos médicos.

- **Administración de medicación: En** caso de náuseas o vómitos, administre medicación contra las náuseas de acuerdo con las directrices médicas. Estos pueden incluir antagonistas de los receptores de serotonina, antagonistas de los receptores de dopamina u otros agentes.

- **Hidratación:** Asegúrese de que el paciente permanece adecuadamente hidratado. Los líquidos intravenosos pueden ayudar a prevenir la deshidratación debida a los vómitos.

- **Comida ligera:** Ofrezca al paciente comida ligera y no irritante una vez que los síntomas hayan remitido. Evite los alimentos grasos o picantes que podrían agravar las náuseas.

- **Reposicionamiento:** Ayude al paciente a colocarse en una posición más cómoda, por ejemplo elevando la cabecera de la cama, para aliviar las náuseas.

- **Distracción:** Ofrezca técnicas de distracción, como música suave o visualización, para ayudar a reducir la ansiedad y las náuseas.

- **Seguimiento continuo:** Tras administrar la medicación contra las náuseas, controle la eficacia del tratamiento y reaccione en consecuencia. Asegúrese de que el paciente está cómodo y bien hidratado.

- **Educación:** Instruya al paciente sobre las medidas de autocuidado para reducir el riesgo de náuseas y vómitos, incluidos los movimientos lentos, la hidratación y la ingesta de comidas ligeras.

Como enfermera de quirófano, su papel es esencial en la vigilancia y el tratamiento de los síntomas de náuseas, vómitos y otros efectos secundarios postoperatorios. La comunicación con el equipo médico y la educación del paciente son fundamentales para garantizar una recuperación sin problemas y minimizar las complicaciones relacionadas con estos síntomas.

Reconfortar al paciente y proporcionarle información tranquilizadora son aspectos cruciales del papel de la enfermera de quirófano. Los pacientes pueden estar ansiosos e inseguros antes de la operación, y su presencia compasiva puede tener un impacto significativo en su experiencia. A continuación le explicamos cómo puede hacerlo con eficacia:

Antes de la cirugía :

- **Establezca una conexión:** Tómese el tiempo necesario para hablar con el paciente y crear un vínculo de confianza. Escuche atentamente sus preocupaciones y responda a sus preguntas.

- **Educación preoperatoria:** Explíquele las fases de la intervención quirúrgica, las sensaciones que puede sentir bajo los efectos de la anestesia, las medidas adoptadas para garantizar su seguridad y la presencia del equipo médico competente.

- **Escucha activa:** Esté atento a las preocupaciones del paciente y anímele a expresar sus emociones. Escuche sin juzgar y ofrezca un apoyo empático.

- **Información detallada:** Proporcione información precisa sobre los preparativos antes de la operación, los cuidados postoperatorios y las medidas adoptadas para minimizar el dolor y las complicaciones.

En el quirófano :

- **Presencia tranquilizadora:** Esté al lado del paciente mientras se prepara para la operación, cogiéndole la mano si es necesario. Tranquilícelos sobre el procedimiento.

- **Comunicación tranquilizadora:** Utilice un tono de voz calmado y tranquilizador para hablar con el paciente mientras esté anestesiado. Explíquele que el equipo está ahí para cuidar de él.

- **Acompañamiento durante la anestesia:** Si el paciente está consciente cuando se le administra la anestesia, permanezca a su lado para tranquilizarle. Explíquele el proceso y anímele a concentrarse en su respiración.

Después de la cirugía :
- **Despertar suave:** Una vez finalizada la intervención, esté presente cuando el paciente recupere el conocimiento. Explíquele brevemente que la intervención ha terminado y que todo ha ido bien.

- **Confort físico:** Utilice gestos suaves para reconfortar al paciente, como ajustarle la almohada o ayudarle a colocarse cómodamente.

- **Comunicación empática:** Tan pronto como el paciente esté despierto, inicie una conversación suave y tranquilizadora. Infórmele de los resultados de la operación, si procede.
- **Prevención del dolor:** Explique las medidas adoptadas para controlar el dolor postoperatorio y asegure a los pacientes que su comodidad es una prioridad.

- **Disponibilidad: Asegúrese** de que el paciente sabe que puede llamarle si lo necesita y que usted está ahí para responder a sus preguntas e inquietudes.

Su papel como enfermera de quirófano va más allá de los aspectos técnicos. Proporcionar apoyo emocional e información tranquilizadora crea un entorno propicio para la confianza y la recuperación del paciente. Su compasión y su presencia reconfortante pueden contribuir significativamente a mejorar la experiencia general del paciente.

Educación del paciente y la familia

Tras una intervención quirúrgica, los cuidados postoperatorios desempeñan un papel crucial en la recuperación del paciente. Como enfermera de quirófano, usted desempeña un papel vital a la hora de proporcionar información sobre los cuidados, la medicación y las restricciones. He aquí algunas cosas que debe tener en cuenta:

Cuidados postoperatorios :

- **Monitorización continua:** Explique al paciente que será monitorizado en la sala de recuperación y en la unidad postanestésica para garantizar que su estado se estabiliza.

- **Colocación:** Dé instrucciones sobre la mejor posición para descansar, dependiendo de la cirugía realizada. Fomente los cambios regulares de posición para evitar complicaciones.

- **Nutrición e hidratación:** Explique las instrucciones para la nutrición e hidratación postoperatorias. En algunos casos, se puede permitir que el paciente beba líquidos claros antes de pasar gradualmente a una dieta sólida.

- **Respiración profunda y tos:** Fomente los ejercicios de respiración profunda y tos para prevenir complicaciones pulmonares y ayudar a eliminar las secreciones.

Medicamentos :

- **Analgésicos:** Explique al paciente los fármacos prescritos para aliviar el dolor postoperatorio. Déle instrucciones sobre la frecuencia y la dosis que debe tomar, así como sobre cómo manejar cualquier efecto secundario.

- **Antibióticos:** Si se prescriben antibióticos, informe al paciente de la importancia de seguir el régimen de dosificación completo para prevenir la infección.

- **Anticoagulantes:** A los pacientes con riesgo de coágulos sanguíneos, explíqueles el uso de anticoagulantes, los signos de advertencia de una hemorragia excesiva y los pasos a seguir.

Restricciones y precauciones :

- **Actividad física:** Ofrezca directrices claras sobre las restricciones a la actividad física, especialmente en lo que se refiere a levantar objetos pesados y movimientos bruscos.

- **Higiene personal:** Explique cómo ducharse o bañarse sin mojar las incisiones o los apósitos.

251

- **Evitar la infección:** Dar consejos sobre cómo cuidar las incisiones quirúrgicas, evitar la exposición al agua estancada e identificar los signos de una posible infección.

- **Seguimiento médico:** Informe al paciente sobre las citas de seguimiento con el médico y la necesidad de comunicar cualquier cambio o complicación.

- **Dieta y medicación:** Si son necesarias restricciones dietéticas o interacciones con medicamentos, explique claramente estas pautas.

- **Signos de emergencia:** Eduque al paciente sobre los síntomas que requieren atención médica inmediata, como una hemorragia excesiva, fiebre alta o dolor intenso.

La comunicación eficaz de esta información es esencial para garantizar la recuperación segura del paciente tras la cirugía. Al proporcionar instrucciones claras, responder a las preguntas del paciente y ofrecerle apoyo continuo, estará contribuyendo a garantizar el bienestar del paciente durante este periodo crítico.

Preparar a los pacientes y a sus familias para la transición a casa tras la cirugía es un paso esencial para garantizar una recuperación satisfactoria. Como enfermera de quirófano, usted desempeña un papel crucial en este proceso. A continuación le explicamos cómo puede ayudar a preparar al paciente y a su familia para esta transición:

- **Educación temprana:** Tan pronto como el paciente esté consciente tras la operación, empiece a proporcionarle información sobre los cuidados en casa y las medidas que debe tomar para facilitar una recuperación óptima.

- **Cuidado de las incisiones:** Dé instrucciones detalladas sobre cómo cuidar las incisiones quirúrgicas, incluyendo cómo limpiarlas, cambiar los apósitos y vigilar los signos de infección.

- **Medicación:** Revise los medicamentos prescritos y explíquele cómo tomarlos correctamente, incluyendo dosis, horarios y cualquier efecto secundario que deba vigilar.

- **Actividades físicas:** Dar pautas sobre las actividades físicas permitidas y las restricciones que deben seguirse. Explique la importancia de equilibrar el descanso y la movilidad.

- **Nutrición e hidratación:** Proporcionar asesoramiento sobre los tipos de alimentos que debe ingerir, la hidratación adecuada y cualquier restricción dietética.

- **Dolor y confort:** Hable de las medidas para controlar el dolor en casa, incluidos los analgésicos prescritos y las técnicas no farmacológicas.

- **Signos de alarma:** Informe al paciente y a su familia de los signos que requieren atención médica inmediata, como una hemorragia excesiva, signos de infección o complicaciones respiratorias.

- **Seguimiento médico:** Programe citas de seguimiento con el médico y asegúrese de que el paciente y su familia comprenden la importancia de estas visitas para controlar la curación y ajustar los cuidados si es necesario.

- **Ayuda a domicilio:** Si el paciente requiere ayuda a domicilio o cuidados continuos, facilite información sobre las opciones disponibles y ayude a coordinar los preparativos necesarios.

- **Apoyo emocional:** Ofrezca apoyo emocional al paciente y a su familia, y anímeles a expresar sus preocupaciones y necesidades.

- **Coordinación con los cuidados de seguimiento:** Asegúrese de que toda la información relevante se transmite a los profesionales sanitarios que seguirán controlando al paciente.

- **Documentación:** Proporcione instrucciones por escrito para que el paciente pueda consultar la información en casa. Asegúrese de que el paciente dispone de todos los contactos necesarios en caso de preguntas o dudas.

Preparar al paciente y a su familia para la transición a casa es un paso importante para garantizar una recuperación segura y la continuidad de los cuidados. Su papel como enfermera de quirófano en este proceso es proporcionar información clara, apoyo emocional y coordinar los cuidados necesarios para garantizar el bienestar del paciente una vez que abandone el hospital.

Traslado del paciente a la unidad de cuidados

Preparar al paciente para su traslado fuera de la sala de recuperación es un paso crucial para garantizar una recuperación segura. Como enfermera de quirófano, he aquí cómo puede ayudar:

- **Estabilidad del paciente:** Antes del traslado, asegúrese de que el paciente está hemodinámica, respiratoria y neurológicamente estable. Todos los parámetros vitales deben estar monitorizados y dentro de rangos aceptables.

- **Evaluación postanestésica:** Compruebe que el paciente se ha recuperado lo suficiente de la anestesia para permitir un traslado seguro. Asegúrese de que se cumplen los criterios de traslado.

- **Preparación del equipo:** Asegúrese de que el paciente está debidamente equipado para el traslado, incluidos los dispositivos de monitorización continua como los monitores cardíacos, de saturación de oxígeno y de presión arterial.

- **Información para el personal: Proporcione** un informe detallado al personal de la unidad de cuidados postanestésicos sobre el estado actual del paciente, la medicación administrada, los procedimientos realizados y las respuestas del paciente.

- **Estimulación para despertar:** Si es necesario, anime al paciente a que recupere lentamente la consciencia, abra los ojos y responda verbalmente antes del traslado.

- **Apoyo emocional:** Asegúrese de que el paciente se siente seguro y cómodo antes del traslado. Explique brevemente el procedimiento de traslado y responda a cualquier pregunta.

- **Comprobación de las vías respiratorias:** Asegúrese de que las vías respiratorias del paciente están despejadas y la respiración es estable.

- **Estabilidad hemodinámica:** Si el paciente ha recibido fluidos o medicación para mantener la tensión arterial, asegúrese de que ésta es estable y de que no hay signos de hemorragia excesiva.

- **Comodidad:** Asegúrese de que el paciente está cómodamente instalado en una camilla o cama de traslado, con cojines para apoyar las partes necesarias del cuerpo.

- **Coordinación:** Trabaje con el equipo de cuidados postanestésicos para garantizar un traslado fluido y sin contratiempos. Asegúrese de que todo el equipo necesario está listo para el traslado.

- **Informe escrito:** Proporcione un informe escrito detallado sobre el estado actual del paciente, los procedimientos llevados a cabo, la medicación administrada y las respuestas del paciente. Asegúrese de que se comunica toda la información esencial.

- **Instrucciones para el paciente:** Si es posible, dé instrucciones al paciente sobre lo que puede esperar cuando llegue a la unidad de cuidados postanestésicos y sobre cómo puede participar en su recuperación.

Preparar al paciente para su traslado fuera de la sala de recuperación requiere una comunicación eficaz, una evaluación cuidadosa y la coordinación entre los miembros del equipo asistencial. Su papel es asegurarse de que el paciente esté física y emocionalmente preparado para este importante traslado a la siguiente fase de su recuperación.

Transmitir información crucial al equipo de la unidad de cuidados postanestésicos es un paso esencial para garantizar la continuidad de los cuidados y la recuperación segura del paciente. Como enfermera de quirófano, a continuación le explicamos cómo puede transmitir esta información de forma eficaz:

- **Informe verbal:** Antes de trasladar al paciente, proporcione un informe verbal detallado a la enfermera de la unidad de cuidados postanestésicos. Hable sobre el estado actual del paciente, la medicación administrada, la anestesia recibida, las respuestas del paciente y cualquier acontecimiento o complicación que se haya producido durante la intervención.
- **Documentación escrita:** Prepare un informe escrito completo en el expediente médico del paciente. Incluya detalles de los procedimientos, los fármacos, las dosis, las respuestas del paciente, el equipo utilizado, cualquier complicación y cualquier otra información relevante.

- **Parámetros vitales:** Transmita los últimos parámetros vitales del paciente, como la frecuencia cardiaca, la tensión arterial, la saturación de oxígeno y la frecuencia respiratoria.

- **Historial médico:** Informe al equipo de cuidados posanestésicos del historial médico del paciente, incluyendo alergias, enfermedades preexistentes, medicación actual y cualquier afección médica que pueda afectar a los cuidados postoperatorios.

- **Pruebas de laboratorio:** Si se han realizado pruebas de laboratorio, facilite los resultados pertinentes, como niveles de hemoglobina, electrolitos, gases en sangre, etc.

- **Líquidos y medicación:** Facilite información sobre los fluidos intravenosos administrados, los medicamentos y las dosis administradas durante la cirugía.

- **Equipo específico:** Si se utilizó equipo específico durante la cirugía, como drenajes o dispositivos de monitorización, asegúrese de que el equipo de la unidad de cuidados postanestésicos lo conoce y sabe cómo manejarlo.

- **Plan de cuidados:** Explique brevemente el plan de cuidados postoperatorios, incluidos los requisitos analgésicos, las actividades permitidas, las restricciones y los próximos pasos en la recuperación.

- **Reacciones del paciente:** Informe al equipo de cualquier reacción inusual o cambio en el estado del paciente durante la cirugía o durante la recuperación.
- **Preguntas e inquietudes: Asegúrese** de que el equipo de la unidad de cuidados posanestésicos sabe dónde ponerse en contacto con usted si tiene alguna pregunta o duda.

- **Coordinación:** Trabajar en estrecha colaboración con la enfermera de la unidad de cuidados postanestésicos para facilitar un traslado fluido y garantizar una comunicación fluida.

- **Empatía y apoyo:** Muestre empatía hacia el paciente y el equipo de la unidad de cuidados postanestésicos y asegúrese de que el equipo se siente apoyado en el cuidado del paciente.

La transmisión precisa y completa de información crucial garantiza que el equipo de la unidad de cuidados postanestésicos disponga de toda la información que necesita para proporcionar una atención de alta calidad al paciente durante la fase de recuperación y más allá. Su comunicación eficaz contribuye a una atención coherente y segura durante todo el recorrido del paciente.

Seguimiento postoperatorio y citas de seguimiento

Planificar las consultas de seguimiento con médicos y especialistas es un paso importante para garantizar la recuperación continua y completa del paciente tras la intervención. Como enfermera de quirófano, puede contribuir a este proceso de las siguientes maneras:

- **Coordinación precoz:** En cuanto se haya fijado la fecha de la operación, empiece a coordinarse con los médicos y especialistas implicados en los cuidados postoperatorios. Identifique las necesidades específicas del paciente en términos de seguimiento médico.

- **Comunicación con los médicos:** Póngase en contacto con los médicos responsables del seguimiento del paciente para hablar de la operación, los resultados, las recomendaciones postoperatorias y cualquier necesidad de consulta especializada.

- **Programación de citas:** Ayude a planificar las citas de seguimiento con médicos y especialistas, teniendo en cuenta los requisitos médicos y la disponibilidad del paciente.

- **Preparar la información:** Preparar un historial médico completo del paciente, que incluya los resultados de las pruebas, los informes quirúrgicos, la medicación prescrita y cualquier otra información relevante, para compartirla con los médicos de seguimiento.

- **Transmisión de información:** Facilite a los médicos de seguimiento toda la información necesaria sobre la intervención quirúrgica, las posibles complicaciones, los procedimientos realizados y los medicamentos administrados.

- **Cooperación interdisciplinar:** Colabore estrechamente con las enfermeras de la unidad de cuidados postanestésicos y el equipo de cuidados de la unidad quirúrgica para garantizar una transición fluida al seguimiento médico.

- **Citas de seguimiento: Asegúrese de que** los pacientes están informados de sus citas de seguimiento y de que disponen de toda la información necesaria, incluidos los datos de contacto de los médicos y los detalles de la cita.

- **Coordinación de los resultados:** Cuando se disponga de los resultados de las consultas de seguimiento, asegúrese de que se documentan adecuadamente en la historia clínica del paciente y se comparten con los miembros pertinentes del equipo médico.

- **Responder preguntas:** Responda a las preguntas del paciente sobre las citas de seguimiento, las recomendaciones médicas y los cuidados postoperatorios.
- **Educación del paciente:** Informe al paciente sobre la importancia de las consultas de seguimiento, los objetivos de cada consulta y los beneficios de un control médico regular.

- **Seguimiento continuo:** Manténgase en contacto con el paciente tras la intervención para asegurarse de que sigue las recomendaciones médicas y realiza las consultas de seguimiento previstas.

- **Comunicación bidireccional: Asegúrese de** que los médicos y especialistas también se comunican con usted sobre los resultados de las consultas de seguimiento y las recomendaciones adicionales.

La planificación y coordinación eficaces de las consultas de seguimiento son esenciales para garantizar que el paciente reciba la atención médica adecuada tras la intervención quirúrgica. Su papel en la comunicación, documentación y coordinación contribuye a una transición fluida a los cuidados postoperatorios y al éxito general de la recuperación del paciente.

Supervisar la evolución de los pacientes y resolver sus preocupaciones son aspectos cruciales de su papel como enfermera de quirófano. A continuación le explicamos cómo puede hacerlo con eficacia:

- **Comunicación regular: Mantenga** una comunicación regular con el paciente y las personas de su entorno para supervisar los progresos y resolver las preocupaciones. Escuche atentamente sus comentarios y preguntas.

- **Observación cuidadosa:** Vigile las constantes vitales, los niveles de dolor, las reacciones a la medicación y cualquier otro cambio en el estado del paciente durante el periodo postoperatorio.

- **Documentación precisa:** Documente cuidadosamente todos los detalles del estado del paciente, los cuidados prestados, los medicamentos administrados y las respuestas del paciente en la historia clínica.

- **Evaluación sistemática:** Realice evaluaciones periódicas del estado del paciente de acuerdo con los protocolos establecidos, anotando las mejoras, los retos y las preocupaciones.

- **Responder a las preocupaciones:** Cuando el paciente o la familia expresen sus preocupaciones, escuche atentamente, aclare los puntos que le preocupan y asegúrese de que se toman las medidas adecuadas para resolverlos.

- **Comunicación con el equipo médico:** Comuníquese con los médicos y otros miembros del equipo médico para discutir las preocupaciones del paciente y desarrollar un plan de acción adecuado.

- **Educación continua:** Proporcione información continua al paciente y a su familia sobre las fases de recuperación, las actividades permitidas, los cuidados en casa, los signos de complicaciones y las precauciones que deben tomarse.

- **Derivaciones necesarias:** Si surgen necesidades médicas específicas, asegúrese de que el paciente es derivado a los especialistas adecuados para una evaluación exhaustiva.

- **Empatía y apoyo:** Muestre empatía hacia el paciente y su familia, ofrézcales apoyo emocional y responda a sus necesidades de información y atención.

- **Colaboración interdisciplinar:** Trabaje en estrecha colaboración con las enfermeras de la unidad de cuidados posanestésicos y otros miembros del equipo asistencial para garantizar una atención integral y coordinada al paciente.

- **Seguimiento a largo plazo:** El seguimiento de la evolución del paciente puede continuar tras el alta hospitalaria. Asegúrese de dar instrucciones claras para los cuidados en casa y programe citas de seguimiento si es necesario.

- **Evaluación general:** A medida que el paciente se recupera, evalúe su estado general, su bienestar físico y psicológico, y asegúrese de que está alcanzando sus objetivos de recuperación.

Como enfermera de quirófano, su papel no termina con el final de la cirugía. Supervisar atentamente la evolución del paciente y resolver rápidamente sus preocupaciones contribuye significativamente a una recuperación sin problemas y a la satisfacción del paciente. Su implicación continua y sus atentos cuidados desempeñan un papel esencial en el proceso de curación.

262

Capítulo 9

Desarrollo profesional y ética

Compromiso con la formación continua

Mantenerse al día de los avances médicos y las nuevas prácticas es esencial para las enfermeras de quirófano. Esto garantiza la prestación de cuidados de alta calidad, la seguridad del paciente y una práctica profesional eficaz. He aquí por qué es tan importante:

- **Seguridad de los pacientes: Los** avances médicos están dando lugar a mejores técnicas quirúrgicas, medicamentos más eficaces y mejores protocolos de seguridad, lo que reduce los riesgos para los pacientes.

- **Mejores prácticas: Las** nuevas prácticas suelen basarse en pruebas científicas actuales, lo que significa que usted está utilizando los métodos más eficaces para prestar atención al paciente.

- **Reducción de errores:** Al mantenerse al día de los nuevos métodos y tecnologías, puede evitar posibles errores médicos y aplicar las medidas preventivas adecuadas.

- **Atención optimizada: El** acceso a la información más reciente le permite optimizar la atención, reducir el tiempo de intervención y promover una recuperación más rápida del paciente.

- **Adaptarse a las nuevas tecnologías: Los** avances médicos incluyen a menudo el uso de tecnologías punteras. Estar informado le ayudará a familiarizarse con estas herramientas y a utilizarlas de forma competente.

- **Normas en evolución: Los** protocolos y las normas de atención sanitaria evolucionan con el tiempo. Mantenerse al día le permite cumplir las normas vigentes y garantizar una práctica ética.

- **Mejora continua:** Al incorporar nuevos conocimientos a su práctica, promueve la mejora continua de sus habilidades y de la calidad de sus cuidados.

- **Liderazgo profesional:** Al estar a la vanguardia de los avances médicos, puede compartir sus conocimientos con sus compañeros, convirtiéndose en un líder en su campo.

- **Confianza de los pacientes:** Los pacientes tienden a confiar más en los profesionales sanitarios informados y actualizados.

- **Desarrollo profesional:** Buscar constantemente nuevos conocimientos y habilidades contribuye a su propio desarrollo profesional y a su satisfacción laboral.

- **Respuestas a los retos: La** medicina evoluciona constantemente y estar al día le prepara para afrontar nuevos retos y tomar decisiones con conocimiento de causa.

- **Ética profesional:** Al mantenerse informado, cumple con su obligación ética de proporcionar una atención basada en las mejores pruebas disponibles.

Para mantenerse al día, participe regularmente en cursos de formación continua, asista a conferencias, lea revistas médicas, siga las nuevas directrices y colabore con sus colegas para intercambiar conocimientos. Su compromiso de mantenerse informada contribuye significativamente a mejorar la atención al paciente y a hacer progresar la profesión de enfermera de quirófano.

Asistir a conferencias, talleres y programas de formación es esencial para las enfermeras de quirófano. Les permite mantenerse al día de los últimos avances médicos, mejorar sus habilidades y perfeccionar su práctica profesional. He aquí cómo estas actividades pueden beneficiar a las enfermeras de quirófano:

- **Actualizar sus conocimientos: las** conferencias, los talleres y los programas de formación le mantienen al día de las nuevas investigaciones, los descubrimientos médicos y las mejores prácticas, para que pueda mantener al día sus conocimientos.

- **Aprendizaje continuo:** Estos eventos ofrecen oportunidades de aprendizaje continuo, ayudándole a adquirir nuevas habilidades y a mejorar su práctica profesional.

- **Nuevas técnicas: Los** talleres prácticos le brindan la oportunidad de aprender nuevas técnicas quirúrgicas, mejorar su destreza con el instrumental y descubrir enfoques innovadores.

- **Trabajo en red:** Las conferencias y los talleres son excelentes oportunidades para conocer a otros profesionales sanitarios, intercambiar ideas y desarrollar colaboraciones.

- **Las últimas tecnologías:** Nuestros programas de formación le exponen a las últimas tecnologías médicas y a los equipos más avanzados utilizados en el quirófano.

- **Compartir experiencias:** Las conferencias brindan la oportunidad de compartir experiencias y casos clínicos con otros profesionales, lo que puede contribuir a una mejor comprensión y a nuevas ideas.

- **Desarrollo profesional:** Participar en estos eventos demuestra su compromiso con el desarrollo profesional y puede reforzar su CV y sus oportunidades profesionales.

- **Adquirir créditos de formación continua:** Muchos programas de formación ofrecen créditos de formación continua, que son necesarios para mantener su licencia y certificación.
- **Aplicación práctica inmediata:** Las habilidades y conocimientos adquiridos en estos eventos pueden aplicarse inmediatamente en su práctica diaria.

- **Evolución de la práctica:** Al mantenerse al corriente de las últimas tendencias y las nuevas prácticas, puede contribuir a la evolución de la práctica del quirófano.

Es importante buscar activamente oportunidades para asistir a conferencias, talleres y programas de formación relevantes para su campo. Asegúrese de seguir con regularidad los anuncios de estos eventos, busque el apoyo de su organización sanitaria para asistir y aproveche estas oportunidades para mejorar sus competencias y la calidad de la atención que presta a los pacientes.

Perseguir certificaciones y especializaciones

Las enfermeras de quirófano disponen de varias opciones de certificación que les permiten demostrar su experiencia y compromiso con la excelencia en su campo. He aquí algunas de las certificaciones más reconocidas y relevantes para las enfermeras de quirófano:

- **Enfermera perioperatoria certificada (CNOR):** Expedida por la Asociación de Enfermeras Perioperatorias Registradas (AORN), esta certificación acredita las habilidades y conocimientos en el quirófano. Abarca diversos aspectos de la práctica en quirófano, como la preparación, la gestión de riesgos, la atención al paciente y las habilidades quirúrgicas.

- **Certified Surgical Services Manager (CSSM):** Esta certificación, también otorgada por la AORN, está destinada a enfermeras de quirófano que ocupan puestos directivos o ejecutivos. Reconoce las aptitudes de gestión, liderazgo y administración en el contexto de los servicios quirúrgicos.

- **Certified Registered Nurse First Assistant (CRNFA):** Esta certificación está destinada a las enfermeras de quirófano que trabajan como asistentes de primera línea de los cirujanos. Certifica habilidades avanzadas en asistencia quirúrgica, técnicas de sutura y cuidados perioperatorios.

- **Educador de enfermería certificado (CNE):** Si participa en la formación y educación de futuros enfermeros de quirófano, esta certificación puede ser relevante. Demuestra sus aptitudes para la enseñanza y la formación.

- **Soporte Vital Cardiaco Avanzado (ACLS):** Aunque no se centra específicamente en el quirófano, esta certificación en reanimación cardiopulmonar avanzada

267

puede ser crucial en la gestión de las emergencias del quirófano.

- Soporte vital avanzado **pediátrico (PALS):** Si trabaja a menudo con niños en el quirófano, esta certificación en soporte vital avanzado pediátrico puede resultarle muy útil.

- **Enfermero certificado en quirófano (CNOR):** Esta certificación, expedida por el Competency & Credentialing Institute (CCI), valida habilidades y conocimientos específicos de quirófano.

- **Gestor certificado de servicios quirúrgicos (CSSM):** Esta certificación, también otorgada por el ICC, está destinada a gestores y líderes de servicios quirúrgicos.

- **Primer asistente quirúrgico certificado (CSFA):** Para los enfermeros que deseen convertirse en asistentes quirúrgicos, esta certificación puede ser relevante. Reconoce las habilidades en asistencia quirúrgica y apoyo a los cirujanos.

Asegúrese de comprobar los requisitos específicos de cada certificación, incluidos los criterios de elegibilidad, los exámenes requeridos y los requisitos de formación continua. Las certificaciones ofrecen muchos beneficios, entre ellos el reconocimiento profesional, mayores oportunidades de empleo y ascenso y una mayor confianza en su práctica en el quirófano.

La obtención de certificaciones como enfermera de quirófano puede reportarle varios beneficios profesionales y tener un impacto significativo en su carrera. Estos son algunos de los beneficios e impactos que puede esperar:

Beneficios profesionales :
- **Reconocimiento de la experiencia:** Las certificaciones demuestran su compromiso con la excelencia y muestran que ha adquirido un alto nivel de habilidades y conocimientos en su campo.

- **Oportunidades laborales:** Las certificaciones pueden aumentar sus posibilidades de ser contratado, ya que los empleadores valoran a los candidatos con competencias específicas y reconocidas.

* **Promoción profesional:** Las certificaciones pueden abrir las puertas a puestos directivos, de supervisión y ejecutivos dentro de los departamentos quirúrgicos.

* **Salario competitivo:** Las certificaciones pueden asociarse a menudo con aumentos salariales, lo que refleja el mayor valor que usted aporta a su equipo y a la organización.

* **Confianza profesional:** Al obtener la certificación, ganará confianza en sus habilidades y capacidades, lo que puede ayudarle a tomar decisiones informadas y a proporcionar una atención de alta calidad.

* **Trabajo en red:** Las certificaciones le permiten conectar con otros profesionales certificados, lo que puede dar lugar a oportunidades de tutoría, aprendizaje continuo y colaboración.

Impactos en la cantera :
* **Progresión a funciones especializadas:** Las certificaciones pueden prepararle para funciones especializadas, como la asistencia quirúrgica avanzada, la gestión de servicios quirúrgicos o la educación.

* **Mayores responsabilidades:** Las certificaciones pueden permitirle asumir mayores responsabilidades, como supervisar a otros enfermeros, coordinar equipos quirúrgicos o tomar decisiones clínicas más complejas.

* **Prestigio profesional:** Las certificaciones aumentan su credibilidad y prestigio como experto en su campo, lo que puede abrirle oportunidades para contribuir en comités, proyectos de investigación o iniciativas clínicas.

* **Movilidad profesional:** las cualificaciones pueden ampliar sus opciones profesionales y permitirle trabajar en diferentes centros sanitarios, regiones o países.

- **Satisfacción profesional:** Adquirir nuevas habilidades y lograr certificaciones puede aportar una gran satisfacción personal y profesional como prueba de su dedicación y crecimiento continuo.

- **Mejorar la atención al paciente:** Al adquirir conocimientos profundos y aplicar las mejores prácticas, contribuirá a mejorar la seguridad de los pacientes y los resultados quirúrgicos.

En resumen, la certificación como enfermera de quirófano puede aportar beneficios tangibles en términos de oportunidades profesionales, desarrollo de la carrera y reconocimiento. Demuestran su compromiso con la excelencia clínica y pueden tener un impacto positivo en los cuidados que presta a los pacientes.

Desarrollar habilidades de liderazgo

Como enfermera de quirófano, existen muchas oportunidades para asumir funciones de liderazgo y responsabilidades de gestión dentro del quirófano. Estas son algunas de las oportunidades de liderazgo que podría considerar:

- **Supervisor de quirófano   o jefe de equipo: Como** supervisor, puede ser responsable de coordinar las actividades diarias, asignar tareas, gestionar los horarios y supervisar al equipo quirúrgico.

- **Director de servicios quirúrgicos:** En este puesto, sería responsable de la gestión global de los servicios quirúrgicos, incluyendo la planificación, presupuestación, contratación, gestión de recursos y aplicación de políticas y protocolos.

- **Coordinador de calidad y seguridad:** Puede ser responsable de supervisar y mejorar la calidad de la atención quirúrgica, controlar los protocolos de seguridad, garantizar el cumplimiento de la normativa y aplicar iniciativas de mejora continua.

- **Educador clínico:** Si le interesa la formación y el desarrollo profesional, podría convertirse en educador clínico en el quirófano, formando a nuevos enfermeros, organizando sesiones de formación continua y facilitando talleres educativos.

- **Consultor en prácticas quirúrgicas:** Algunos enfermeros de quirófano se convierten en consultores externos o internos, ofreciendo su experiencia para mejorar las prácticas quirúrgicas, la seguridad de los pacientes y la eficacia operativa.

- **Responsable de calidad asistencial:** en este puesto podría supervisar iniciativas para garantizar la calidad de la atención al paciente, analizar datos, identificar áreas de mejora y aplicar soluciones para mejorar los resultados clínicos.

- **Especialista en gestión de riesgos:** podría desempeñar un papel clave en la identificación, evaluación y gestión de los riesgos asociados a los procedimientos quirúrgicos, aplicando protocolos para minimizar los errores y las complicaciones.

- **Coordinador de formación: Como** coordinador de formación, puede ser responsable de planificar y coordinar la formación continua del equipo quirúrgico, asegurándose de que los miembros del equipo mantienen actualizadas sus competencias.

- **Director de Operaciones Quirúrgicas:** En los grandes hospitales, esta función implica la supervisión de todas las actividades quirúrgicas, incluida la planificación de calendarios, la gestión de flujos de trabajo, la coordinación de equipos y la aplicación de protocolos de calidad.

- **Director de gestión de recursos humanos:** podría ser responsable de la gestión de recursos humanos dentro del quirófano, incluyendo la contratación, la formación, la evaluación del rendimiento y la resolución de problemas del personal.

Estas funciones de liderazgo suelen requerir una combinación de aptitudes clínicas, de gestión y de comunicación. Ofrecen la oportunidad de dar forma a las operaciones quirúrgicas, mejorar la atención al paciente y contribuir significativamente a la eficacia y seguridad del quirófano.

La gestión de equipos y la resolución de conflictos son habilidades esenciales para las enfermeras de quirófano, ya que trabajan como parte de un equipo multidisciplinar y pueden enfrentarse a situaciones estresantes. He aquí algunas técnicas para la gestión eficaz de equipos y la resolución de conflictos:

Gestión de equipos :

- **Comunicación abierta:** Fomente una comunicación abierta y transparente dentro del equipo. Anime a los miembros del equipo a compartir sus ideas, preocupaciones y sugerencias.

- **Funciones y responsabilidades claras:** Defina claramente las funciones y responsabilidades de cada miembro del equipo. Esto evita malentendidos y contribuye a una división eficaz del trabajo.

- **Desarrollo profesional:** Fomente el desarrollo profesional proporcionando formación y oportunidades de aprendizaje continuo para el equipo. De este modo se desarrollan las aptitudes y la confianza.

- **Liderazgo positivo: Dé ejemplo** demostrando un liderazgo positivo, fomentando la colaboración y ofreciendo apoyo a los miembros del equipo.

- **Reuniones periódicas:** Celebre reuniones periódicas para debatir los problemas, los retos y las posibles mejoras. Esto fomenta la comunicación y permite resolver los problemas con rapidez.

Resolución de conflictos :

- **Escucha activa:** Escuche atentamente a todas las partes implicadas en el conflicto. Deles la oportunidad de expresarse y de compartir sus puntos de vista.

- **Comprensión mutua:** Anime a las partes en conflicto a ponerse en el lugar del otro y a comprender sus perspectivas y preocupaciones.

- **Encontrar soluciones:** Trabajen juntos para identificar soluciones mutuamente aceptables. Fomente la creatividad y la amplitud de miras para encontrar compromisos.

- **Comunicación no violenta:** Utilice una comunicación respetuosa y no agresiva para resolver los conflictos. Evite las acusaciones y las críticas.

- **Mediación:** Si es necesario, considere la posibilidad de contar con un tercero neutral que facilite la mediación y ayude a resolver el conflicto de forma imparcial.

- **Céntrese en los intereses comunes:** Céntrese en los objetivos comunes y en los resultados deseados, más que en las diferencias personales.

- **Gestión del estrés:** Ayude a los miembros del equipo a gestionar su estrés, ya que a menudo éste puede exacerbar los conflictos. Fomente técnicas de gestión del estrés como la respiración profunda y la relajación.

- **Aprendizaje continuo:** Utilice los conflictos como oportunidades de aprendizaje y crecimiento para el equipo. Identifique las lecciones aprendidas y las mejoras a realizar.

Al desarrollar sus habilidades de gestión de equipos y resolución de conflictos, contribuirá a mantener un entorno de trabajo positivo, reforzará la colaboración y garantizará una atención de alta calidad en el quirófano.

Gestionar el estrés y el agotamiento

Afrontar el estrés y la presión en el quirófano es esencial para mantener un rendimiento óptimo y garantizar la seguridad del paciente. He aquí algunas técnicas para afrontar eficazmente el estrés y la presión:

- **Respiración profunda:** Practique técnicas de respiración profunda para calmarse y reducir la ansiedad. Respire lenta y profundamente para favorecer la relajación.

- Atención plena **y meditación:** Practicar la atención plena y la meditación puede ayudarle a mantenerse presente en el momento y reducir el estrés. Unos minutos de meditación antes o después de la cirugía pueden ser beneficiosos.

- **Preparación adecuada:** La confianza proviene de la preparación. Asegúrese de estar bien preparado para cada intervención, comprobando los registros, el equipo y los procedimientos con antelación.

- **Haga una pausa y recupérese:** Tómese pequeños descansos para relajarse y recargarse. Incluso unos pocos minutos pueden ayudar a reducir el estrés acumulado.

- **Gestión del tiempo:** Planifique de forma realista para evitar sentirse abrumado. Organícese eficazmente y asigne tiempo suficiente a cada tarea.

- **Trabajo en equipo:** Cree un ambiente de apoyo con sus colegas en el quirófano. Compartir experiencias, preocupaciones y estrategias puede ayudar a reducir el estrés.

- **Ejercicio físico: El** ejercicio regular puede reducir el estrés al liberar endorfinas, que son hormonas del bienestar. Encuentre tiempo para realizar una actividad física regular fuera del trabajo.

- **Gestión del sueño:** Asegúrese de dormir lo suficiente para mantener una salud óptima y hacer frente al estrés. Una buena noche de sueño puede reforzar su capacidad de recuperación.

- **Humor y perspectiva:** Encuentre momentos para reír y mantener una perspectiva positiva. El humor puede ser una excelente forma de liberar tensiones.

- **Técnicas de relajación:** Practique técnicas de relajación como el yoga, el tai chi o la autohipnosis para reducir el estrés y mejorar su bienestar general.

- **Hable con un** mentor **o supervisor:** Si el estrés se vuelve abrumador, no dude en hablar con un mentor, supervisor o profesional de la salud mental. Pueden proporcionarle apoyo y consejo.

- **Aprendizaje continuo:** Invierta en su desarrollo profesional participando en talleres de gestión del estrés y aprendiendo nuevas estrategias para hacer frente a la presión.

- **Desconecte:** Cuando salga del quirófano, intente desconectar mental y emocionalmente del trabajo. Dese tiempo para el ocio, las aficiones y la familia.

- **Apoyo social:** Mantenga relaciones sociales positivas fuera del trabajo. Pasar tiempo con amigos y familiares puede ayudar a reforzar su capacidad de recuperación.

Es importante elegir las técnicas que mejor funcionen para usted e incorporarlas a su rutina diaria. Si adopta estrategias de gestión del estrés, podrá mantener un alto nivel de rendimiento, garantizar su bienestar y contribuir a la seguridad de los pacientes en el quirófano.

Evitar el agotamiento y mantener el bienestar son cruciales para las enfermeras de quirófano, dado el entorno exigente y estresante. He aquí algunas estrategias que le ayudarán a evitar el agotamiento y a promover su bienestar:

- **Equilibrio entre trabajo y vida privada:** Defina límites claros entre su vida profesional y personal. Dese tiempo para el ocio, la familia y los amigos para recargar las pilas.

- **Cuidados personales regulares: Cuídese con** prioridad. Haga ejercicio con regularidad, coma de forma saludable y asegúrese de dormir lo suficiente. Estos hábitos fomentan la resiliencia física y mental.

- **Gestión del estrés:** Aprenda y practique técnicas de gestión del estrés como la meditación, la respiración profunda y el yoga. Estos métodos pueden ayudarle a mantener la calma en situaciones estresantes.

- **Apoyo social:** Rodéese de colegas, amigos y familiares positivos que puedan apoyarle emocionalmente. Compartir sus experiencias puede ayudarle a sentirse comprendida y apoyada.

- **Desarrollo personal:** Invierta en su desarrollo personal realizando actividades que le apasionen fuera del trabajo. Cultive sus intereses y aficiones para relajarse.

- **Aprendizaje continuo:** Mantenga la curiosidad y siga aprendiendo cosas nuevas. Esto puede ayudarle a mantener el entusiasmo por su trabajo y evitar la monotonía.

- **Gestión del tiempo:** Organice su tiempo de forma eficaz para evitar sentirse abrumado. Identifique las tareas prioritarias y utilice herramientas de gestión del tiempo para mantenerse organizado.

- **Practique la gratitud:** Dedique un tiempo cada día a reflexionar sobre aquello por lo que se siente agradecido. Esto puede fomentar una sensación de bienestar y positividad.

- **Desconexión digital:** Evite revisar constantemente sus correos electrónicos o mensajes de trabajo fuera del horario laboral. Regálese periodos de desconexión digital para recargarse.

- **Apoyo profesional:** Si experimenta signos de agotamiento, no dude en pedir ayuda. Hable con un mentor, un supervisor o un profesional de la salud mental para obtener apoyo.

- **Actividades relajantes:** Incorpore actividades relajantes a su rutina diaria, como darse un baño caliente, leer un libro, escuchar música relajante o practicar arte.

- **Evitar el exceso de trabajo: Sea** consciente de sus límites y evite asumir demasiadas responsabilidades. Aprenda a decir no cuando esté sobrecargado.

- **Vacaciones y descansos:** Aproveche sus días libres y haga pausas regulares durante la jornada laboral para descansar y reponer fuerzas.

- **Consejo profesional:** Si el estrés o el agotamiento persisten, considere la posibilidad de consultar a un profesional de la salud mental para obtener el asesoramiento y el apoyo adecuados.

Si adopta estas estrategias y cuida de su bienestar físico y emocional, podrá reducir el riesgo de agotamiento y mantener una actitud positiva y resistente en el quirófano.

Cumplimiento de las normas éticas y profesionales

Aplicar los principios éticos de autonomía, beneficencia, no maleficencia y justicia es esencial para que las enfermeras de quirófano garanticen unos cuidados de calidad y el respeto de los derechos y la dignidad de los pacientes. He aquí cómo pueden aplicarse estos principios:

- **Autonomía:** Respetar la autonomía del paciente significa reconocer y respetar el derecho del paciente a tomar decisiones informadas sobre su propio tratamiento. Las enfermeras deben informar a los pacientes de las opciones de tratamiento, los riesgos y los beneficios, y obtener su consentimiento informado antes de cualquier intervención quirúrgica. También deben respetar las opciones de los pacientes, aunque difieran de las recomendadas.

- **Beneficencia:** El principio de beneficencia implica hacer el bien y buscar el bienestar del paciente. Las enfermeras deben esforzarse por proporcionar unos cuidados de calidad y promover el bienestar del paciente durante toda su estancia en el quirófano. Esto incluye controlar el dolor, prevenir las infecciones y garantizar la seguridad del paciente.

- **No maleficencia:** Este principio exige no causar daño intencionadamente al paciente y minimizar los riesgos potenciales. Las enfermeras deben asegurarse de que todos los procedimientos se llevan a cabo de forma competente y segura, evitando errores médicos y complicaciones innecesarias. También deben informar al equipo médico de cualquier preocupación sobre la seguridad del paciente.

- **Justicia:** Aplicar el principio de justicia significa garantizar una distribución equitativa de los cuidados, los recursos y el tratamiento. Las enfermeras deben asegurarse de que todos los pacientes reciben una atención de calidad, independientemente de su origen social, situación económica o cualquier otra característica. También deben esforzarse por prevenir las desigualdades en el acceso a los cuidados y promover la equidad.

La aplicación de estos principios éticos puede ayudar a las enfermeras de quirófano a tomar decisiones éticas y moralmente correctas, proporcionar cuidados de calidad y mantener la confianza de los pacientes y sus familias. También ayuda a crear un entorno de cuidados respetuoso, seguro y compasivo en el quirófano.

En el entorno quirúrgico, las enfermeras pueden enfrentarse a posibles conflictos de intereses que requieren una toma de decisiones éticas meditada. He aquí algunas situaciones comunes y enfoques para gestionarlas éticamente:

- **Relaciones con los proveedores:** Los representantes de la industria farmacéutica o los proveedores de equipos médicos pueden dirigirse a las enfermeras para promocionar o utilizar sus productos. Es esencial tomar decisiones basadas en lo que es mejor para el paciente y no en incentivos económicos. Asegúrese de que las decisiones sobre el uso de productos se basan en pruebas científicas y en las necesidades del paciente.

- **Intereses personales y profesionales:** Las enfermeras pueden enfrentarse a situaciones en las que sus intereses personales (por ejemplo, las relaciones personales con los pacientes) entren en conflicto con sus responsabilidades profesionales. En tales situaciones, debe darse prioridad a las necesidades y la seguridad del paciente. Evite situaciones que puedan comprometer la objetividad o la calidad de los cuidados.

*   **Asignación de recursos limitados:** En el entorno quirúrgico, puede haber limitaciones de recursos como el tiempo, el equipo o el personal. Las enfermeras deben tomar decisiones justas basadas en las necesidades clínicas de los pacientes. La asignación de recursos debe guiarse por el principio de justicia para garantizar una distribución equitativa.

*   **Colaboración interprofesional:** Las enfermeras trabajan en equipo con otros profesionales sanitarios, lo que a veces puede dar lugar a diferencias de opinión sobre el mejor curso de acción para el paciente. La comunicación abierta, el respeto mutuo y la toma de decisiones en colaboración son esenciales para gestionar los posibles conflictos de intereses y garantizar los mejores resultados para el paciente.

*   **Confidencialidad e intercambio de información :** Las enfermeras deben proteger la confidencialidad de la información médica de los pacientes. Sin embargo, puede haber situaciones en las que compartir información sea necesario para garantizar la seguridad del paciente o la coordinación de los cuidados. Consiga un equilibrio entre el respeto de la confidencialidad y la toma de decisiones éticas para garantizar el bienestar del paciente.

*   **Defensa del paciente: Como** defensor del paciente, el personal de enfermería debe estar preparado para defender los derechos e intereses del paciente, aunque esto entre en conflicto con las preferencias de otros miembros del equipo médico. Asegúrese de conocer los derechos del paciente y colabore con otros profesionales sanitarios para tomar decisiones éticas y centradas en el paciente.

La gestión de los posibles conflictos de intereses en el entorno quirúrgico requiere una base ética sólida, una comunicación abierta y una toma de decisiones basada en los valores profesionales y los principios éticos. Anteponiendo siempre el bienestar y la seguridad del paciente, las enfermeras pueden sortear con éxito estas complejas situaciones.

Confidencialidad y protección de datos

Respetar las normas que rigen la confidencialidad de la información médica de los pacientes es de vital importancia en el entorno quirúrgico, donde a diario se intercambia y procesa información delicada. He aquí algunas directrices esenciales para garantizar la confidencialidad:

- **Conozca la normativa:** Familiarícese con las leyes y normativas que rigen la confidencialidad de la información médica en su jurisdicción. En Estados Unidos, por ejemplo, la ley HIPAA (Health Insurance Portability and Accountability Act) establece normas estrictas para la protección de la información sanitaria.

- **Acceso restringido:** Asegúrese de que sólo las personas autorizadas tengan acceso a la información médica de los pacientes. Proteja los historiales médicos, los ordenadores y los dispositivos electrónicos con medidas de seguridad como contraseñas seguras y protecciones físicas.

- **Comunicación segura:** Cuando hable de casos de pacientes, asegúrese de que se encuentra en un entorno privado y seguro. Evite discutir detalles delicados en zonas públicas o delante de personas no autorizadas.

- **Consentimiento informado:** Antes de compartir información médica con otros miembros del equipo asistencial, asegúrese de obtener el consentimiento informado del paciente. Explique al paciente por qué es necesaria esta comunicación y obtenga su acuerdo.

- **Uso apropiado de los historiales:** Utilice los historiales médicos sólo para fines legítimos y profesionales relacionados con la atención al paciente. Evite acceder a la información del paciente sin una razón válida.

- **Anonimización de los datos:** Durante las presentaciones educativas o las discusiones de casos, asegúrese de anonimizar la información de los pacientes eliminando cualquier dato personal identificable.

- **Eliminación segura:** Cuando trabaje con documentos en papel o soportes electrónicos que contengan información médica, asegúrese de que se eliminan de forma segura, por ejemplo, triturándolos o utilizando métodos de borrado de datos.

- **Formación continua:** Manténgase al día de las últimas prácticas y normativas sobre la confidencialidad de la información médica participando en cursos y talleres de formación periódicos.

- **Concienciación del equipo:** Conciencie a los demás miembros del equipo quirúrgico de la importancia de la confidencialidad de la información médica y fomente una cultura de respeto a la intimidad.

- **Reacción en caso de violación: En caso de** una posible violación de la confidencialidad, informe inmediatamente del incidente a su supervisor o a la persona responsable del cumplimiento de la normativa para que se puedan tomar medidas correctivas.

Respetar las normas que rigen la confidencialidad de la información médica es esencial para establecer la confianza entre los pacientes y los profesionales sanitarios, garantizar la seguridad de los datos sensibles y mantener un alto nivel ético en el ámbito quirúrgico.

La gestión de las historias clínicas y de la información sensible es una responsabilidad fundamental para las enfermeras de quirófano. He aquí algunas prácticas clave para garantizar una gestión eficaz y segura de los historiales médicos y la información sensible:

- **Acceso restringido:** Limite el acceso a los historiales médicos únicamente a los profesionales sanitarios autorizados que necesiten la información para tratar al paciente. Utilice sistemas de seguridad informática para controlar el acceso electrónico a los historiales.

- **Protección física:** Guarde los historiales médicos en papel en armarios cerrados con llave o en zonas de almacenamiento seguras. Nunca deje los expedientes sin supervisión en zonas públicas.

- **Confidencialidad en línea:** Cuando trabaje con historiales médicos electrónicos, asegúrese de conectarse a redes seguras y de utilizar contraseñas seguras. Evite dejar información médica visible en pantallas de ordenador desatendidas.

- **Cifrado de datos:** Si envía información médica por vía electrónica, asegúrese de que está cifrada para proteger su confidencialidad durante la transferencia.

- **Auditoría de acceso:** Lleve un registro de quién accede a los historiales médicos, incluyendo la fecha, la hora y el motivo del acceso. Esto puede ayudar a controlar el uso adecuado de la información.

- **Destrucción segura:** Cuando los archivos ya no sean necesarios, destrúyalos de forma segura de acuerdo con la normativa vigente. Esto puede incluir la trituración de documentos en papel o el borrado seguro de archivos electrónicos.

- **Transferencia segura:** Si es necesario transferir información médica a otro departamento o profesional sanitario, asegúrese de que la transferencia es segura y está autorizada.

- **Concienciación del equipo:** Eduque a los miembros del equipo quirúrgico sobre la importancia de la confidencialidad médica y las prácticas de gestión adecuadas.

- **Responsabilidad personal:** Sea consciente de sus propios actos y respete siempre la confidencialidad de la información médica.

- **Cumplimiento de la normativa:** Familiarícese con las leyes y normativas locales y nacionales relativas a la gestión de historiales médicos y asegúrese de cumplirlas en todo momento.

La gestión adecuada de las historias clínicas y de la información sensible es esencial para garantizar la privacidad de los pacientes, evitar violaciones de la confidencialidad y mantener altos niveles éticos en la práctica de la enfermería de quirófano.

Defensa de los pacientes y de una asistencia de calidad

Promover los derechos del paciente y la toma de decisiones informada es un aspecto esencial de la práctica enfermera en el quirófano. He aquí algunas estrategias para garantizar que los pacientes estén plenamente informados e implicados en su propio tratamiento quirúrgico:

- **Información exhaustiva: Proporcione** a los pacientes información completa y comprensible sobre su estado de salud, las opciones de tratamiento, los procedimientos quirúrgicos previstos y los riesgos y beneficios asociados. Utilice un lenguaje sencillo y evite los términos médicos complejos.

- **Consentimiento informado:** Antes de cualquier intervención quirúrgica, asegúrese de que los pacientes han dado su consentimiento informado. Explíqueles detalladamente los pormenores de la intervención, las posibles alternativas y los riesgos potenciales. Responda a todas sus preguntas.

- **Dé tiempo a los pacientes para decidir:** Conceda a los pacientes el tiempo que necesiten para pensar y tomar una decisión. Evite meterles prisa y anímeles a hacer preguntas y discutir sus preocupaciones.

- **Implicar a la familia:** Si el paciente lo desea, implique a la familia en el proceso de toma de decisiones. El apoyo de la familia puede ayudar a reducir la ansiedad y permitir que se tomen decisiones con conocimiento de causa.

- **Documentación: Asegúrese** de documentar cuidadosamente las conversaciones con los pacientes, incluida la información proporcionada, las preguntas formuladas y las decisiones tomadas. Esto crea un rastro documental de la toma de decisiones informada.

- **Material educativo:** Utilice ayudas visuales como folletos, vídeos explicativos o diagramas para ayudar a los pacientes a comprender mejor la información médica compleja.

- **Escucha activa:** Sea un oyente atento cuando los pacientes expresen sus preocupaciones, temores o preguntas. Responda con empatía y asegúrese de que se sienten escuchados.

- **Respetar las decisiones:** Respete las decisiones tomadas por los pacientes, aunque no esté personalmente de acuerdo con ellas. Los pacientes tienen derecho a tomar decisiones acordes con sus valores y preferencias.

- **Consulta con los médicos:** Trabaje en estrecha colaboración con los médicos para garantizar que la información médica se transmite correctamente a los pacientes y que todas las opciones de tratamiento se presentan con claridad.

- **Formación continua:** Manténgase al día de la nueva información médica y de los avances en los procedimientos quirúrgicos para poder ofrecer información precisa y actualizada a los pacientes.

Promover los derechos de los pacientes y la toma de decisiones informada refuerza la confianza entre pacientes y profesionales sanitarios, mejora la calidad de la atención y permite a los pacientes participar activamente en su propio proceso de curación.

Defender la seguridad del paciente y mejorar la práctica son aspectos fundamentales del papel de la enfermera de quirófano. A continuación le explicamos cómo puede contribuir en estas áreas:

- **Notificación de incidentes:** Sea proactivo a la hora de informar de posibles incidentes o errores al equipo directivo o al responsable de seguridad del paciente. Esto ayuda a identificar los problemas y a poner en marcha medidas preventivas.

- **Participación en las evaluaciones de seguridad:** Colabore con el equipo para participar en las evaluaciones periódicas de seguridad de los procedimientos y protocolos. Sugiera ideas de mejora y contribuya a los planes de acción.

- **Supervisión de los indicadores de calidad:** Supervise y documente los indicadores de calidad, como las tasas de infección postoperatoria, las complicaciones y las tasas de readmisión. Identifique tendencias y colabore con el equipo para adoptar medidas correctivas.

- **Formación continua:** Siga su propia formación para mantenerse al día de las mejores prácticas en seguridad del paciente. Asista a cursos, seminarios y talleres sobre seguridad en la atención quirúrgica.

- **Concienciación del equipo:** Eduque a los miembros del equipo sobre los problemas de seguridad, los protocolos y las nuevas recomendaciones. Fomente una cultura de seguridad abierta en la que todos se sientan cómodos informando de posibles problemas.

- **Uso de herramientas de mejora continua:** Aplique metodologías de mejora continua, como Lean o Six Sigma, para identificar cuellos de botella, optimizar procesos y reducir riesgos.

- **Análisis de las causas profundas:** Cuando se produzca un incidente, participe en un análisis en profundidad para comprender las causas profundas y poner en marcha medidas correctivas para evitar que se repitan.

- **Implemente protocolos estandarizados:** Utilice protocolos estandarizados y listas de comprobación para los procedimientos quirúrgicos. Esto puede ayudar a evitar errores y garantizar la coherencia de la atención.

- **Comunicación eficaz:** Fomente una comunicación abierta y transparente dentro del equipo quirúrgico. Fomente el debate sobre los problemas de seguridad y las ideas de mejora.

- **Liderazgo en seguridad:** Sea un líder en seguridad promoviendo activamente una cultura de seguridad, fomentando la notificación de incidentes y aplicando iniciativas de mejora.

Defender la seguridad del paciente y mejorar la práctica requiere un compromiso constante con la calidad de la atención. Adoptando un enfoque proactivo y colaborando estrechamente con el equipo, contribuirá a crear un entorno asistencial seguro y a mejorar continuamente la calidad de los servicios quirúrgicos.

Integridad profesional y comportamiento ético

Mantener un comportamiento profesional y ético con los pacientes y los compañeros es esencial para garantizar una atención de calidad y la confianza del equipo médico. A continuación le explicamos cómo puede conseguirlo como enfermera de quirófano:

- **Respeto y atención:** Trate a cada paciente con respeto, compasión y dignidad. Esté atento a sus necesidades emocionales y asegúrese de mantener un entorno respetuoso y no discriminatorio.

- **Confidencialidad:** Respete la confidencialidad de la información médica de los pacientes. No comparta información personal o médica sin el debido consentimiento.

- **Comunicación transparente :** Fomente una comunicación abierta y transparente con pacientes y colegas. Escuche con atención, sea sincero y comparta la información de forma clara y comprensible.

- **Colaboración interdisciplinar:** Trabaje en estrecha colaboración con los miembros del equipo quirúrgico, incluidos cirujanos, anestesistas y auxiliares de quirófano. Sea un colaborador activo y respetuoso en la toma de decisiones interdisciplinarias.

- **Respete los límites profesionales:** Evite las relaciones personales inapropiadas con pacientes o colegas. Mantenga una distancia profesional a la vez que se muestra empático y comprensivo.

- **Honestidad:** Sea sincero en todas sus interacciones. Si no sabe la respuesta a una pregunta, dígalo y busque la información necesaria.

- **Gestión de conflictos:** Aborde los desacuerdos o conflictos de forma profesional y respetuosa. Escuche los distintos puntos de vista y colabore para encontrar soluciones.

- **Integridad:** Cumpla las normas éticas y profesionales más estrictas. Evite cualquier conducta desleal o fraudulenta.

- **Reflexión ética: Utilice el** discernimiento ético al evaluar situaciones complejas. Si se enfrenta a dilemas éticos, consulte a sus colegas, los códigos deontológicos profesionales y los recursos éticos disponibles.

- **Formación continua:** Manténgase al día de las normas éticas y las mejores prácticas participando en cursos de formación continua y manteniéndose al día de las actualizaciones en el ámbito sanitario.

- **Autocuidado: Cuide** de su propio bienestar físico y emocional para evitar el agotamiento. Reconocer sus propias necesidades le ayudará a proporcionar una atención óptima al paciente y a mantener relaciones positivas con sus colegas.
- **Modelo de conducta: Como** enfermera, usted sirve de modelo a los demás miembros del equipo. Dé ejemplo demostrando sistemáticamente un comportamiento profesional y ético.

Mantener un comportamiento profesional y ético no sólo ayuda a garantizar la seguridad y el bienestar de los pacientes, sino que también refuerza la credibilidad y la confianza dentro del equipo médico. Se trata de un aspecto crucial de la práctica enfermera en el quirófano y tiene una influencia directa en la calidad de los cuidados prestados.

Como enfermera de quirófano, tiene la importante responsabilidad personal de mantener y mejorar la reputación de la profesión. He aquí cómo puede ayudar:

- **Profesionalidad ejemplar:** Actúe con profesionalidad en todo momento. Respete las normas éticas, los valores y los comportamientos que se esperan de la profesión. Su conducta debe reflejar positivamente la profesión de enfermería.

- **Competencia y formación continua:** Mantenga y mejore constantemente sus competencias profesionales. Manténgase al día de los últimos avances médicos y las mejores prácticas. La competencia refuerza la confianza en las enfermeras y la calidad de los cuidados.

- **Comunicación abierta:** Comuníquese de forma abierta y transparente con los pacientes, los colegas y los demás miembros del equipo sanitario. Una comunicación eficaz contribuye a la seguridad del paciente y al entendimiento mutuo.

- **Respetar los derechos de los pacientes:** Respete los derechos de los pacientes a la autodeterminación, la confidencialidad y la información. Inclúyalos en el proceso de toma de decisiones e infórmeles con claridad y honestidad.

- **Colaboración y trabajo en equipo:** Colabore eficazmente con otros miembros del equipo asistencial. El trabajo en equipo promueve resultados óptimos para los pacientes y fomenta la confianza en la profesión.

- **Evite los conflictos de intereses:** Evite las situaciones en las que sus intereses personales puedan entrar en conflicto con los intereses de los pacientes o la ética profesional. Demuestre integridad y transparencia en sus acciones.

- **Promover la seguridad del paciente:** Contribuya activamente a la seguridad del paciente siguiendo los protocolos, informando de los problemas de seguridad y ayudando a mejorar las prácticas.

- **Cumplimiento de las** políticas y **normativas:** Cumpla las políticas y normativas vigentes en su establecimiento sanitario. Esto demuestra su compromiso con un alto nivel de atención sanitaria.

- **Participación en la mejora continua:** contribuya a las iniciativas de mejora continua de la calidad proponiendo ideas, notificando incidentes y participando en la evaluación de las prácticas.

- **Compromiso con la profesión:** Sea un embajador positivo de la profesión enfermera educando al público sobre el papel de las enfermeras de quirófano, participando en eventos profesionales y compartiendo su experiencia.

- **Reflexión ética:** Demuestre una profunda reflexión ética en todas las decisiones y acciones que emprenda. Respete los principios éticos fundamentales para mantener la integridad de la profesión.

- **Autocorrección y responsabilidad:** Si comete un error, reconózcalo, informe a su supervisor o a su equipo y trabaje para poner en marcha medidas correctoras. Asumir la responsabilidad genera confianza en los profesionales sanitarios.

Su comportamiento y sus acciones como enfermera tienen un impacto directo en la forma en que la profesión de enfermería es percibida por los pacientes, los colegas y la sociedad en su conjunto. Actuando de forma responsable y profesional, contribuye a mantener y mejorar la reputación positiva de la enfermería en quirófano.

Perspectivas y oportunidades profesionales

Las enfermeras de quirófano tienen la oportunidad de explorar diversas trayectorias profesionales que les permitan progresar profesionalmente y ampliar sus competencias. Estas son algunas de las posibles trayectorias profesionales de las enfermeras de quirófano:

- **Enfermero especialista de quirófano:** Puede optar por especializarse más en un área específica de la cirugía, como la cirugía cardiovascular, ortopédica, neuroquirúrgica o pediátrica. Esto le permitirá desarrollar una profunda experiencia en la materia y participar en intervenciones quirúrgicas complejas.

- **Enfermera anestesista titulada (ERN): Con** una formación complementaria, puede convertirse en enfermera anestesista titulada (ERN) y encargarse de administrar la anestesia a los pacientes antes de una intervención quirúrgica. Las enfermeras anestesistas registradas colaboran estrechamente con los anestesistas para garantizar la seguridad de los pacientes.

- **Enfermera de investigación clínica:** Si le interesa la investigación, podría trabajar como enfermera de investigación clínica. Participará en estudios clínicos y contribuirá al avance de los conocimientos médicos recopilando datos y colaborando con investigadores y médicos.

- **Enfermera de gestión de cuidados quirúrgicos:** Podría ascender a un puesto de gestión en el que supervisaría las operaciones diarias del quirófano, incluida la gestión del personal, la planificación quirúrgica y la garantía de calidad.

- **Enfermera docente:** Si le interesa la docencia, podría convertirse en formadora quirúrgica para enfermeras en formación o nuevos miembros del equipo quirúrgico. Podría trabajar en escuelas de enfermería, programas de formación continua o instituciones sanitarias.

- **Consultor de equipos médicos:** Si tiene experiencia en la gestión de instrumentos y equipos en el quirófano, podría trabajar como consultor de empresas médicas para ayudar a diseñar, probar e implantar nuevos instrumentos quirúrgicos.

- **Enfermera de salud pública:** Podría pasar a desempeñar funciones de salud pública en las que podría contribuir a la prevención de las infecciones adquiridas en los hospitales, la promoción de la seguridad de los pacientes y la aplicación de políticas sanitarias.

- **Enfermera de** gestión de la **calidad:** Podría trabajar como enfermera de gestión de la calidad, centrándose en la mejora continua de las prácticas quirúrgicas y la seguridad de los pacientes en toda la organización sanitaria.

- **Investigador clínico:** Si le apasionan la investigación y la innovación, podría trabajar como investigador clínico en el campo quirúrgico. Podría participar en el desarrollo de nuevas técnicas, tecnologías y protocolos quirúrgicos.

- **Enfermera de cuidados paliativos** y al final de la vida : Si desea trabajar con pacientes terminales, podría especializarse en cuidados paliativos y al final de la vida en quirófano. Ayudaría a controlar el dolor y proporcionaría apoyo emocional a los pacientes y sus familias.

Estas trayectorias profesionales son sólo algunas de las muchas opciones. Es importante seguir una formación continua, buscar oportunidades de desarrollo profesional y explorar las áreas que le apasionan para dar forma a su trayectoria profesional como enfermera de quirófano.

La transición a funciones de gestión, educación o investigación como enfermera de quirófano puede ser un paso gratificante para quienes deseen ampliar su ámbito de influencia y contribuir de forma significativa a mejorar la asistencia sanitaria. A continuación le explicamos cómo podría enfocar estas transiciones:

- Funciones directivas :
  - **Director de quirófano: Como** director de quirófano, sería responsable de supervisar las operaciones diarias, gestionar los recursos humanos y materiales y garantizar el cumplimiento de los protocolos y las normas de seguridad.
  - **Director de Atención Quirúrgica:** Esta función implica la supervisión de todo el departamento quirúrgico del establecimiento sanitario, trabajando con otros departamentos para garantizar una coordinación óptima de la atención quirúrgica.

  - **Responsable de calidad y seguridad:** Como responsable de calidad, se encargaría de poner en marcha iniciativas para mejorar la seguridad de los pacientes, el cumplimiento de las normas y la calidad de la atención quirúrgica.

- Funciones educativas :
  - **Formador quirúrgico:** Podría trabajar en una escuela de enfermería o en un centro de formación enseñando habilidades quirúrgicas a los enfermeros en formación y a los miembros del equipo quirúrgico.

  - **Coordinador de formación quirúrgica:** Este papel implica la planificación y coordinación de programas de formación continua para el personal quirúrgico, garantizando que se mantienen al día de los últimos avances y las mejores prácticas.

- Funciones de investigación :
  - **Investigador de enfermería:** Podría participar en proyectos de investigación destinados a mejorar las prácticas quirúrgicas, la seguridad de los pacientes o la calidad de los cuidados. Esto podría implicar la recopilación y el análisis de datos, así como la publicación de artículos de investigación.

  - **Consultor de investigación clínica:** En este puesto, puede trabajar con investigadores médicos para diseñar y llevar a cabo estudios clínicos, asegurándose de que se siguen los protocolos y se recogen los datos de forma rigurosa.

Para hacer la transición a estas funciones, podría considerar los siguientes pasos:

- **Formación adicional:** Algunas funciones de gestión, educación o investigación pueden requerir títulos avanzados como un máster en administración sanitaria, educación en enfermería o investigación clínica. Asegúrese de recibir la formación necesaria para ser competente en su nuevo puesto.

- **Experiencia relevante: Busque** oportunidades dentro de su entorno sanitario actual para asumir responsabilidades de gestión, educación o investigación. También podría considerar puestos temporales o a tiempo parcial en estas áreas para adquirir experiencia.

- **Trabajo en red:** Establezca contactos con profesionales que ya trabajen en estos campos y busque mentores que puedan guiarle en su transición.

- **Desarrollo de** aptitudes: Identifique las aptitudes específicas requeridas para su puesto objetivo y busque oportunidades para desarrollarlas. Esto podría incluir talleres, cursos en línea, certificaciones y otras oportunidades de desarrollo profesional.
- **Destaque sus aptitudes actuales: asegúrese** de que su experiencia como enfermera de quirófano pone de relieve aptitudes transferibles como la comunicación eficaz, la gestión del tiempo, la toma rápida de decisiones y la resolución de problemas.

Es importante tener en cuenta que cada transición profesional tiene sus propios retos y requisitos. Tómese el tiempo necesario para reflexionar sobre sus intereses, puntos fuertes y objetivos, y no dude en pedir consejo a profesionales que ya hayan seguido estas trayectorias profesionales.

Capítulo 10

Testimonios de enfermeras con experiencia

Una carrera variada y experiencia en el quirófano

Las enfermeras pueden seguir diversas trayectorias profesionales en función de sus intereses, habilidades y aspiraciones. He aquí un repaso a algunas de las trayectorias profesionales más comunes seguidas por las enfermeras a lo largo de su carrera:

- **Enfermera clínica:** Es la vía tradicional en la que la enfermera trabaja directamente con los pacientes en entornos como hospitales, clínicas, residencias de ancianos, etc. Las enfermeras clínicas proporcionan atención directa al paciente, administran medicación, controlan las constantes vitales, asesoran y coordinan los cuidados.

- **Enfermera especialista:** Algunas enfermeras optan por especializarse en áreas específicas como pediatría, cardiología, oncología, cirugía, etc. Adquieren conocimientos profundos en su campo de especialización y a menudo trabajan junto a médicos especialistas para proporcionar cuidados de alta calidad. Adquieren conocimientos profundos en su campo de especialización y a menudo trabajan junto a médicos especialistas para proporcionar cuidados de alta calidad.

- **Enfermero anestesista: Los** enfermeros anestesistas son profesionales sanitarios que han recibido una formación avanzada para administrar anestesia y monitorizar a los pacientes durante los procedimientos quirúrgicos. Desempeñan un papel crucial en la gestión del dolor y la seguridad durante los procedimientos quirúrgicos.

- **Enfermera de práctica avanzada (APN):** Las enfermeras de práctica avanzada, como las enfermeras practicantes y las enfermeras de salud mental, tienen competencias más amplias y pueden realizar evaluaciones diagnósticas, prescribir medicación, tratar determinadas afecciones médicas y proporcionar cuidados autónomos en su área de especialización.

- **Enfermera de quirófano:** Las enfermeras de quirófano se encargan de preparar al paciente y el quirófano, asistir a los cirujanos y anestesistas y coordinar los cuidados durante las intervenciones quirúrgicas.

- **Enfermera de investigación clínica:** Estas enfermeras trabajan en proyectos de investigación clínica, recopilando datos, controlando a los pacientes que participan en ensayos clínicos y garantizando el cumplimiento de los protocolos de investigación.

- **Enfermera de educación:** Las enfermeras de educación trabajan en escuelas de enfermería, centros de formación o establecimientos sanitarios para formar a la próxima generación de enfermeras. Diseñan programas de enseñanza, imparten cursos y evalúan el rendimiento de los estudiantes.

- **Enfermera de gestión de la calidad y la seguridad:** Estas enfermeras se centran en la mejora continua de la asistencia sanitaria garantizando el cumplimiento de las normas de calidad y seguridad. Pueden desempeñar un papel clave en la gestión de riesgos y la garantía de calidad.

- **Enfermera consultora :** Las enfermeras consultoras aportan su experiencia en áreas como la gestión sanitaria, el análisis de datos médicos, el cumplimiento de la normativa, etc. A menudo trabajan como proveedores de servicios independientes para instituciones sanitarias.

- **Enfermera emprendedora:** Algunas enfermeras optan por crear su propio negocio, como una clínica de enfermería a domicilio, una agencia de asistencia sanitaria o una consultoría de salud.

Es importante señalar que estas trayectorias profesionales no son exhaustivas y que existen muchas otras oportunidades para las enfermeras. La belleza de la profesión enfermera reside en su diversidad y flexibilidad, que ofrecen a las enfermeras la posibilidad de evolucionar y desarrollar su carrera según sus intereses y pasiones.

La experiencia previa y las especializaciones de una enfermera desempeñan un papel importante en su función en el quirófano. Estos factores pueden influir en la forma en que la enfermera interactúa con el equipo quirúrgico, en las habilidades que aporta y en las responsabilidades que se le asignan. He aquí cómo la experiencia previa y las especializaciones pueden influir en el papel en el quirófano:

- **Experiencia en cuidados clínicos:** Las enfermeras con una sólida formación en cuidados clínicos comprenderán mejor las necesidades del paciente, los protocolos médicos y los procedimientos quirúrgicos. Su capacidad para evaluar rápidamente los cambios en el estado del paciente y tomar decisiones informadas contribuirá a una coordinación fluida durante la intervención quirúrgica.

- **Especializaciones médicas:** Las enfermeras con especializaciones médicas específicas, como cardiología, cirugía ortopédica o neurocirugía, aportan una valiosa experiencia a las cirugías relacionadas con su campo. Su profundo conocimiento de procedimientos y equipos específicos puede mejorar la calidad de los cuidados y la seguridad de los pacientes.

- **Formación en anestesia:** Las enfermeras formadas en anestesia conocerán a fondo los fármacos anestésicos, las técnicas de monitorización y el manejo de las vías respiratorias. Pueden desempeñar un papel clave en la administración y supervisión de la anestesia durante la cirugía.

- **Experiencia en cuidados críticos:** Las enfermeras que han trabajado en unidades de cuidados intensivos o coronarios aportan habilidades en el manejo de pacientes críticos, que pueden ser esenciales en situaciones en las que los pacientes se someten a una cirugía compleja o de alto riesgo.
- **Formación quirúrgica:** Las enfermeras con formación quirúrgica pueden tener conocimientos especializados en el manejo de instrumentos, la preparación de zonas quirúrgicas y el cierre de incisiones. Su pericia puede contribuir a la ejecución precisa y eficaz de los procedimientos quirúrgicos.

- **Experiencia en la** gestión de emergencias: Las enfermeras con experiencia en la gestión de emergencias pueden reaccionar con rapidez y eficacia ante complicaciones inesperadas durante la cirugía, ayudando a minimizar los riesgos para el paciente.

- **Experiencia en** gestión de riesgos: Las enfermeras con experiencia en gestión de riesgos pueden ayudar a prevenir errores médicos y mejorar la seguridad de los pacientes identificando y mitigando los riesgos potenciales.

- **Especializaciones en cuidados pediátricos:** Las enfermeras especializadas en cuidados pediátricos aportan una sensibilidad y unas habilidades especiales al trabajo con niños en quirófano. Saben cómo calmar a los niños, comunicarse eficazmente con ellos y adaptar los cuidados a sus necesidades únicas.

En general, la experiencia previa y las especializaciones de una enfermera enriquecen su contribución al equipo quirúrgico y a la calidad de los cuidados. Estos elementos permiten a las enfermeras desempeñar diversas funciones en el quirófano y contribuir de forma significativa a la seguridad y la recuperación del paciente.

Retos y lecciones aprendidas en el quirófano

- **Complicaciones inesperadas:** Durante la cirugía abdominal, la paciente desarrolló repentinamente una hemorragia interna grave. El equipo quirúrgico tuvo que actuar rápidamente para controlar la hemorragia. La enfermera de quirófano coordinó la administración de hemoderivados, controló las constantes vitales y mantuvo una comunicación clara entre el equipo. Su capacidad de reacción y su gestión eficaz de la situación ayudaron a estabilizar a la paciente.

- **Reacción alérgica:** Durante una operación ortopédica, el paciente desarrolló una reacción alérgica grave a la anestesia. La enfermera tuvo que alertar rápidamente al anestesista y al equipo quirúrgico, al tiempo que tomaba medidas para tratar la reacción alérgica. Su rápida comunicación y su capacidad para manejar la situación permitieron estabilizar al paciente y continuar con la cirugía de forma segura.

- **Decisión de emergencia:** Durante una intervención quirúrgica cardiaca, el equipo descubrió una anomalía grave que no se había detectado durante las evaluaciones preoperatorias. Era necesario tomar una decisión rápida para ajustar el plan quirúrgico y garantizar al mismo tiempo la seguridad del paciente. La enfermera desempeñó un papel esencial al comunicar eficazmente la nueva información y ayudar a coordinar los ajustes necesarios.

- **Paciente pediátrico:** Durante una operación neuroquirúrgica en un niño, el equipo tuvo que enfrentarse a retos particulares relacionados con la sensibilidad del tejido y las estructuras cerebrales. La enfermera colaboró estrechamente con los cirujanos para mantener las condiciones de esterilidad, controlar las delicadas constantes vitales del paciente y tranquilizar a los preocupados padres.

- **Dilema ético:** Durante un procedimiento de trasplante de órganos, el equipo se enfrentó a un dilema ético relativo a la asignación de un órgano poco frecuente. La enfermera participó en las discusiones éticas, teniendo en cuenta los principios de equidad y beneficencia, al tiempo que se aseguraba de que la decisión final se tomaba en el mejor interés del paciente.

- **Gestión de las complicaciones postoperatorias:** Tras la cirugía vascular, la paciente desarrolló una embolia pulmonar. La enfermera de la sala de recuperación vigiló de cerca a la paciente, ajustó los tratamientos y se comunicó con el equipo médico para intervenir rápidamente. Su intervención estabilizó a la paciente y evitó complicaciones posteriores.

Estas historias ponen de relieve la diversidad de retos a los que se enfrentan las enfermeras de quirófano y la variedad de habilidades necesarias para tomar decisiones rápidas e informadas. También ilustran el papel esencial que desempeñan las enfermeras a la hora de contribuir a unos resultados positivos para los pacientes y de garantizar la seguridad y el bienestar durante los procedimientos quirúrgicos.

Aprender de los errores y los aciertos a lo largo del tiempo en el quirófano tiene un valor incalculable para mejorar la práctica y garantizar una atención óptima al paciente. He aquí algunas lecciones importantes que pueden aprender las enfermeras de quirófano:

Errores :
*   **Comunicación clara:** Los errores suelen ser consecuencia de una comunicación insuficiente o confusa. Una comunicación abierta y transparente entre los miembros del equipo quirúrgico es esencial para evitar malentendidos y errores.

*   Doble comprob**ación: Los** errores de medicación o de equipamiento pueden evitarse aplicando protocolos de doble comprobación. Asegurarse de que las dosis y el instrumental son correctos antes de utilizarlos ayuda a prevenir errores.

*   **Formación continua: Los** errores pueden estar relacionados con la falta de conocimientos. Invertir en formación continua permite a las enfermeras mantenerse al día de las nuevas técnicas, tecnologías y procedimientos, reduciendo así el riesgo de errores.

*   **Gestión del estrés:** Los errores pueden producirse cuando el estrés es elevado. Aprender a gestionar el estrés y mantener la concentración en los momentos críticos es esencial para evitar errores.
*
Historias de éxito :
*   **Colaboración eficaz:** El éxito suele ser el resultado de una colaboración armoniosa entre los miembros del equipo. Trabajar juntos, intercambiar información y apoyarse mutuamente mejora los resultados.

*   **Preparación minuciosa: El** éxito suele ser el resultado de una preparación minuciosa. Asegurarse de que todo el

equipo está en orden, los historiales médicos están completos y el equipo está bien informado conduce a intervenciones más exitosas.

- **Comunicación abierta:** El éxito proviene de una comunicación clara y abierta con los pacientes y sus familias. Facilitar información precisa sobre la intervención, las expectativas postoperatorias y los cuidados en casa contribuye a una experiencia positiva del paciente.

- **Aprendizaje continuo:** El éxito aumenta con un compromiso de aprendizaje continuo. Las enfermeras que buscan mejorar constantemente sus habilidades y mantenerse al día de los últimos avances médicos están mejor equipadas para lograr resultados positivos.

- **Ética y respeto:** El éxito está estrechamente ligado a la práctica ética y al respeto de los derechos y la dignidad de los pacientes. Mantener un alto nivel de atención y de comportamiento profesional contribuye a obtener resultados positivos.

En última instancia, cada error y cada acierto es una oportunidad de aprendizaje. Las enfermeras de quirófano deben estar preparadas para examinar críticamente sus acciones, compartir sus experiencias con sus compañeros y aplicar cambios para mejorar continuamente la seguridad, los cuidados y los resultados de los pacientes.

Colaboración dentro del equipo quirúrgico

He aquí algunos testimonios de profesionales sanitarios que trabajan en el quirófano, que destacan la importancia de la comunicación y las relaciones interprofesionales dentro del equipo quirúrgico:
- Testimonio de una enfermera de quirófano:
"Trabajar en el quirófano me ha hecho darme cuenta de lo crucial que es la comunicación interprofesional. Cirujanos, anestesistas, enfermeras y auxiliares de quirófano tienen que trabajar codo con codo para garantizar la seguridad del paciente. Los momentos de tranquilidad en los que compartimos información crítica sobre el paciente y el

procedimiento son esenciales. Las relaciones de confianza que hemos forjado a lo largo de los años han contribuido a que cada operación sea fluida y esté bien coordinada."

- Testimonio de un cirujano :
"El quirófano es una sinfonía compleja y la comunicación entre los miembros del equipo es clave para mantener la armonía de la melodía. Trabajar en estrecha colaboración con las enfermeras y los anestesistas es esencial para garantizar que todas las fases de la intervención se desarrollen sin problemas. Las discusiones preoperatorias y los intercambios en tiempo real nos ayudan a tomar decisiones con conocimiento de causa y a reaccionar rápidamente ante lo inesperado."

- Testimonio de un anestesista :
"Como anestesista, mi comunicación con el equipo quirúrgico es crucial. Tengo que asegurarme de que el paciente esté seguro durante toda la operación. Esto significa explicar los riesgos anestésicos, compartir información sobre el estado del paciente y controlar constantemente las constantes vitales. Una comunicación transparente con las enfermeras y los cirujanos garantiza que trabajemos juntos por el bienestar del paciente."

- Testimonio de una auxiliar de quirófano:
"Mi papel como ayudante de quirófano implica una estrecha comunicación con el cirujano y las enfermeras. Preparar el instrumental, anticiparse a las necesidades y seguir el ritmo de las fases de la cirugía requiere una coordinación precisa. La comunicación no verbal también es vital: una simple mirada puede indicar que se necesita un instrumento. La comprensión mutua marca la diferencia.

- Testimonio de una enfermera de la sala de recuperación:
"Mi papel comienza cuando el paciente sale del quirófano. Me comunico con el anestesista para hacerme una idea completa del estado del paciente. La comunicación interprofesional me permite vigilar las constantes vitales, controlar el dolor y responder rápidamente a cualquier posible complicación. Trabajar en equipo me da la confianza necesaria para garantizar una transición fluida a la fase de recuperación.

Estos testimonios subrayan hasta qué punto la comunicación interprofesional es esencial para la seguridad y el éxito de los procedimientos quirúrgicos. Las relaciones de confianza y la estrecha colaboración entre los miembros del equipo son la piedra angular de un quirófano eficaz y bien coordinado.

He aquí algunas historias y testimonios que ilustran los momentos de cohesión y coordinación en el seno del equipo quirúrgico, así como los retos de colaboración que se plantean en el quirófano:

- Momentos de cohesión :
"Recuerdo una operación compleja en la que todo encajó a la perfección. El equipo, formado por cirujanos, anestesistas, enfermeras y auxiliares de quirófano, trabajaba en sincronía. Todos sabían lo que tenían que hacer, los movimientos eran precisos y había una comunicación fluida. Fue como un baile bien orquestado, y la paciente se recuperó sin problemas. Estos momentos de cohesión refuerzan nuestra confianza en nuestro equipo y en nuestras habilidades.

- Los retos de la colaboración :
"La colaboración en el quirófano puede ponerse a prueba a veces en situaciones de emergencia. Durante una operación compleja, surgió una complicación inesperada que exigió una rápida toma de decisiones. Las opiniones diferían en cuanto al mejor enfoque a adoptar. Esto creó un momento de tensión en el equipo. Sin embargo, gracias a una comunicación abierta y a la escucha activa, finalmente se optó por la vía más segura para la paciente. Este acontecimiento puso de relieve la importancia de superar las diferencias por el bien del paciente."

- Momentos de cohesión :
"Durante una delicada   operación de reparación vascular, me impresionó el modo en que el equipo gestionó cada etapa con precisión. Las enfermeras se anticiparon a la necesidad de instrumental, el anestesista mantuvo la estabilidad hemodinámica y el cirujano realizó una operación impecable. Al final, todos nos miramos con una sensación de logro. La impecable coordinación del equipo había hecho posible llevar a cabo con éxito una intervención compleja".

- Los retos de la colaboración :
"La   comunicación se complica   a v e c e s p o r l a s personalidades y las jerarquías dentro del equipo. Durante una intervención quirúrgica de urgencia, sentí que había una falta de

claridad en las funciones asignadas, lo que provocó una confusión temporal. Afortunadamente, rectificamos rápidamente la situación estableciendo una comunicación abierta y aclarando las expectativas de todos. Ese momento me hizo darme cuenta de la importancia de la jerarquía informal en el quirófano y de la necesidad de resolver rápidamente los malentendidos."

- Momentos de cohesión :
"Tras una intervención quirúrgica especialmente compleja y larga, nos reunimos todos para celebrar una breve reunión de equipo. Todo el mundo expresó su gratitud a los demás por su duro trabajo y dedicación. Esto reforzó nuestro vínculo como equipo y creó un sentimiento de orgullo colectivo. Estos momentos de reflexión y gratitud refuerzan nuestro compromiso con nuestro trabajo y con los pacientes a los que atendemos."

- Los retos de la colaboración :
"Ha habido ocasiones en las que las barreras lingüísticas han complicado la comunicación. Al trabajar en un entorno multicultural, a veces resulta difícil transmitir la información con precisión y rapidez. Sin embargo, utilizando herramientas de comunicación visual, gestos y paciencia, hemos superado estos obstáculos. Esto ha reforzado nuestra capacidad de encontrar soluciones creativas para garantizar una comunicación eficaz."

Estas historias ilustran cómo la cohesión y la coordinación en el seno del equipo quirúrgico son fundamentales para garantizar resultados positivos, al tiempo que ponen de relieve los posibles retos que plantea el trabajo conjunto. La comunicación abierta, la comprensión mutua y la resolución proactiva de los problemas desempeñan un papel fundamental en la creación de un entorno de trabajo armonioso y eficaz en el quirófano.

Momentos memorables e impacto en los pacientes

- **Un nuevo comienzo:** "Asistí a la operación de trasplante de corazón de un paciente cuya vida dependía de la operación. Tras horas de intensa cirugía, el corazón trasplantado empezó a latir de forma independiente. Ver al paciente despertarse con una nueva oportunidad de vida y la emoción en los ojos del equipo médico fue increíblemente gratificante. Fue un poderoso recordatorio del impacto positivo que podemos tener en la vida de los pacientes."

- **La magia de la reparación:** "Participé en una operación para corregir el labio leporino y el paladar hendido de un bebé. Al final de la operación, cuando el cirujano consiguió reparar la hendidura y oímos el primer llanto del bebé, fue un momento realmente conmovedor. Saber que nuestro trabajo estaba ayudando a dar al bebé la oportunidad de una vida normal fue una experiencia que nos cambió la vida."

- **El arte de la precisión:** "Asistí a una operación de reparación vertebral en un paciente con escoliosis grave. Al ver al cirujano utilizar técnicas complejas para corregir la curvatura y estabilizar la columna, me quedé asombrado por el arte de la cirugía. Ver al paciente ponerse de pie y caminar con una postura mejorada tras la recuperación fue una experiencia increíble."

- **Un vínculo especial:** "Trabajé con un paciente pediátrico con un defecto cardíaco congénito. Tras una intervención quirúrgica exitosa para corregir el problema, me hice amiga de la familia del paciente. Verles volver a las visitas de seguimiento con un niño más sano y las sonrisas en sus caras fue una recompensa en sí misma. Entablar relaciones con los pacientes y sus familias es uno de los aspectos más gratificantes de este trabajo."

- **Un caso complejo resuelto:** "Hace poco tratamos a un paciente con un tumor cerebral raro y complejo. El equipo médico colaboró estrechamente para planificar y ejecutar la operación con precisión. Tras el éxito de la operación, supervisamos la recuperación del paciente. Ver al paciente recuperarse y reanudar su vida normal fue un momento extremadamente gratificante, demostrando que la perseverancia y la pericia pueden superar los retos más difíciles."

- **El impacto de un equipo dedicado:** "Fui testigo de una operación de trasplante de riñón en la que el órgano donado por un donante vivo se trasplantó con éxito al receptor. Ambos pacientes se recuperaron rápidamente y pudieron volver a llevar una vida normal gracias al compromiso y el duro trabajo del equipo médico. Esta experiencia me ha demostrado hasta qué punto la colaboración y la dedicación del equipo pueden tener un impacto positivo directo en la vida de los pacientes."

Estas historias hablan de los momentos de satisfacción, alegría y emoción que pueden experimentar las enfermeras de quirófano al contribuir al éxito de las intervenciones quirúrgicas y mejorar la calidad de vida de los pacientes. Estos momentos especiales refuerzan el sentimiento de realización profesional y nos recuerdan la importancia del trabajo realizado dentro del equipo quirúrgico.

- **Curar una lesión grave:** "Asistí a una cirugía reconstructiva para un paciente que había tenido un accidente de coche y sufrido graves lesiones en la cara. Tras una cirugía meticulosa y meses de seguimiento, el paciente no sólo volvió a tener un aspecto normal, sino que recuperó la confianza en sí mismo. Ver su sonrisa radiante y su gratitud me recordó el profundo impacto que la cirugía puede tener en la calidad de vida de una persona."

- **Una nueva audición:** "Tuve el honor de asistir a la implantación coclear de un niño sordo. Unas semanas después de la operación, cuando oyó a su madre decir 'te quiero' por primera vez, me embargó la emoción. Este acontecimiento puso de relieve cómo nuestro trabajo en el quirófano puede crear momentos mágicos y transformar la vida de los pacientes y sus familias."

- **El milagro del corazón:** "Realizamos una operación de bypass coronario a un paciente con una cardiopatía avanzada. Tras la recuperación, me contó que sus dolores de pecho habían desaparecido y que se sentía revitalizado. Su historia es testimonio del impacto inmediato que la cirugía puede tener en la salud y la calidad de vida de un paciente."

- **Un Sourire Retrouvé:** "Participé en la operación de reparación del labio leporino de un niño. Unos meses después de la operación, su madre me enseñó fotos de la radiante sonrisa de su hijo, que se había transformado gracias a la operación. Esta experiencia me recordó cuánta alegría y confianza puede aportar nuestro trabajo a los pacientes, especialmente a los más jóvenes.

- **La Marcha de la Independencia:** "Tras una operación de prótesis de cadera, seguí la recuperación de un paciente anciano que había tenido dificultades para caminar durante años a causa del dolor. Unas semanas después de la operación, caminó sin ayuda por primera vez en mucho tiempo. Ver su cara radiante de orgullo e independencia fue una experiencia gratificante y motivadora."

- **Bright Futures:** "Asistí a la operación de corrección de la columna vertebral de un adolescente con escoliosis grave. Después de la operación, me contó lo mucho más cómodo y seguro que se sentía con su cuerpo. Me dijo que estaba entusiasmado por reanudar actividades a las que había tenido que renunciar. Esta experiencia ha demostrado hasta qué punto nuestro trabajo puede abrir puertas a un futuro mejor."

Estas historias ponen de relieve los momentos emotivos, transformadores y curativos que las enfermeras de quirófano pueden experimentar mientras contribuyen a la atención quirúrgica. Cada historia es un recordatorio de la importancia de nuestro papel en la mejora de la salud y el bienestar de los pacientes, así como en la creación de momentos significativos que quedan grabados en la memoria de las personas.

Adaptarse a los avances tecnológicos

- **Cirugía** asistida por **robot:** "Cuando conocí la cirugía asistida por robot, me sorprendió la precisión y la flexibilidad que ofrece esta tecnología. Tuve la oportunidad de realizar una prostatectomía robótica y quedé impresionado por la visualización en 3D y los movimientos precisos del brazo robótico. Esta experiencia abrió una nueva dimensión en mi carrera y me mostró hasta qué punto la tecnología puede mejorar nuestras capacidades quirúrgicas."

- **Imagen médica** avanzada: "La introducción de la imagen médica avanzada ha cambiado radicalmente nuestro enfoque en el quirófano. Asistí a una operación vascular en la que utilizamos imágenes en tiempo real para guiar el procedimiento. Esto nos permitió optimizar la colocación del stent y mejorar drásticamente los resultados para el paciente. Fue asombroso ver cómo la fusión de datos radiológicos y quirúrgicos podía transformar nuestros procedimientos."

- **Navegación quirúrgica:** "Conocí la navegación quirúrgica durante una operación ortopédica compleja. La tecnología de navegación nos permitió planificar y seguir cada paso con extrema precisión. Esto no sólo mejoró la precisión de la implantación del dispositivo, sino que también redujo los riesgos para el paciente. Fue una experiencia reveladora que reforzó mi confianza en la adopción de nuevas tecnologías."

- **Telemedicina en tiempo real:** "Gracias a la telemedicina en tiempo real, pude colaborar con expertos del otro lado del mundo durante una compleja operación de columna. Compartimos imágenes y datos en tiempo real, lo que permitió a los expertos proporcionar un asesoramiento inestimable. Esta colaboración virtual reforzó nuestro equipo y contribuyó al éxito de la operación. Fue una prueba concreta del impacto positivo de la conectividad global en la atención quirúrgica."

- **Impresión 3D para la planificación quirúrgica:** "Cuando empezamos a utilizar la impresión 3D para crear modelos anatómicos específicos para cada paciente, supuso un cambio radical. Tuve la suerte de participar en una cirugía reconstructiva facial en la que habíamos impreso previamente un modelo del cráneo del paciente. Esto nos permitió planificar cada incisión y cada paso con una precisión increíble. Ver materializarse la tecnología en el quirófano fue extremadamente gratificante.

- **Endoscopia** quirúrgica **avanzada: "La** endoscopia quirúrgica avanzada ha abierto nuevas posibilidades en el campo de la cirugía mínimamente invasiva. Asistí a una colecistectomía laparoscópica, en la que utilizamos una cámara de alta definición e instrumentos en miniatura. Las incisiones eran minúsculas y el paciente se recuperó mucho más rápidamente. Esta experiencia me mostró cómo la tecnología punta puede revolucionar nuestro enfoque quirúrgico.

Estas historias ilustran cómo la integración de nuevas tecnologías y técnicas avanzadas ha transformado la práctica quirúrgica, mejorado los resultados para los pacientes y abierto nuevas y apasionantes perspectivas para los profesionales del quirófano. Subrayan la importancia de permanecer abiertos a la innovación y al aprendizaje continuo para ofrecer la mejor atención posible a los pacientes.

Los avances tecnológicos en el campo médico y quirúrgico ofrecen tanto enormes oportunidades como apasionantes retos para los profesionales del quirófano. He aquí algunas reflexiones sobre estos aspectos:

Oportunidades :
- **Mayor precisión:** Los avances tecnológicos están permitiendo una mayor precisión quirúrgica, reduciendo el riesgo de error y mejorando los resultados en los pacientes. Herramientas como la robótica, la navegación quirúrgica y las imágenes en 3D guían las operaciones con una precisión inigualable.

- **Cirugía mínimamente invasiva: Las** técnicas mínimamente invasivas, posibles gracias a la tecnología, reducen las incisiones, el tiempo de recuperación y las complicaciones postoperatorias. Esto mejora la comodidad del paciente, al tiempo que ofrece resultados comparables o incluso mejores.

- **Colaboración virtual:** Las plataformas de telemedicina permiten a los cirujanos colaborar con expertos de todo el mundo en tiempo real. Esto abre la puerta al intercambio de conocimientos, al aprendizaje continuo y a la resolución de casos complejos.

- **Atención personalizada:** Las tecnologías avanzadas, como la impresión en 3D, permiten crear modelos anatómicos específicos para cada paciente, lo que facilita

310

la planificación quirúrgica y mejora los resultados al tener en cuenta las características únicas de cada individuo.

Desafíos :

- **Formación continua:** La adopción de nuevas tecnologías requiere una formación continua intensiva para los profesionales del quirófano. La curva de aprendizaje puede ser pronunciada, pero los beneficios a largo plazo merecen la pena.

- **Coste y accesibilidad:** Los equipos y tecnologías de vanguardia pueden ser caros de adquirir y mantener. El acceso a estas tecnologías puede variar según la ubicación geográfica y los recursos financieros.

- **Dependencia tecnológica:** Aunque las tecnologías están mejorando la práctica quirúrgica, no deben considerarse una solución milagrosa. Las habilidades clínicas tradicionales siguen siendo esenciales para garantizar la seguridad del paciente en caso de fallo tecnológico.

- **Ética y confidencialidad:** El uso de tecnologías avanzadas plantea cuestiones éticas, sobre todo en lo que respecta a la confidencialidad de los datos y las decisiones tomadas a partir de la información proporcionada por los dispositivos tecnológicos.

- **Resistencia al cambio:** Algunos profesionales pueden resistirse al cambio y preferir los métodos tradicionales. La adopción con éxito de nuevas tecnologías requiere una mentalidad abierta y una cultura de aprendizaje.

En última instancia, los avances tecnológicos en el quirófano ofrecen la promesa de mejorar la atención al paciente, ampliar las competencias profesionales y fomentar la colaboración global. Los retos pueden superarse con una formación continua, un enfoque ético y la voluntad de adaptarse a las nuevas realidades médicas.

Equilibrar la carrera profesional y la vida personal

Gestionar el tiempo, el estrés y el bienestar es esencial para las enfermeras que trabajan en el quirófano, donde las jornadas pueden ser intensas y exigentes. He aquí algunas reflexiones sobre estos aspectos clave de la vida laboral en el quirófano:

Gestión del tiempo :
- **Planificación previa: La** preparación cuidadosa antes de cada operación es esencial para optimizar el tiempo. Esto incluye preparar el equipo, los instrumentos y los documentos necesarios.

- **Priorización:** Aprenda a identificar las tareas prioritarias y a gestionarlas en primer lugar. Una buena priorización minimiza los retrasos y las urgencias de última hora.

- **Colaboración:** Trabajar en equipo y comunicarse eficazmente permite coordinar las tareas y evitar duplicidades. Una colaboración fluida puede acelerar los procedimientos.

- **Gestión de las interrupciones :** Aprenda a gestionar las interrupciones de forma estratégica para no perder un tiempo valioso. Encuentre los momentos adecuados para responder a preguntas e inquietudes.

Gestión del estrés :
- **Respiración y relajación: Las** técnicas de respiración profunda y relajación pueden ayudar a reducir instantáneamente el estrés durante el día. Tómese unos minutos para relajarse entre sesiones.

- **Gestión de las emociones:** Aprenda a reconocer y gestionar sus emociones en tiempo real. La meditación de atención plena puede ayudar a mantener una perspectiva tranquila.

- **Apoyo social:** Construya relaciones positivas con sus colegas. El apoyo social puede ayudarle a compartir los retos y a encontrar soluciones juntos.

- **Desconecte:** Fuera del trabajo, tómese el tiempo necesario para desconectar por completo. Pase tiempo con sus seres queridos, retome aficiones y pasatiempos que le aporten alegría.

Bienestar :
- **Equilibrio trabajo-vida privada:** Encuentre un equilibrio entre su carrera y su vida personal. Dese tiempo para actividades que le revitalicen fuera del quirófano.

- **Actividad física: El** ejercicio regular puede ayudarle a reducir el estrés y a mantener su energía física y mental.

- **Alimentación sana:** Una dieta equilibrada puede tener un impacto positivo en sus niveles de energía y resistencia al estrés.
- **Sueño de calidad:** Asegúrese de obtener el sueño de calidad que necesita para rendir al máximo en el trabajo.

- **Formación continua:** Seguir desarrollando sus habilidades y conocimientos puede aumentar su confianza y su satisfacción laboral.

Gestionar el tiempo, el estrés y el bienestar es un viaje continuo. Si incorpora estrategias de gestión eficaces a su rutina diaria, no sólo podrá mejorar su propia calidad de vida, sino también proporcionar una atención óptima a los pacientes y contribuir a un entorno de trabajo positivo dentro del quirófano.

Mantener un equilibrio saludable entre la vida laboral y personal es crucial para su bienestar a largo plazo. He aquí algunos consejos que le ayudarán a encontrar ese equilibrio como enfermera de quirófano:

- **Establezca límites claros:** Defina los límites entre su vida profesional y personal. Intente no llevarse trabajo a casa y desconecte de sus responsabilidades profesionales fuera del horario laboral.

- **Planifique su tiempo:** Utilice un calendario o una aplicación de gestión del tiempo para planificar sus tareas profesionales y personales. Esto le ayudará a evitar conflictos de horarios y a dedicar tiempo a sus actividades personales.

- **Haga de la salud su prioridad: Cuide** su salud física y mental haciendo ejercicio con regularidad, siguiendo una dieta equilibrada y practicando técnicas de gestión del estrés.

- **Aprenda a decir no:** No sobreestime su capacidad para asumir compromisos adicionales en el trabajo. Aprenda a decir no cuando sea necesario para proteger su tiempo personal.

- **Fomente la flexibilidad: Busque** oportunidades de empleo que ofrezcan cierto grado de flexibilidad, como un horario flexible o la posibilidad de trabajar a tiempo parcial.

- **Establezca momentos de calidad:** Asigne tiempo de calidad a sus seres queridos y a sus actividades favoritas. Apague los aparatos electrónicos y esté plenamente presente durante estos momentos.

- **Desarrolle intereses fuera del trabajo:** Cultive aficiones, pasiones o actividades creativas fuera del trabajo. Esto puede ser una fuente de realización personal.

- **Tómese vacaciones y días** festivos: Aproveche sus vacaciones y días festivos para relajarse, recargar las pilas y explorar nuevos lugares.

- **Pida ayuda:** Si es necesario, discuta con su empleador la posibilidad de ajustar su horario de trabajo o de tomarse días libres adicionales.

- **Practique el autocuidado:** Dedique tiempo a mimarse. Esto puede incluir masajes, baños relajantes, la lectura de un libro, la meditación o cualquier otra actividad que le reconforte.

- **Manténgase alerta: Sea** consciente de sus necesidades y de sus límites. Si empieza a sentirse estresado o agotado, tome medidas para reajustar su equilibrio.

- **Comuníquese con su equipo:** Si cree que tiene dificultades para mantener el equilibrio, hable con sus colegas o con su jefe. Una comunicación abierta puede conducir a soluciones adecuadas.

- **Evite la perfección: Busque** un equilibrio realista, no la perfección. Es normal tener días en los que la balanza se incline más hacia un lado que hacia otro.

Recuerde que equilibrar su vida profesional y personal es un viaje constante. Puede requerir ajustes periódicos en función de sus circunstancias vitales. Si presta la misma atención a su bienestar personal y profesional, estará mejor preparada para ser una enfermera de quirófano exitosa y realizada.

Desarrollo profesional y aspiraciones futuras

Como enfermera de quirófano experimentada, es natural que piense en las perspectivas de futuro y las oportunidades que se le presentan. He aquí algunas ideas sobre perspectivas a tener en cuenta:

- **Liderazgo clínico:** Su experiencia y conocimientos en el quirófano le sitúan en una buena posición para asumir funciones de liderazgo clínico. Como jefe de equipo o coordinador, podría ayudar a optimizar los flujos de trabajo, mejorar los protocolos y orientar a los miembros más nuevos del equipo.

- **Enseñanza y formación: Transmitir** sus conocimientos a las nuevas generaciones de enfermeras puede ser una opción gratificante. Podría plantearse convertirse en formadora de quirófano, participar en programas de formación continua o incluso impartir clases en escuelas de enfermería.

- Gestión de riesgos **y calidad:** Si le apasiona la seguridad de los pacientes, podría plantearse trabajar en la gestión de riesgos o en la mejora de la calidad dentro del hospital. Su experiencia en el quirófano le proporciona una visión única de las áreas que requieren especial atención.

- **Investigación clínica:** Si siente curiosidad y le interesa explorar nuevos avances médicos, la investigación clínica podría ser una vía a considerar. Su comprensión de los procedimientos quirúrgicos y su experiencia en el tratamiento de pacientes le convierten en un valioso activo en los ensayos clínicos.

- **Especialización avanzada:** Si ha desarrollado un interés particular en un área concreta de la cirugía, quizá desee plantearse una especialización avanzada. Esto podría incluir áreas como la cirugía cardiaca, la neurocirugía, la cirugía plástica o cualquier otra disciplina que le apasione.

- **Consultor de** dispositivos **médicos:** Sus profundos conocimientos sobre instrumental quirúrgico y equipos médicos podrían permitirle trabajar como consultor para empresas de dispositivos médicos, contribuyendo al diseño, desarrollo y formación de nuevos productos.

- **Práctica avanzada:** Si aspira a tener un papel más independiente en la atención al paciente, podría plantearse convertirse en enfermera quirúrgica especializada. Esto le permitiría diagnosticar, tratar y gestionar los cuidados de sus pacientes de forma más independiente.

- **Representación profesional:** Como enfermera con experiencia, podría plantearse participar en asociaciones profesionales y desempeñar un papel activo en la promoción de la profesión de enfermera de quirófano a nivel local, nacional o internacional.

- **Consultor de formación:** Si ha desarrollado aptitudes docentes, podría convertirse en consultor de formación para centros sanitarios, ayudando a desarrollar y aplicar programas de formación para equipos quirúrgicos.

- **Iniciativa empresarial:** Si tiene ideas innovadoras para mejorar las prácticas quirúrgicas o la gestión de los cuidados, podría plantearse crear su propia empresa en el campo de los servicios sanitarios o la formación.

En última instancia, las posibilidades son enormes y dependen de sus intereses personales, sus habilidades y sus objetivos profesionales. Si piensa en las áreas que más le apasionan y sigue aprendiendo, podrá labrarse un futuro profesional gratificante y lleno de oportunidades como enfermera de quirófano experimentada.

Consejos para las nuevas enfermeras de quirófano

Para tener éxito y prosperar en el papel de enfermera de quirófano, he aquí algunas recomendaciones prácticas a tener en cuenta:

- **Compromiso con la seguridad del paciente :** Anteponga siempre la seguridad del paciente. Cumpla estrictamente los protocolos de asepsia, esterilización y control de infecciones para minimizar los riesgos.

- **Formación continua:** Manténgase al día de los nuevos avances médicos, las tecnologías y las mejores prácticas. Participe en programas de formación y talleres para desarrollar sus competencias.

- **Habilidades de comunicación:** Mejore sus habilidades de comunicación verbal y no verbal. La comunicación eficaz con los miembros del equipo quirúrgico y los pacientes es esencial.

- **Gestión del estrés:** Aprenda a gestionar el estrés y las situaciones de emergencia. Controlar sus emociones en situaciones críticas es crucial para tomar decisiones rápidas y eficaces.

- **Espíritu de equipo:** Muestre cooperación y respeto por todos los miembros del equipo. Ayude a crear un entorno de trabajo positivo y armonioso.

- **Adaptabilidad:** El quirófano es dinámico. Esté preparado para adaptarse a los cambios y a las situaciones imprevistas manteniendo la calidad de los cuidados.
- **Atención al paciente: Preste** atención personal a las necesidades y preocupaciones de los pacientes.

Proporcione información tranquilizadora y apoyo emocional para mejorar su experiencia.

- **Liderazgo e iniciativa:** Tome la iniciativa para mejorar los procesos y protocolos. Esté preparado para asumir responsabilidades de liderazgo cuando sea necesario.

- **Ética profesional:** Respete los principios éticos y las normas profesionales. Tratar con integridad a los pacientes, los colegas y la información confidencial.

- **Gestión del tiempo:** Domine la gestión del tiempo para optimizar la eficacia de los procedimientos. Planifique con antelación y priorice las tareas según su importancia.

- **Autocuidado: Cuide** de su propio bienestar físico y emocional. El equilibrio entre la vida laboral y personal es esencial para evitar el agotamiento.

- **Aprendizaje continuo:** Esté abierto al aprendizaje y a la mejora. Acepte los comentarios constructivos y busque constantemente formas de evolucionar.

- **Respeto por la diversidad:** Sea respetuoso con las diferentes culturas, creencias y orígenes de pacientes y colegas.

- **Empatía:** Desarrolle su capacidad para comprender y compartir las emociones de los pacientes. La empatía fortalece las relaciones y promueve una mejor atención.

- **Tutoría: Busque** mentores experimentados que le guíen en su trayectoria profesional. Comparta también sus conocimientos con enfermeras menos experimentadas.

- **Planificación de la carrera profesional:** Identifique sus objetivos a largo plazo y planifique su trayectoria profesional. Explore las oportunidades de especialización, formación continua y liderazgo.

- **Mantener el equilibrio:** Consiga un equilibrio entre su papel profesional y su vida personal. Tómese tiempo para relajarse y recargar las pilas con regularidad.

- **Confianza en sí mismo: Tenga** confianza en sus habilidades y decisiones. La confianza en uno mismo es esencial para tomar la iniciativa y gestionar situaciones complejas.

Al incorporar estas recomendaciones a su práctica diaria, estará mejor preparada para tener éxito y prosperar como enfermera de quirófano, proporcionando unos cuidados de alta calidad al tiempo que mantiene su propio bienestar y realización profesionales.

Facilitar la integración de los recién llegados al quirófano es esencial para garantizar una transición fluida y una práctica de alta calidad. He aquí algunos sabios consejos basados en la experiencia para ayudar a las nuevas enfermeras a adaptarse con éxito:

- **Tutoría de acogida:** Designe a un mentor experimentado para que acompañe al recién llegado. El mentor puede responder a preguntas, dar consejos y compartir trucos para desenvolverse en el entorno del quirófano.

- **Aprendizaje progresivo:** Introduzca a los recién llegados en los procedimientos y tareas de forma gradual. Empiece con tareas sencillas y aumente gradualmente la complejidad a medida que adquieran confianza.

- **Formación estructurada: Implemente** un programa de formación estructurado que cubra las habilidades necesarias en el quirófano. Asegúrese de que los nuevos reclutas reciben una formación adecuada sobre protocolos, técnicas y equipos.

- **Apertura para hacer preguntas:** Anime a las nuevas enfermeras a hacer preguntas y a expresar sus preocupaciones. Cree un entorno en el que se sientan cómodas buscando aclaraciones.

- **Apoyo emocional:** La transición puede ser estresante. Ofrezca apoyo emocional fomentando una comunicación abierta y compartiendo sus propias experiencias de adaptación al principio.

- **Comentarios** constructivos : Ofrezca comentarios constructivos sobre el rendimiento de los recién incorporados. Esto les ayuda a comprender sus puntos fuertes y sus áreas de mejora.

- **Compartir recursos:** Proporcione una lista de recursos útiles, como manuales, referencias clínicas y documentos relevantes. Esto permite a los recién llegados consultar la información que necesitan.

- **Presentación a los miembros del equipo:** Presente a los nuevos miembros del equipo quirúrgico a los demás miembros del personal, incluidos cirujanos, anestesistas y asistentes quirúrgicos.

- **Asistencia a reuniones:** Anime a los recién llegados a asistir a las reuniones preoperatorias y a las discusiones del equipo. Esto les ayuda a comprender mejor los planes y expectativas de la cirugía.

- **Desarrollo progresivo de la autonomía:** Permita que las nuevas enfermeras asuman responsabilidades gradualmente a medida que adquieren competencia y confianza.

- **Cultive un entorno positivo:** Cree una cultura en la que se valore el aprendizaje y en la que los errores se traten como oportunidades de mejora y no como culpabilización.

- **Fomente la retroalimentación bidireccional:** Anime a los recién llegados a compartir sus observaciones e ideas para mejorar los procesos y protocolos existentes.

- **Mantener el equilibrio:** Recuérdeles la importancia de un equilibrio saludable entre el trabajo y la vida privada. Anímeles a cuidarse para evitar el agotamiento.

- **Celebrar el éxito:** Celebre los éxitos y logros de los recién llegados, desde las pequeñas victorias hasta los grandes hitos.

Siguiendo estos consejos, puede ayudar a crear un entorno acogedor y de apoyo para las nuevas enfermeras de quirófano, fomentando su integración y desarrollo profesional satisfactorios.

El impacto duradero de una carrera en el quirófano

Como enfermera de quirófano, tiene la oportunidad de dejar un legado duradero y una influencia positiva que perdurará mucho más allá de su propia carrera. He aquí algunas reflexiones finales para inspirarle a dar forma a un impacto significativo en este papel:

- **Mejora de la atención:** Su compromiso con la seguridad del paciente, su experiencia técnica y su compasión contribuirán a mejorar la atención quirúrgica y a garantizar resultados positivos para los pacientes. Su dedicación a mantener unos estándares elevados tendrá un efecto dominó en todo el equipo.

- **Tutoría y transferencia de conocimientos:** Al compartir sus habilidades y experiencia con las nuevas generaciones de enfermeras, estará ayudando a crear profesionales competentes y seguros de sí mismos. Su tutoría ayudará a mantener un alto nivel de práctica en el quirófano.

- **Colaboración interdisciplinar:** Su capacidad para colaborar eficazmente con otros miembros del equipo quirúrgico inspira confianza y respeto. Su actitud positiva hacia la comunicación y la coordinación refuerza una cultura de seguridad y colaboración.

- **Integridad ética:** Su compromiso con las prácticas éticas y el respeto de los principios fundamentales guían el comportamiento de todo el equipo. Su integridad inspira confianza y fomenta una cultura de respeto y profesionalidad.

- **Innovación y adaptación:** Al comprometerse a mantenerse al día de los últimos avances tecnológicos y médicos, fomenta la innovación y la adaptación a nuevas técnicas y normas de práctica. Su apertura al cambio estimula la mejora continua.

- **Liderazgo inspirador:** Su capacidad para predicar con el ejemplo, superar los retos con resiliencia y promover un entorno positivo influye en la moral del equipo. Su liderazgo contribuye a cultivar una cultura en la que todos puedan prosperar.

- **Sensibilidad humana:** Su capacidad para ofrecer apoyo emocional a los pacientes y sus familias aporta consuelo en los momentos difíciles. Su presencia compasiva deja una huella indeleble en aquellos a los que sirve.

- **Seguridad del paciente :** Su vigilancia y atención al detalle en la prevención de errores e infecciones contribuyen a crear un entorno seguro para los pacientes. Su compromiso con la seguridad repercute directamente en la calidad de la atención.

- **Inspiración para las generaciones futuras:** Al dejar tras de sí un legado de dedicación a los pacientes, competencia profesional y respeto por sus colegas, usted inspira a las futuras generaciones de enfermeras de quirófano a perseguir altos niveles de excelencia.

- **Sentimiento de logro:** Su contribución a la profesión de enfermería en quirófano le proporciona un profundo sentimiento de logro y orgullo. Su trabajo tiene un impacto tangible en la vida de los pacientes y contribuye al bienestar de la comunidad.

En última instancia, su papel como enfermera de quirófano le ofrece una oportunidad única de dejar un legado positivo y una huella duradera en el campo de la cirugía. Su dedicación, experiencia y compasión tienen el poder de influir positivamente en la vida de muchos pacientes y de crear un entorno asistencial excepcional.

Capítulo 11

El futuro de la enfermera de quirófano

Avances en tecnología médica

Los avances tecnológicos han transformado profundamente las prácticas en quirófano, abriendo nuevas perspectivas y mejorando considerablemente la calidad de la atención quirúrgica. El impacto de estos avances es muy amplio y afecta a diferentes aspectos de la cirugía, desde la preparación hasta la recuperación postoperatoria. A continuación le explicamos cómo ha influido la tecnología en la práctica del quirófano:

- **Cirugía asistida por robot: Los** sistemas de cirugía robótica permiten una mayor precisión, incisiones más pequeñas y una recuperación más rápida de los pacientes. Los cirujanos pueden controlar los brazos robóticos con gran precisión, lo que resulta especialmente útil en intervenciones delicadas.

- **Imagen avanzada: Los** avances en la imagen médica, como la tomografía computarizada (TC), la resonancia magnética (RM) y los ultrasonidos intraoperatorios, ofrecen a los cirujanos una mejor visualización en tiempo real de la estructura anatómica, lo que les ayuda a planificar y realizar las operaciones con mayor precisión.

- **Guiado intraoperatorio: Los** sistemas de navegación quirúrgica ayudan a los cirujanos a seguir modelos anatómicos tridimensionales en tiempo real, lo que puede resultar especialmente útil en intervenciones complejas.

- **Tecnología láser y electroquirúrgica:** Los modernos dispositivos láser y electroquirúrgicos permiten cortes más precisos y una coagulación más eficaz, lo que reduce las hemorragias y los daños en el tejido circundante.

- **Endoscopia y cirugía mínimamente invasiva: las** cámaras en miniatura y los delicados instrumentos han revolucionado la cirugía al permitir incisiones más pequeñas y reducir el traumatismo de los tejidos circundantes, lo que se traduce en tiempos de recuperación más cortos.

- **Sistemas de gestión de datos e historiales médicos: Los** sistemas informatizados de gestión de datos facilitan el control en tiempo real de las constantes vitales, la documentación precisa y la comunicación entre los miembros del equipo médico.

- **Uso de la realidad virtual y aumentada:** Estas tecnologías pueden utilizarse para la planificación preoperatoria, la formación de cirujanos e incluso para guiar operaciones mostrando información directamente en el campo de visión del cirujano.

- **Tecnologías avanzadas de esterilización: Los** métodos de esterilización se han mejorado con dispositivos como los autoclaves de ciclo rápido, que garantizan la seguridad del instrumental y la prevención de infecciones.

- **Mejora de la comunicación: Los** dispositivos de comunicación bidireccional intraoperatoria permiten la coordinación en tiempo real entre los miembros del equipo, lo que facilita la rápida resolución de problemas.

- **Telemedicina y colaboración a distancia:** La telemedicina permite a los cirujanos obtener consultas y asesoramiento a distancia, ampliando el alcance de los conocimientos médicos.

- **Equipos de monitorización avanzados:** Los dispositivos para monitorizar las constantes vitales y los parámetros fisiológicos se han vuelto más sofisticados, lo que ayuda a enfermeras y médicos a realizar un seguimiento preciso del estado del paciente.

Estos avances tecnológicos han mejorado innegablemente la seguridad de los pacientes, la precisión de las operaciones y los resultados generales en el quirófano. Sin embargo, es importante señalar que la tecnología no sustituye a los conocimientos clínicos ni a la experiencia de los profesionales sanitarios. Las enfermeras y los cirujanos deben seguir desarrollando sus habilidades y mantener una estrecha comunicación para garantizar que se atiende a los pacientes con seguridad y eficacia.

Adaptarse a las herramientas quirúrgicas innovadoras y a las técnicas emergentes es esencial para los enfermeros de quirófano. Los constantes avances en el campo de la medicina obligan a actualizar periódicamente las competencias para garantizar unos cuidados de alta calidad y la máxima seguridad para el paciente. A continuación le explicamos cómo pueden adaptarse las enfermeras a las herramientas y técnicas quirúrgicas innovadoras:

- **Formación continua:** Las enfermeras deben participar en programas de formación continua para mantenerse al día de las últimas tecnologías y técnicas quirúrgicas. Existen talleres, conferencias y cursos especializados para adquirir los conocimientos necesarios.

- **Tutoría:** Trabajar junto a colegas y cirujanos experimentados puede permitir a las enfermeras aprender técnicas avanzadas y obtener consejos prácticos sobre el uso de nuevas herramientas.

- **Uso de simuladores:** Los simuladores quirúrgicos proporcionan un entorno seguro para practicar técnicas complejas antes de aplicarlas a pacientes reales. Esto permite a las enfermeras familiarizarse con las herramientas y perfeccionar sus habilidades.

- **Colaboración interprofesional:** Trabajar en estrecha colaboración con cirujanos, anestesistas y otros miembros del equipo médico fomenta el aprendizaje mutuo y el intercambio de conocimientos.

- **Autoestudio:** Las enfermeras pueden dedicar tiempo a la investigación y el estudio independiente de nuevas técnicas quirúrgicas utilizando recursos en línea, revistas médicas y vídeos educativos.

- **Participar en estudios de casos:** Tomar parte en discusiones de grupo sobre casos complejos e innovadores puede ayudar a las enfermeras a desarrollar una comprensión profunda de las técnicas emergentes.

- **Adaptabilidad y curiosidad:** Estar abierto al cambio y tener curiosidad por aprender cosas nuevas es esencial para adaptarse rápidamente a la evolución de la práctica quirúrgica.

- **Intercambio de experiencias:** las enfermeras pueden organizar sesiones de intercambio de experiencias dentro del equipo para debatir los retos encontrados y las lecciones aprendidas al utilizar las nuevas tecnologías.

- **Fomentar la innovación:** Las enfermeras pueden desempeñar un papel activo en la introducción de nuevas técnicas y equipos compartiendo sus ideas con el equipo quirúrgico.

- **Desarrollo personal:** Invertir en el desarrollo personal, como mejorar la comunicación, la gestión del tiempo y las habilidades para resolver problemas, puede ayudar a las enfermeras a adaptarse con mayor eficacia a los cambiantes entornos quirúrgicos.

Es esencial que las enfermeras comprendan la importancia de mantenerse al día y desarrollar constantemente sus habilidades para garantizar una atención óptima y segura al paciente. Adaptarse a las nuevas tecnologías y a las técnicas emergentes es un proceso continuo que requiere compromiso, dedicación y pasión por la mejora continua en la práctica del quirófano.

Integración de la realidad virtual y aumentada

El uso de la realidad virtual (RV) y la realidad aumentada (RA) en la planificación y la formación quirúrgicas ha evolucionado considerablemente y ofrece importantes ventajas para el personal de enfermería de quirófano. Estas tecnologías ofrecen entornos virtuales interactivos y envolventes que pueden mejorar la comprensión, preparación y ejecución de los procedimientos quirúrgicos. He aquí cómo se están utilizando la RV y la RA en este contexto:

Planificación quirúrgica :
- **Visualización precisa:** Los cirujanos, el personal de enfermería y otros miembros del equipo pueden utilizar la RV para visualizar en 3D las estructuras anatómicas del paciente que va a ser operado. Esto permite comprender

mejor la geometría y la disposición de los tejidos, lo que puede ayudar a planificar el abordaje quirúrgico.

- **Simulación preoperatoria:** la RV permite simular procedimientos quirúrgicos específicos antes de llevarlos a cabo en el paciente real. Esto permite al personal de enfermería anticipar las necesidades de equipamiento, instrumental y equipo.

- **Identificación de problemas potenciales:** Las enfermeras pueden trabajar con los cirujanos para identificar y resolver posibles problemas en un entorno virtual, minimizando los riesgos y las complicaciones.

Formación y educación :
- **Formación inmersiva:** las enfermeras pueden practicar procedimientos complejos mediante simulaciones virtuales, aprendiendo habilidades prácticas sin poner en riesgo la seguridad del paciente.

- **Adquirir experiencia:** la RV y la RA ofrecen la oportunidad de participar en simulaciones realistas de intervenciones quirúrgicas y situaciones de emergencia, lo que permite a los enfermeros desarrollar su experiencia y confianza.

- **Evaluación de competencias:** Las enfermeras pueden ser evaluadas en su desempeño utilizando escenarios de simulación VR/AR, proporcionando una evaluación objetiva y oportunidades de mejora.

- **Formación interprofesional:** la RV y la RA permiten a los enfermeros colaborar con otros profesionales sanitarios, como cirujanos y anestesistas, en entornos simulados para mejorar la coordinación y la comunicación.

Beneficios globales :
- **Reducción de riesgos: La** formación y la planificación de la RV/RA pueden reducir los errores humanos y los riesgos de procedimiento, lo que se traduce en una mejora de la seguridad del paciente.

- **Ahorro de tiempo:** El uso de la RV/RA para la planificación puede agilizar el proceso preoperatorio, permitiendo una mejor asignación del tiempo en el quirófano.

- **Rentabilidad:** Las simulaciones de RV/RA pueden reducir los costes asociados al uso de equipos reales y las horas de quirófano.

- **Mejora de la comunicación:** las enfermeras y los cirujanos pueden utilizar herramientas de realidad aumentada para visualizar la información médica directamente en su campo de visión, lo que facilita la comunicación y la toma de decisiones en tiempo real.

Sin embargo, es importante señalar que la implantación de la RV y la RA en entornos sanitarios requiere una formación adecuada y una integración progresiva para garantizar un uso seguro y eficaz. Las enfermeras deben permanecer abiertas a la adopción de estas tecnologías y estar dispuestas a participar en un aprendizaje continuo para maximizar los beneficios de la RV y la RA en su práctica en el quirófano.

La realidad virtual (RV) ofrece un potencial considerable para simular procedimientos médicos y mejorar las habilidades de los profesionales sanitarios, incluidas las enfermeras de quirófano. A continuación le explicamos cómo puede utilizarse la RV para estos fines:

- **Simulación precisa:** la RV permite crear entornos virtuales realistas que reproducen fielmente las estructuras anatómicas y los escenarios clínicos. Esto permite al personal de enfermería entrenarse para procedimientos específicos reproduciendo las condiciones reales del quirófano.

- **Aprendizaje inmersivo:** Con la RV, las enfermeras pueden sumergirse en entornos virtuales interactivos en los que pueden realizar procedimientos médicos, utilizar instrumental e interactuar con pacientes virtuales. Esto ofrece una experiencia de aprendizaje más inmersiva y atractiva que los métodos tradicionales.

- **Repetición sin riesgos:** Las enfermeras pueden repetir los procedimientos tantas veces como sea necesario en la RV, sin poner en riesgo la seguridad del paciente. Esto mejora la confianza y la competencia antes de pasar a los procedimientos reales.

- **Escenarios complejos:** La RV permite simular escenarios complejos y poco frecuentes que pueden ser difíciles de reproducir en la realidad. Esto permite a los enfermeros prepararse para situaciones críticas o de emergencia.

- **Evaluación del rendimiento:** los simuladores de RV pueden registrar las acciones y decisiones tomadas por las enfermeras, lo que permite una evaluación objetiva de su rendimiento. Los formadores pueden proporcionar comentarios detallados para ayudar a identificar las áreas de mejora.

- **Formación interprofesional:** la RV facilita la colaboración y la comunicación entre los distintos miembros del equipo médico. Los enfermeros pueden formarse en equipo con cirujanos, anestesistas y otros profesionales sanitarios.

- **Adaptabilidad y personalización: los** escenarios de RV pueden adaptarse a los niveles de destreza individuales de las enfermeras, lo que permite una progresión gradual y una formación personalizada.

- **Ahorro de tiempo y recursos: la** formación con RV puede reducir la necesidad de utilizar quirófanos reales o de movilizar personal adicional para la formación.

- **Innovación continua:** la RV permite a los enfermeros familiarizarse con los últimos avances tecnológicos, los nuevos instrumentos y las técnicas quirúrgicas emergentes.

- **Gestión del estrés:** la simulación de RV puede ayudar a las enfermeras a prepararse mentalmente para situaciones estresantes, lo que puede mejorar su resistencia y su capacidad para tomar decisiones bajo presión.

Mediante el uso de la RV para simular procedimientos y mejorar las habilidades, las enfermeras pueden aumentar su experiencia y confianza, al tiempo que garantizan una mayor seguridad de los pacientes. Sin embargo, es importante reconocer que la formación con RV no sustituye por completo a la experiencia real en quirófano, pero puede ser un valioso complemento para mejorar las habilidades y la preparación de las enfermeras.

Automatización y robótica en cirugía

El papel de los sistemas robóticos en los procedimientos quirúrgicos está creciendo significativamente y transformando la práctica médica. Los robots quirúrgicos ofrecen grandes ventajas en términos de precisión, control y acceso a zonas anatómicas difíciles. Como enfermera de quirófano, es importante comprender este papel creciente y su impacto en la práctica quirúrgica. He aquí algunos puntos a tener en cuenta:

- **Asistencia quirúrgica: Los** robots quirúrgicos, como el robot Da Vinci, están diseñados para ayudar a los cirujanos a realizar intervenciones complejas mínimamente invasivas. Como enfermera, puede desempeñar un papel crucial ayudando a preparar, configurar y mantener el robot, así como asegurándose de que todo el equipo necesario esté listo para el procedimiento.

- **Mayor precisión:** Los robots ofrecen una precisión extremadamente alta gracias a sus brazos mecánicos estabilizados y a la tecnología de visión 3D. Usted podría participar en la configuración de los instrumentos y en la preparación de los componentes necesarios para que el robot funcione con una eficiencia óptima.

- **Formación y apoyo:** Podría participar en la formación de cirujanos y personal en el uso del robot. También podría desempeñar un papel durante el procedimiento anticipándose a las necesidades de instrumental y prestando apoyo técnico en caso de problema.

- **Supervisión y seguridad: Los robots** quirúrgicos requieren una supervisión cuidadosa para garantizar que funcionan sin problemas durante todo el procedimiento.

Usted puede ser responsable de supervisar los indicadores y los sistemas de alarma del robot, y de informar de cualquier problema al equipo quirúrgico.

- **Comunicación y coordinación: La** comunicación con el equipo quirúrgico es esencial cuando se utiliza el robot. Usted podría desempeñar un papel central en la coordinación de los movimientos del robot con las necesidades del procedimiento, transmitiendo información entre el cirujano, el anestesista y otros miembros del equipo.

- **Mantenimiento y gestión de problemas:** Como enfermera, puede recibir formación para realizar comprobaciones rutinarias del robot y resolver problemas menores que puedan surgir durante el procedimiento. Esto puede incluir la sustitución de piezas, la recalibración y la resolución de problemas técnicos.

- **Conocimientos técnicos:** Aunque no manipulará directamente el robot, un conocimiento sólido de su funcionamiento y capacidades es esencial para apoyar al equipo quirúrgico. Es posible que participe en la búsqueda de información sobre las actualizaciones del robot y las nuevas técnicas quirúrgicas asociadas.

- **Comunicación con el paciente:** Si el paciente está consciente antes de la intervención, usted puede desempeñar un papel explicándole cómo funciona el robot y cómo afectará a la intervención. Esto puede ayudar a disipar las preocupaciones del paciente.

Mantenerse al día de los avances en cirugía robótica y participar en la formación continua es crucial para garantizar que está preparado para apoyar eficazmente los procedimientos quirúrgicos asistidos por robot. Al colaborar estrechamente con el equipo quirúrgico y comprender los requisitos y necesidades específicos de cada procedimiento, desempeñará un papel importante en el uso satisfactorio de los sistemas robóticos en el quirófano.

Trabajar con robots quirúrgicos requiere habilidades específicas y una amplia formación para garantizar el uso seguro y eficaz de esta tecnología avanzada en el quirófano. Como enfermera de quirófano, he aquí los elementos clave de la formación y las habilidades necesarias para trabajar con robots quirúrgicos:

- **Formación técnica:** Es esencial una formación en profundidad sobre el funcionamiento del robot quirúrgico. Esto incluye aprender la funcionalidad del robot, los instrumentos específicos utilizados y los controles asociados. Debe comprender cómo preparar el robot para el procedimiento, calibrarlo, posicionarlo y controlarlo.

- **Conocimientos anatómicos:** Es necesario un sólido conocimiento de la anatomía humana para anticiparse a las necesidades del cirujano durante el procedimiento robótico. Deberá saber cómo colocar el robot de forma óptima para alcanzar las zonas objetivo y evitar dañar el tejido circundante.

- **Coordinación y comunicación:** Trabajar en equipo con el cirujano, el anestesista y otros miembros del equipo quirúrgico es crucial. Debe ser capaz de comunicarse eficazmente y coordinar los movimientos del robot en tiempo real con las necesidades del procedimiento.

- **Seguridad y gestión de problemas:** Debe estar capacitado para reconocer posibles problemas con el robot y resolverlos rápidamente. Esto puede incluir la capacidad de recalibrar el robot si es necesario, resolver problemas técnicos menores e informar de problemas mayores al equipo quirúrgico.

- **Preparación y mantenimiento: La** preparación del robot para el procedimiento y el mantenimiento periódico son aspectos importantes de su función. Debe saber cómo preparar los instrumentos, los accesorios y el propio robot, así como cómo llevar a cabo las comprobaciones rutinarias y los procedimientos de limpieza adecuados.

- **Formación continua:** Dado que la tecnología robótica evoluciona rápidamente, es importante participar en una formación continua para mantenerse al día de los últimos avances. Esto puede incluir sesiones de formación sobre nuevas técnicas quirúrgicas robóticas, actualizaciones de software y mejoras tecnológicas.

- **Gestión del estrés y la presión:** Trabajar con robots quirúrgicos puede ser intenso y exigente. Debe desarrollar las habilidades necesarias para gestionar el estrés, mantener la calma bajo presión y tomar decisiones rápidas y precisas cuando sea necesario.

- **Colaboración interdisciplinar: La** cirugía robótica requiere una estrecha colaboración con cirujanos, anestesistas y otros miembros del equipo. Debe ser capaz de trabajar armoniosamente en un entorno interdisciplinar.

- **Ética y confidencialidad:** Al trabajar con tecnologías avanzadas, debe respetar las normas éticas y mantener la confidencialidad de la información médica delicada.

- **Adaptabilidad:** La tecnología robótica puede variar de un robot a otro. Debe ser capaz de adaptarse rápidamente a los distintos tipos de robot y a sus características específicas.

En resumen, trabajar con robots quirúrgicos requiere una combinación de habilidades técnicas, conocimientos médicos, comunicación eficaz y gestión del estrés. Una formación completa y continua es esencial para ser un miembro competente y valioso del equipo quirúrgico en un entorno en el que se utilice tecnología robótica.

Preparación para epidemias y pandemias

Hacer frente a las crisis de salud pública en el quirófano requiere una preparación rigurosa para garantizar la seguridad de los pacientes, del personal y la continuidad de la atención. He aquí algunas medidas de preparación a tener en cuenta:

- **Formación y concienciación:** Asegúrese de que el equipo quirúrgico está bien informado sobre la actual crisis de salud pública, sus síntomas, modos de transmisión y medidas de prevención. Organice sesiones de formación y concienciación para actualizar los conocimientos del equipo.

- **Protocolos y procedimientos:** Ponga en marcha protocolos y procedimientos específicos para tratar a los pacientes de los que se sospeche o se haya confirmado que padecen la enfermedad en cuestión. Esto puede incluir medidas de precaución adicionales, una desinfección reforzada y técnicas de manipulación específicas.

- **Equipo de protección personal (EPP):** Asegúrese de que todo el personal de quirófano tiene acceso al EPP adecuado, incluidas mascarillas, guantes, batas, gafas de seguridad, etc. El equipo de protección debe estar disponible en cantidades suficientes y utilizarse correctamente. El equipo de protección debe estar disponible en cantidades suficientes y utilizarse correctamente.

- **Evaluación preoperatoria:** Revise el historial médico del paciente para identificar cualquier riesgo potencial relacionado con la crisis de salud pública. Esto puede incluir una evaluación de la presencia de síntomas, viajes recientes, contacto con personas enfermas, etc.

- **Comunicación: Asegúrese** de que la comunicación entre los miembros del equipo quirúrgico sea clara y eficaz. Utilice herramientas de comunicación para compartir información sobre el estado del paciente, las medidas de precaución que deben tomarse y cualquier cambio en los procedimientos.

- **Planificación de recursos:** Planifique recursos adicionales en caso necesario, como personal de sustitución, EPI adicionales, equipos de desinfección, etc.

- **Planificación del espacio:** Adapte la disposición del quirófano para reducir el riesgo de contagio. Organice el equipo de forma que facilite la circulación de fluidos y evite el desorden innecesario.

- **Gestión de residuos: Implemente** protocolos específicos para la gestión de residuos médicos y EPI usados para minimizar el riesgo de contaminación.

- **Vigilancia de los síntomas:** Vigile constantemente los síntomas de los miembros del equipo quirúrgico y de los pacientes. Si se sospechan síntomas, aplique las medidas adecuadas, incluido el aislamiento si es necesario.

- **Plan de continuidad de los cuidados:** elabore un plan para la continuidad de los cuidados en caso de ausencia de un miembro clave del equipo quirúrgico debido a la crisis de salud pública.

- **Formación y** ejercicios simulados: Organice sesiones de formación y ejercicios simulados para practicar los protocolos en caso de crisis de salud pública. Esto familiarizará al equipo con las medidas a tomar y reforzará su preparación.

- **Comunicación externa:** Manténgase en contacto con las autoridades de salud pública y siga sus recomendaciones. Comuníquese con otros departamentos del hospital para coordinar las medidas de preparación.

En última instancia, la preparación ante una crisis de salud pública en el quirófano se basa en la comunicación, la coordinación, la formación y la aplicación de medidas específicas para garantizar la seguridad de todos los miembros del equipo y de los pacientes.

Adaptar los protocolos y procedimientos de seguridad en caso de pandemia es esencial para garantizar la seguridad de los pacientes y el personal y minimizar la propagación de infecciones. He aquí algunos pasos clave para adaptar los protocolos de los quirófanos en caso de pandemia:

- **Evaluación de la situación:** Comprender la naturaleza de la pandemia, los modos de transmisión y las medidas de prevención recomendadas por las autoridades de salud pública.

- **Revise los protocolos existentes:** Revise los protocolos de seguridad del quirófano existentes e identifique las áreas que requieren ajustes en respuesta a la pandemia.

- **Refuerzo de las medidas de precaución:** Aplique medidas de precaución adicionales, como el uso obligatorio de equipos de protección individual (EPI) adecuados, el lavado frecuente de las manos y la desinfección periódica de las superficies.

• **Preparación del personal:** Asegúrese de que todo el personal esté formado en los protocolos actualizados y sepa cómo utilizar correctamente los EPI.

• **Evaluación del paciente: Realice** una evaluación exhaustiva de los pacientes antes de la intervención para detectar cualquier signo de enfermedad. Los pacientes sintomáticos o expuestos a la pandemia pueden requerir medidas de precaución especiales.

• **Planificación del espacio:** Reorganice el quirófano para permitir la circulación de fluidos respetando la distancia física recomendada.

• **Limitar el número de personal:** Limite el número de personal en el quirófano a lo estrictamente necesario para el procedimiento. Esto reduce el riesgo de transmisión.

• **Gestión de residuos: aplique** protocolos específicos para la gestión de residuos médicos, incluidos los EPI usados, con el fin de evitar la contaminación.

• **Comunicación:** Establezca canales de comunicación claros y eficaces para informar al equipo quirúrgico de las medidas que deben tomarse y de las actualizaciones.

• **Plan de continuidad de los** cuidados: elabore un plan para la continuidad de los cuidados en caso de reasignación de personal, ausencias o emergencias.

• **Supervisión y evaluación:** Supervise continuamente la eficacia de los protocolos y realice los ajustes necesarios a medida que evolucione la situación pandémica.

• **Formación y concienciación:** Organice sesiones periódicas de formación y concienciación para mantener al personal informado y comprometido con la aplicación de las medidas de seguridad.

- **Comunicación externa:** Manténgase en contacto con las autoridades sanitarias locales y nacionales para obtener directrices actualizadas y compartir información relevante.

La adaptación de los protocolos en caso de pandemia requiere una planificación cuidadosa, una comunicación eficaz y la flexibilidad necesaria para responder a los retos cambiantes. Es esencial dar prioridad a la seguridad y la protección de todos los miembros del equipo y de los pacientes en el quirófano.

Tendencias en atención personalizada

La medicina personalizada, también conocida como medicina de precisión, es un enfoque médico que tiene en cuenta las características individuales de un paciente, incluida su composición genética, su historial médico, su estilo de vida y otros factores, con el fin de personalizar los diagnósticos, los tratamientos y las intervenciones médicas. Este enfoque tiene un impacto significativo en las intervenciones quirúrgicas de varias maneras:

- **Diagnóstico preciso: La** medicina personalizada permite obtener diagnósticos más precisos mediante el análisis de las características genéticas del paciente. Esto puede conducir a una identificación más temprana y precisa de las enfermedades que requieren cirugía.

- **Planificación quirúrgica personalizada:** Utilizando la información genética y los datos específicos del paciente, los cirujanos pueden planificar y adaptar las intervenciones quirúrgicas en función de las necesidades individuales. Esto puede mejorar la eficacia y el resultado de los procedimientos.

- **Reducción de riesgos:** Al tener en cuenta los factores genéticos y las predisposiciones individuales, los cirujanos pueden evaluar mejor los riesgos asociados a una operación concreta. Esto puede ayudar a minimizar las complicaciones postoperatorias.

- **Selección de tratamientos óptimos: la** medicina personalizada puede guiar la elección de los tratamientos quirúrgicos más adecuados en función del perfil genético del paciente, lo que puede mejorar la eficacia de las intervenciones y reducir los efectos secundarios indeseables.

- **Prevención de reacciones individuales:** Algunos pacientes pueden reaccionar de forma diferente a los fármacos y anestésicos debido a sus genes. La medicina personalizada permite predecir estas reacciones y ajustar los protocolos de tratamiento en consecuencia.

- **Optimización de la recuperación:** Al comprender los mecanismos biológicos específicos de un paciente, los cirujanos pueden adaptar los cuidados postoperatorios para acelerar la recuperación y reducir las complicaciones.

- **Uso de terapias dirigidas:** En algunos casos, la medicina personalizada puede identificar terapias dirigidas específicas o fármacos que pueden utilizarse antes o después de la cirugía para mejorar los resultados.

- **Seguimiento a largo plazo: La** medicina personalizada permite un seguimiento a largo plazo más eficaz al controlar la evolución genética del paciente y adaptar los cuidados en consecuencia, lo que puede ser especialmente importante en el caso de las intervenciones quirúrgicas de larga duración.

- **Reducción de las complicaciones postoperatorias:** Al conocer los factores genéticos que influyen en la respuesta del organismo a una operación, los cirujanos pueden tomar medidas preventivas para reducir el riesgo de complicaciones postoperatorias.

En resumen, la medicina personalizada tiene el potencial de mejorar la seguridad, la eficacia y los resultados de las intervenciones quirúrgicas al adaptar los tratamientos y procedimientos a las características únicas de cada paciente. Sin embargo, su integración en la práctica quirúrgica requiere una estrecha colaboración entre cirujanos, genetistas, investigadores y equipos sanitarios.

La colaboración con equipos multidisciplinares es un componente esencial de la asistencia sanitaria moderna, sobre todo cuando se trata de procedimientos quirúrgicos. Trabajar en equipo con profesionales de diversos campos permite ofrecer una atención individualizada y completa al paciente. A continuación le explicamos cómo la colaboración con equipos multidisciplinares puede contribuir a una atención quirúrgica individualizada:

- **Evaluación global del paciente:** Los miembros de un equipo multidisciplinar aportan diversos conocimientos y experiencia para evaluar todos los aspectos de la salud del paciente, incluidos su historial médico, su estado físico, sus necesidades psicosociales y los factores ambientales. Esto permite comprender mejor las necesidades individuales del paciente antes de la intervención quirúrgica.

- **Planificación personalizada:** Al aunar los conocimientos y puntos de vista de distintos profesionales sanitarios, es posible crear planes personalizados de tratamiento y cirugía que tengan en cuenta las necesidades específicas del paciente. Por ejemplo, un cirujano, un anestesista, una enfermera especializada y un fisioterapeuta pueden trabajar juntos para elaborar un plan de cuidados integral.

- **Minimización de riesgos:** La colaboración multidisciplinar permite identificar y gestionar con mayor eficacia los riesgos potenciales asociados a la cirugía, teniendo en cuenta factores médicos, psicológicos y sociales. Esto puede ayudar a reducir las complicaciones postoperatorias.

- **Optimizar los resultados:** Los equipos multidisciplinares pueden colaborar para optimizar los resultados quirúrgicos centrándose en la preparación preoperatoria, los cuidados postoperatorios y la rehabilitación. Esto puede contribuir a una mejor recuperación y a mejorar la calidad de vida de los pacientes.

- **Gestión integrada de los cuidados:** La coordinación entre las distintas disciplinas permite una gestión integrada de los cuidados, en la que cada profesional contribuye de forma única a satisfacer las complejas necesidades de los pacientes quirúrgicos. Esto evita la duplicación de cuidados y garantiza un enfoque integral y coherente.

- **Mejora de la comunicación: La** comunicación regular y abierta dentro del equipo multidisciplinar fomenta el intercambio de información relevante, lo que puede conducir a una toma de decisiones más informada y a una mejor coordinación de los cuidados.

- **Enfoque holístico:** Al tener en cuenta el bienestar general del paciente, incluidas sus necesidades emocionales, psicológicas y sociales, los equipos multidisciplinares ofrecen un enfoque holístico que contribuye a una atención individualizada e integral.

- **Adaptarse a los nuevos descubrimientos: Los** avances médicos y científicos se producen con rapidez. Trabajar con equipos multidisciplinares permite a los profesionales sanitarios mantenerse al día de los últimos descubrimientos y ajustar los planes de tratamiento en consecuencia.

En resumen, trabajar con equipos multidisciplinares permite a las enfermeras de quirófano y a otros profesionales sanitarios colaborar para proporcionar una atención individualizada e integral a los pacientes. Este enfoque contribuye a optimizar los resultados quirúrgicos y a mejorar la calidad de vida de los pacientes a largo plazo.

Ampliación del alcance de la práctica y las competencias

Las enfermeras de quirófano tienen la oportunidad de seguir especializaciones y responsabilidades adicionales que les permiten profundizar en sus habilidades y ampliar su papel dentro del equipo quirúrgico. He aquí algunas áreas emergentes de especialización y responsabilidad para las enfermeras de quirófano:

- **Enfermera** asistente de primera quirúrgica : A l g u n a s enfermeras de quirófano optan por convertirse en enfermeras asistentes de primera quirúrgica (SFAN). Trabajan en estrecha colaboración con el cirujano para ayudar en los procedimientos quirúrgicos, gestionar las suturas y la hemostasia y ayudar a preparar y cerrar las incisiones. Los SFAN están altamente especializados y desempeñan un papel crucial en el éxito de la cirugía.

- **Enfermera circulante** : La enfermera circulante gestiona los aspectos logísticos y administrativos del quirófano, como la comprobación del equipo, la coordinación de los miembros del equipo y la preparación de la documentación. Se aseguran de que el quirófano esté preparado y de que todo funcione sin problemas durante el procedimiento.

- **Enfermera de control de infecciones en quirófano:** Esta función se centra en la prevención y el control de las infecciones nosocomiales en el quirófano. La enfermera de control de infecciones garantiza el cumplimiento de los protocolos de asepsia, supervisa las prácticas de esterilización e higiene e imparte formación sobre prevención de infecciones al personal.

- **Enfermera de quirófano perioperatoria:** Esta enfermera es responsable de coordinar los cuidados a lo largo de todo el ciclo perioperatorio, desde el preoperatorio hasta el postoperatorio. Desempeñan un papel central en la planificación, preparación, ejecución y supervisión de los procedimientos quirúrgicos.

- **Enfermera de cirugía ambulatoria:** Con el aumento de la cirugía ambulatoria, las enfermeras pueden especializarse en la gestión de los cuidados antes y después de los procedimientos quirúrgicos que no requieren hospitalización. Supervisan a los pacientes durante su breve estancia postoperatoria y garantizan una comunicación eficaz con los pacientes y sus familias.

- **Enfermera de formación y educación en quirófano:** Las enfermeras experimentadas pueden optar por compartir sus conocimientos y experiencia convirtiéndose en formadoras o educadoras en quirófano. Imparten formación a los nuevos miembros del equipo, organizan talleres y participan en el desarrollo profesional continuo.

- **Enfermera de investigación clínica en quirófano:** Para las enfermeras interesadas en la investigación, este papel implica participar en estudios clínicos y recopilar datos relacionados con los procedimientos quirúrgicos. Contribuyen a la mejora de las prácticas basadas en pruebas y al avance de los cuidados quirúrgicos.
- **Enfermera de gestión de recursos humanos de quirófano:** Esta función implica la gestión de los horarios, la dotación de personal, la gestión de conflictos y la coordinación de los recursos humanos dentro del quirófano. Las enfermeras pueden desempeñar un papel esencial en la gestión eficaz del equipo quirúrgico.

- **Enfermera de cirugía robótica:** Con la proliferación de la cirugía robótica, las enfermeras pueden especializarse en asistir a los cirujanos durante los procedimientos robóticos. Se encargan de configurar y mantener el sistema robótico, así como de prestar asistencia durante los procedimientos.

- **Enfermera de tratamiento del dolor en quirófano:** Esta enfermera se centra en el tratamiento del dolor postoperatorio de los pacientes. Trabajan en estrecha colaboración con los anestesistas para desarrollar planes de tratamiento del dolor eficaces y personalizados.

Es importante tener en cuenta que cada especialización puede requerir una formación adicional, certificaciones y conocimientos específicos. Los enfermeros de quirófano tienen la oportunidad de configurar su carrera según sus intereses y aptitudes, seguir desarrollándose en su función y contribuir de forma significativa a la atención quirúrgica.

Las enfermeras de quirófano desempeñan un papel cada vez más importante en la gestión de datos médicos y la investigación clínica. Su profundo conocimiento de los procedimientos quirúrgicos, los cuidados perioperatorios y las condiciones de los pacientes las convierten en colaboradoras inestimables en la recopilación, el análisis y la interpretación de los datos médicos. He aquí cómo pueden contribuir en este ámbito:

- **Recogida de datos y documentación:** Las enfermeras de quirófano son responsables de la documentación detallada de cada fase de la intervención quirúrgica, los medicamentos administrados, las reacciones del paciente y los acontecimientos ocurridos durante la operación. Estos datos son esenciales para los historiales médicos, la investigación y el análisis posterior.
- **Investigación clínica:** Las enfermeras de quirófano pueden participar en proyectos de investigación clínica. Pueden contribuir a recoger muestras biológicas, monitorizar a los pacientes durante y después del procedimiento y documentar los resultados. Su experiencia ayuda a garantizar la calidad y fiabilidad de los datos recogidos.

- **Mejora de la práctica basada en la evidencia:** Las enfermeras de quirófano pueden contribuir a la mejora de la práctica quirúrgica analizando los datos para identificar tendencias, áreas de mejora y mejores prácticas. Esto puede dar lugar a ajustes en los protocolos y a la adopción de nuevos enfoques basados en la evidencia.

- **Formación y concienciación:** Al compartir sus conocimientos y experiencia en la recogida de datos, las enfermeras de quirófano pueden concienciar a sus colegas de la importancia de una documentación precisa y completa. Esto contribuye a mantener la calidad de los datos y a apoyar la investigación.

- **Colaboración interdisciplinar:** Las enfermeras de quirófano colaboran estrechamente con profesionales sanitarios de distintas especialidades. Su implicación en la gestión de los datos médicos fomenta la comunicación y la coordinación entre los miembros del equipo, lo que conduce a una atención integral e integrada del paciente.

- **Gestión de complicaciones y** acontecimientos adversos: Las enfermeras de quirófano contribuyen a la gestión de complicaciones y acontecimientos adversos identificando rápidamente los problemas, tomando medidas correctivas y documentando las respuestas. Esta información es crucial para el análisis de incidentes y la mejora continua de los cuidados.

- **Uso de la tecnología:** Las enfermeras de quirófano pueden utilizar sistemas de gestión de datos médicos y herramientas informáticas para facilitar la recopilación, el almacenamiento y el análisis de la información. También pueden contribuir a la adopción de nuevas tecnologías para mejorar la precisión y la eficacia de la documentación.

Al contribuir a la gestión de datos médicos y a la investigación clínica, las enfermeras de quirófano aportan una perspectiva única y valiosa que contribuye a mejorar los cuidados quirúrgicos, la innovación médica y la seguridad de los pacientes.

Promover la seguridad y la calidad de la asistencia

La mejora de las normas de seguridad y calidad en el quirófano es una preocupación constante y crucial para garantizar una atención óptima al paciente. Las enfermeras de quirófano desempeñan un papel central en este esfuerzo al trabajar estrechamente con el equipo quirúrgico para aplicar prácticas y protocolos rigurosos. He aquí algunos esfuerzos en curso para mejorar las normas de seguridad y calidad en el quirófano:

- **Formación y educación continua:** Las enfermeras de quirófano deben participar en programas de educación continua para mantenerse al día de los últimos avances médicos, las mejores prácticas y las nuevas técnicas quirúrgicas. La formación continua garantiza que las enfermeras tengan los conocimientos necesarios para proporcionar cuidados de alta calidad y aplicar las normas de seguridad más recientes.

- **Supervisión de los indicadores de calidad:** Los equipos de quirófano pueden crear cuadros de mando y sistemas de seguimiento para supervisar los indicadores de calidad, como las tasas de infecciones adquiridas en el hospital, las complicaciones postoperatorias, las tasas de readmisión, etcétera. Esto permite identificar rápidamente los problemas potenciales y adoptar medidas correctivas.

- **Verificación y validación:** Antes de cada operación, las enfermeras de quirófano llevan a cabo rigurosas comprobaciones para asegurarse de que todo el equipo, los instrumentos y los documentos necesarios están disponibles y funcionan correctamente. Una cuidadosa validación reduce el riesgo de errores y complicaciones.

- **Prevención de infecciones : Los** protocolos estrictos de control de infecciones son esenciales para reducir el riesgo de infecciones nosocomiales. Esto implica medidas como la limpieza y desinfección adecuadas del quirófano, la esterilización adecuada del instrumental y el cumplimiento de las prácticas asépticas.

- **Mejorar las comunicaciones: Una** comunicación clara y eficaz entre los miembros del equipo quirúrgico es esencial para evitar errores y malentendidos. Las enfermeras de quirófano deben fomentar la comunicación abierta, hacer preguntas cuando algo no esté claro e informar de cualquier preocupación.

- **Análisis de incidentes y retroalimentación:** El análisis de incidentes y complicaciones ayuda a comprender las causas subyacentes y a identificar oportunidades de mejora. Los equipos de quirófano pueden organizar reuniones de revisión de casos para debatir los incidentes y las reacciones, lo que fomenta el aprendizaje colectivo.

- **Formación sobre** acontecimientos adversos: Las enfermeras de quirófano deben estar formadas para hacer frente a acontecimientos adversos y situaciones de emergencia. La simulación de escenarios de emergencia y la formación en protocolos de respuesta ayudan a preparar al personal de enfermería para reaccionar adecuadamente en situaciones críticas.

- **Participación en iniciativas de garantía de calidad:** Las enfermeras de quirófano pueden participar en iniciativas de garantía de calidad y gestión de riesgos dentro de la organización sanitaria. Esto puede incluir comités de seguridad del paciente, grupos de trabajo sobre calidad y revisiones periódicas de la práctica quirúrgica.

- **Adopción de tecnologías innovadoras: Las** nuevas tecnologías, como los sistemas de monitorización en tiempo real, las herramientas de realidad virtual para la formación y la planificación y las soluciones de gestión de datos, pueden integrarse para mejorar la seguridad y la calidad en el quirófano.

El compromiso continuo de mejorar los estándares de seguridad y calidad en el quirófano requiere la colaboración de todo el equipo quirúrgico, incluidas las enfermeras de quirófano. Mediante esfuerzos coordinados, protocolos sólidos y una cultura de la seguridad, las organizaciones sanitarias pueden proporcionar una atención quirúrgica excepcional y segura a sus pacientes.

Trabajar con los organismos reguladores es una parte esencial para influir en la política sanitaria y ayudar a mejorar las normas de seguridad y calidad en el quirófano. Las enfermeras de quirófano pueden desempeñar un papel activo en este proceso aportando su experiencia y su perspectiva práctica para fundamentar las decisiones políticas. He aquí algunas de las formas en que las enfermeras de quirófano pueden colaborar con los organismos reguladores para influir en la política sanitaria:

- **Participación en grupos consultivos:** Los organismos reguladores, como los ministerios de sanidad o las juntas sanitarias, pueden crear grupos consultivos formados por expertos sanitarios, entre los que se incluyen enfermeras de quirófano. La participación en estos grupos permite a las enfermeras compartir sus conocimientos y preocupaciones directamente con los responsables de la toma de decisiones.

- **Proporcionar testimonios y estudios de casos:** Las enfermeras de quirófano pueden proporcionar testimonios y estudios de casos basados en sus experiencias profesionales para ilustrar los problemas reales a los que se enfrentan y el impacto de las políticas sanitarias en la práctica quirúrgica y la seguridad de los pacientes.

- **Participación en iniciativas de investigación:** La investigación realizada por las enfermeras de quirófano puede generar importantes datos científicos que respalden la necesidad de políticas sanitarias específicas. Los resultados de estos estudios pueden compartirse con los organismos reguladores para fundamentar sus decisiones.

- **Defensa de la seguridad del paciente:** Las enfermeras de quirófano pueden implicarse en iniciativas de defensa de la seguridad del paciente y la mejora de las normas de calidad en el quirófano. Esto puede implicar campañas de concienciación, presentaciones en conferencias e interacción con los medios de comunicación.

- **Participación en procesos de consulta pública:** Cuando los organismos reguladores solicitan la opinión del público sobre cuestiones sanitarias, las enfermeras de quirófano pueden contribuir aportando sus puntos de vista y presentando recomendaciones para mejorar las políticas existentes o propuestas.

- **Colaboración con asociaciones profesionales: Las** asociaciones profesionales de enfermeras de quirófano suelen tener relaciones establecidas con los organismos reguladores. Las enfermeras pueden colaborar activamente con estas asociaciones para participar en debates e iniciativas que influyan en la política sanitaria.

- **Participación en comités de normas:** Algunos organismos reguladores trabajan con comités de normas para desarrollar directrices y normas de práctica. Las enfermeras de quirófano pueden unirse a estos comités para contribuir al desarrollo de recomendaciones basadas en la evidencia.

- **Formación continua y sensibilización:** Las enfermeras de quirófano pueden asistir a cursos de formación sobre los aspectos normativos y políticos de la sanidad para comprender mejor el proceso de toma de decisiones y las implicaciones de las políticas sanitarias en su área de práctica. A continuación, pueden compartir esta información con sus colegas y su red profesional.

Trabajar con los organismos reguladores requiere un compromiso activo y una comunicación abierta. Al compartir sus conocimientos y experiencia, las enfermeras de quirófano pueden contribuir a dar forma a políticas sanitarias que apoyen la seguridad del paciente y la mejora continua de las prácticas quirúrgicas.

Formación y educación continua

El papel de la enfermera como educadora y formadora de las generaciones futuras es de gran importancia en la asistencia sanitaria, incluido el quirófano. Las enfermeras con experiencia tienen la oportunidad de compartir su experiencia, sus conocimientos y sus habilidades con las nuevas incorporaciones, contribuyendo así a forjar el futuro de la profesión y a garantizar una atención al paciente segura y de calidad. He aquí algunos aspectos de la función de educador y formador de las enfermeras de quirófano:

- **Transmisión de habilidades clínicas:** Las enfermeras con experiencia pueden enseñar a las nuevas contratadas las habilidades técnicas necesarias para trabajar en el quirófano, como la preparación del instrumental, la esterilización, la monitorización de las constantes vitales, etc. También pueden ayudar a desarrollar habilidades de comunicación interprofesional y de gestión de equipos. También pueden ayudar a desarrollar la comunicación interprofesional y las habilidades de gestión de equipos.

- **Compartir las mejores prácticas:** Las enfermeras experimentadas pueden compartir las mejores prácticas y los protocolos de seguridad que se han probado y comprobado a lo largo del tiempo. Pueden explicar los errores que hay que evitar y las estrategias para afrontar con eficacia situaciones complejas.

- **Formación sobre tecnología y equipos:** Con la constante evolución de las tecnologías y los equipos médicos en el quirófano, las enfermeras experimentadas pueden formar a los nuevos miembros del equipo en el uso adecuado y seguro de estas herramientas.

- **Tutoría y apoyo: Las** enfermeras con experiencia pueden actuar como mentoras de las nuevas incorporaciones, ofreciéndoles apoyo emocional, asesoramiento y orientación para facilitar su transición a la función de quirófano.

- **La enseñanza de los principios éticos y la seguridad del paciente** Las enfermeras de quirófano tienen la responsabilidad de transmitir los principios éticos y las normas de seguridad del paciente a las nuevas generaciones, haciendo hincapié en la importancia de la calidad de los cuidados y la protección del paciente.

- **Organización de programas de formación:** las enfermeras con experiencia pueden trabajar con los responsables de formación para desarrollar e impartir programas educativos adaptados a las necesidades de los nuevos reclutas. Estos programas pueden incluir sesiones teóricas y prácticas, talleres y simulaciones.

- **Fomentar la investigación y la innovación: Las enfermeras** con experiencia pueden animar a las nuevas generaciones a participar en la investigación y la innovación en el quirófano. Pueden inspirar a las enfermeras jóvenes para que exploren nuevos enfoques y contribuyan a la mejora continua de la práctica.

- **Promover una cultura de aprendizaje continuo:** las enfermeras de quirófano pueden animar a las nuevas generaciones a continuar su desarrollo profesional fomentando la participación en cursos de formación continua, conferencias y talleres.

- **Crear un entorno de aprendizaje propicio:** Las enfermeras experimentadas pueden ayudar a crear un entorno de trabajo positivo que fomente el aprendizaje y el crecimiento profesional. Pueden fomentar las preguntas, los debates y el intercambio de ideas.

- **Evaluación y retroalimentación:** las enfermeras de quirófano pueden desempeñar un papel en la evaluación de las habilidades de los nuevos reclutas y proporcionarles retroalimentación constructiva para ayudarles a mejorar.

La educación y la formación impartidas por enfermeras experimentadas desempeñan un papel esencial en la preparación de los futuros profesionales sanitarios para su papel en el quirófano. Esto ayuda no sólo a garantizar la seguridad del paciente, sino también a mantener los altos niveles de calidad y excelencia que caracterizan a la profesión enfermera.

La participación de enfermeras experimentadas en el diseño de programas de formación innovadores y en la enseñanza es esencial para preparar a las nuevas generaciones a trabajar eficazmente en el quirófano. Su experiencia práctica y su profundo conocimiento de los retos y requisitos de este entorno les permiten desempeñar un papel clave en el desarrollo de programas de formación de alta calidad. He aquí cómo las enfermeras experimentadas pueden contribuir a estos esfuerzos:

- **Diseño de programas de formación:** Las enfermeras experimentadas pueden trabajar con profesionales de la educación y otros expertos para diseñar programas de formación específicos para las necesidades de las enfermeras de quirófano. Pueden sugerir temas clave, competencias básicas y estrategias didácticas adecuadas.

- **Identificación de las necesidades de formación:** Gracias a su experiencia sobre el terreno, las enfermeras experimentadas pueden identificar las carencias de competencias y las áreas de necesidad en los nuevos reclutas. Pueden ayudar a desarrollar programas que respondan a los retos prácticos que se plantean en el quirófano.

- **Desarrollo de contenidos de formación:** Las enfermeras con experiencia pueden ayudar a desarrollar materiales didácticos, ayudas visuales, escenarios de simulación y otros recursos de aprendizaje para reforzar la comprensión de conceptos y procedimientos.

- **Enseñanza práctica:** Las enfermeras experimentadas pueden participar en la formación como instructoras, compartiendo sus conocimientos y experiencia durante las sesiones en el aula, los talleres prácticos o las simulaciones de escenarios clínicos.

- **Integración de la tecnología:** En consonancia con los avances tecnológicos, los enfermeros experimentados pueden recomendar la integración de tecnologías educativas como la realidad virtual, la realidad aumentada o los simuladores quirúrgicos para proporcionar experiencias de aprendizaje más inmersivas.

- **Evaluación del rendimiento:** Los enfermeros con experiencia pueden participar en la evaluación del rendimiento de los alumnos, observando sus habilidades en acción durante los simulacros o las prácticas, y proporcionando comentarios constructivos para apoyar su desarrollo.

- **Adaptación al cambio:** Las enfermeras experimentadas pueden ayudar a mantener los programas de formación al día de los avances médicos, los nuevos procedimientos quirúrgicos, las normas de seguridad y las mejores prácticas.

- Tutoría : Además de la enseñanza formal, las enfermeras experimentadas pueden desempeñar un papel de tutoría ofreciendo asesoramiento y orientación personalizados a los alumnos y acompañándoles en su viaje de desarrollo profesional.

- **Colaboración interprofesional:** Al colaborar con otros profesionales sanitarios, como médicos, anestesistas y cirujanos, las enfermeras experimentadas pueden aportar una perspectiva multidisciplinar al diseño y la impartición de los programas de formación.
- **Innovación: Las** enfermeras experimentadas pueden aportar ideas innovadoras para mejorar los métodos de enseñanza y formación, explorando nuevos enfoques pedagógicos, tecnologías emergentes y soluciones creativas.

La participación activa de enfermeras con experiencia en el diseño y la impartición de programas de formación garantiza que las nuevas generaciones estén bien preparadas para afrontar los retos que supone proporcionar cuidados de calidad en el quirófano. Su compromiso contribuye a mantener altos niveles de competencia, seguridad y profesionalidad dentro de la profesión enfermera.

Inspirar y guiar a la próxima generación

La responsabilidad de actuar como mentor y modelo para las enfermeras al principio de su carrera es crucial para el desarrollo profesional y personal de estas recién llegadas al quirófano. Las enfermeras experimentadas tienen una gran cantidad de conocimientos y experiencia que compartir, lo que puede beneficiar enormemente a las enfermeras que acaban de empezar. He aquí cómo las enfermeras experimentadas pueden actuar como mentoras y modelos a seguir:

*   **Compartir conocimientos:** Las enfermeras experimentadas pueden compartir sus conocimientos sobre procedimientos quirúrgicos, protocolos de seguridad, mejores prácticas y habilidades esenciales que deben dominarse en el quirófano.

*   **Orientación profesional:** Pueden ofrecer asesoramiento sobre las opciones profesionales, las oportunidades de desarrollo profesional y las posibles vías de ascenso, basándose en los intereses y aspiraciones de las enfermeras al inicio de su carrera.

*   **Consejos prácticos:** Las enfermeras experimentadas pueden dar consejos prácticos sobre la gestión del estrés, la gestión del tiempo, la comunicación interprofesional y otras habilidades esenciales para tener éxito en el quirófano.

*   **Ejemplo de comportamiento profesional:** Al actuar como modelo, las enfermeras experimentadas demuestran un comportamiento profesional ejemplar en términos de comunicación, ética, colaboración y atención al paciente.

*   **Tutoría individualizada:** Las enfermeras con experiencia pueden ofrecer tutoría individualizada proporcionando asesoramiento personalizado, escuchando las preocupaciones y los retos específicos de las enfermeras que inician su carrera y guiándolas hacia las soluciones.

*   **Apoyo emocional:** Pueden ofrecer apoyo emocional ayudando a las nuevas enfermeras a hacer frente a las situaciones estresantes y cargadas de emoción que surgen en el quirófano.

- **Aliento e inspiración: Las** enfermeras con experiencia pueden inspirar a las enfermeras al principio de su carrera compartiendo sus propias experiencias de crecimiento profesional, superación de obstáculos y logros.

- **Fomentar la confianza:** Al ofrecer consejo y ánimo, las enfermeras con experiencia ayudan a las recién llegadas a confiar en sus habilidades y decisiones.

- **Transferencia de cultura:** Las enfermeras con experiencia pueden ayudar a transmitir la cultura profesional, los valores y las normas del quirófano, contribuyendo a mantener un entorno de trabajo positivo y seguro.

- **Red de apoyo:** Actuando como mentoras, las enfermeras experimentadas pueden contribuir a crear una sólida red de apoyo para las enfermeras al inicio de su carrera, poniéndolas en contacto con otras profesionales y fomentando el intercambio de experiencias.

Servir de mentor y modelo para las enfermeras al principio de su carrera no sólo fomenta su crecimiento y desarrollo, sino que también ayuda a mejorar la calidad de los cuidados prestados en el quirófano. Es una forma esencial de transmitir los conocimientos, las habilidades y los valores que constituyen el núcleo de la profesión enfermera.

Mantener un compromiso ético y profesional como enfermera de quirófano es esencial para garantizar la seguridad de los pacientes, los estándares de la práctica y la integridad de la profesión. A continuación le animamos a cultivar este compromiso a lo largo de su carrera:

- **Dé prioridad a la seguridad del paciente:** Recuerde siempre que la seguridad y el bienestar del paciente son la máxima prioridad. Tome decisiones que protejan los intereses y la seguridad de los pacientes en cada fase de la cirugía.

- **Respete los principios éticos:** Aplique principios éticos fundamentales como la autonomía, la beneficencia, la no maleficencia y la justicia en todas sus interacciones con pacientes, colegas y otros miembros del equipo médico.

- **Actualice sus conocimientos:** Manténgase al día de los avances médicos, las nuevas tecnologías y las mejores prácticas participando en cursos de formación continua y leyendo publicaciones especializadas. Esto le ayudará a ofrecer una atención de alta calidad y a mantenerse al día de las últimas tendencias.

- **Fomentar la comunicación abierta:** Mantenga una comunicación clara, transparente y respetuosa con los pacientes, los médicos, los colegas y los miembros del equipo quirúrgico. Esto favorece la comprensión mutua y reduce el riesgo de errores.

- **Practique la reflexión ética:** Considere regularmente situaciones éticamente complejas y reflexione sobre cómo puede tomar decisiones justas y moralmente responsables en el mejor interés del paciente.

- **Sea un modelo a seguir: encarne** los comportamientos profesionales y éticos que le gustaría ver en sus colegas y futuras enfermeras. Su ejemplo puede inspirar a otros a mantener un alto nivel.

- **Adáptese al cambio:** La medicina y la tecnología evolucionan rápidamente. Esté abierto a aprender nuevas habilidades y a adaptarse a los cambios para ofrecer la mejor atención posible.

- **Gestione el estrés:** Cuide su bienestar emocional y físico para evitar el agotamiento. Practique técnicas de gestión del estrés para mantener la resiliencia y la claridad mental.

- **Comparta sus experiencias:** Comparta sus experiencias, tanto los éxitos como los retos, con sus colegas. Esto puede abrir debates sobre dilemas éticos y promover el aprendizaje mutuo.

- **Siéntase orgulloso de su papel:** recordemos siempre que las enfermeras de quirófano desempeñan un papel crucial en la salud y la recuperación de los pacientes. Su compromiso ético ayuda a salvar vidas y a mejorar la calidad de vida de las personas.

Al mantener un compromiso ético y profesional, usted contribuye a crear una cultura de seguridad y respeto en el quirófano. Su integridad y dedicación le convierten en una parte esencial del equipo quirúrgico y contribuyen a elevar la profesión de enfermería en su conjunto.

Conclusión general

Ser enfermera de quirófano (IBODE): la guía completa ofrece una fascinante inmersión en el complejo y vital papel de las enfermeras de quirófano. Explorando multitud de temas, desde las habilidades técnicas y la ética profesional hasta la comunicación eficaz y la adaptación a los avances tecnológicos, este libro ofrece una guía completa para destacar en este ámbito crucial de la asistencia sanitaria.

Desde el principio, destaco el desarrollo histórico de la profesión, mostrando cómo los descubrimientos médicos han ido moldeando el papel de la enfermera a lo largo del tiempo. Esta perspectiva histórica sienta las bases para una comprensión más profunda de las responsabilidades actuales y futuras de las enfermeras de quirófano.

A continuación, el libro explora en detalle las prácticas y procedimientos específicos del quirófano, desde la preparación preoperatoria hasta la monitorización postoperatoria. Los aspectos técnicos, como la gestión del instrumental, la esterilización y la coordinación con el equipo quirúrgico, se detallan meticulosamente para garantizar una atención segura y de alta calidad.

La comunicación ocupa un lugar central en este libro, destacando su papel crucial en la seguridad del paciente y la coordinación del equipo. Se exploran las técnicas de comunicación verbal y no verbal, así como la gestión de conflictos, para ayudar a las enfermeras a desarrollar sólidas habilidades interpersonales.

La ética profesional es un tema recurrente, con una exploración en profundidad de los principios fundamentales y las complejas decisiones éticas a las que pueden enfrentarse las enfermeras. La confidencialidad, el consentimiento informado y los derechos del paciente se analizan en detalle para garantizar unos cuidados respetuosos y éticos.

También analicé el impacto de los avances tecnológicos, desde la realidad virtual hasta la robótica quirúrgica, en la práctica del quirófano. Subraya la importancia de mantenerse a la vanguardia de las nuevas técnicas para ofrecer una atención adaptable y de alta calidad.

Los relatos personales y las historias de enfermeras experimentadas añaden una dimensión personal, ofreciendo perspectivas únicas sobre los retos y los momentos gratificantes de la profesión. Estas historias también ilustran el impacto positivo que las enfermeras pueden tener en la vida de los pacientes y en la evolución de la práctica médica.

En definitiva, este libro inspira a las enfermeras a esforzarse por alcanzar la excelencia, manteniendo al mismo tiempo una sólida ética profesional. Fomenta la participación en programas de formación continua, las funciones de liderazgo y la promoción de altos niveles de seguridad y calidad en el quirófano.

En pocas palabras, este libro pretende ser una guía exhaustiva que explora en profundidad todos los aspectos de la práctica enfermera en el quirófano. Desde las habilidades técnicas y las consideraciones éticas, hasta los avances tecnológicos y los testimonios inspiradores, este libro ofrece un recurso inestimable para las enfermeras que deseen destacar en esta función esencial en la asistencia sanitaria.